# デカルト
# 医学論集

山田弘明／安西なつめ／澤井 直
坂井建雄／香川知晶／竹田 扇
［訳・解説］

A. ビトボル－エスペリエス
［序］

法政大学出版局

デカルト 医学論集／目次

目 次

凡 例 ……………………………………………………………………… vi

はじめに ……………………………………………………… 山田弘明 1

序 ………………………………………… アニー・ビトボル−エスペリエス 7

　　　　　　　　　　　　　　　＊

解剖学摘要 …………………… 安西なつめ・澤井 直・坂井建雄 訳 21

　　第一部　21
　　第二部　34
　　第三部　46
　　第四部　56
　　第五部　71

治療法と薬の効能 ……………… 安西なつめ・澤井 直・坂井建雄 訳 89

動物の発生についての最初の思索 ……… 香川知晶・竹田 扇 訳 95

味覚について ………………………………… 香川知晶・竹田 扇 訳 141

人体の記述 …………………………………… 山田弘明・竹田 扇 訳 145

　　第一部　序文　145
　　第二部　心臓および血液の運動について　150
　　第三部　栄養について　166
　　第四部　胚種において形成される部分について　172
　　第五部　固体部分の形成について　190

\*

解　説 ……………………………………………………………………………… 203

I 『解剖学摘要』『治療法と薬の効能』解題　　安西なつめ 205
　　はじめに／出版・翻訳の状況／両テキストの概要／『解剖学摘要』
　　読解の留意点／『解剖学摘要』に見られる松果腺／おわりに

II 『動物の発生についての最初の思索』『味覚について』解題　香川知晶 219
　　テキストの問題／『動物発生論』の執筆時期／デカルト以前の動
　　物発生論／ガレノスの生理学説とデカルト／『動物発生論』の概
　　要／『味覚論』／『動物発生論』の意義

III 『人体の記述』解題　　山田弘明 241
　　『人体の記述』の執筆／その内容／その特色

IV 解剖用語の歴史から見たデカルト――襲用と独自性　　澤井 直 251
　　はじめに――デカルトの観察の独自性への疑問／観察における解
　　剖用語／17世紀前半の解剖用語の状況／デカルトとボアンの解剖
　　用語の比較／ボアン以外の解剖学者の用語／デカルトによる用語
　　の襲用と独自の用語

V 現代医学から見たデカルトの解剖学とその周辺　　竹田 扇 273
　　はじめに／デカルトの解剖学における構造の同定とその解釈／用
　　語と概念の多義性――Semence を例に／おわりに

VI 西洋医学におけるデカルトと解剖学　　坂井建雄 287
　　17世紀の西洋医学／デカルト以後の医学／西洋医学における解剖
　　学の役割

あとがき ………………………………………………………… 香川知晶 301

人名索引 ……………………………………………………………………… 307

事項索引 ……………………………………………………………………… 310

凡　例


1) 底本として次の二書を用いた。
   *Œuvres de Descartes*, publiées par Ch. Adam & P. Tannery, tome XI, Paris, 1996（AT 版と略称）.
   René Descartes, *Opere postume 1650–2009, Testo francese e latino a fronte*, a cura di G. Belgioioso, Milano, 2009（B 版と略称）.

2) AT 版に含まれる誤植は次によって確認・訂正した。
   A. Bitbol-Hespériès, Sur quelques *errata* dans les textes biomédicaux latins de Descartes, AT. XI, in Liminaire II du Bulletin cartésien XLIV, *Archives de Philosophie*, 78, 2015, pp. 161–168.

3) 欄外に AT 版第 11 巻のページ数を入れた。脚注等において AT 版からの引用については，巻数とページとを AT. XI, 23 などと略記した。

4) 次の二書は『人体の記述』を除いて初出となる刊本であり，適宜参照した。
   Foucher de Careil, *Œuvres inédites de Descartes*, Paris, 1859, 1860.
   （『解剖学摘要』の多くの部分（仏訳付き）と『治療法と薬の効能』とが掲載されている。C 版と略称）
   R. Des-Cartes, *Opuscula posthuma, physica et mathematica*, Amstelodami, 1701.
   （『動物発生論』と『味覚について』が掲載されている。）

5) これらの刊本の源泉はドイツ，ハノーファーの Leibniz-Archiv（ライプニッツ文書室）にあるライプニッツの手稿である。たとえば『解剖学摘要』の冒頭部分（AT. XI, 549）は，次のインターネット・アドレスで確認できる。本書「解説 I」p. 207 を参照。
   http://leibnizviii.bbaw.de/Leibniz_Reihe_8/　　LH004 ,01,04B_003r

6) 『解剖学摘要』に関しては上記の写本に基づいた次のインターネット版を

参照し，図や用語の扱いの参考とした。
*Gottfried Wilhelm Leibniz, Sämtliche Schriften und Briefe*, herausgegeben von der Berlin-Brandenburgischen Akademie der Wissenschaften und der Akademie der Wissenschaften in Göttingen, Achte Reihe, Zweiter Band, 2016.

7) デカルトが読んだ当時の医学書（ヴェサリウス，ボアン）も必要に応じて参照した。
   A. Vesalius, *De humani corporis fabrica libri septem*, Basel, 1543.
   （英訳。D. H. Garrison & M. H. Hast (tr.), *The Fabric of the Human Body*, Basel, 2014.）
   G. Bauhin, *Theatrum Anatomicum*, Frankfurt, 1605.

8) 『動物発生論』と『解剖学摘要』の翻訳および注に関して，A. ビトボル－エスペリエスが現在準備中の訳注から裨益されるところが多かった。
   A. Bitbol-Hespériès (éd.), *Œuvres complètes de Descartes*, vol. II. *Le monde. L'homme. La Description du corps humain* et autres écrits anatomiques et biologiques. (en cours d'édition)

9) 『動物発生論』等について，V. オカントのテキスト・クリティークの訳注も参考とした。
   V. Aucante (éd.), *Descartes, Écrits physiologiques et médicaux*, Paris, 2000.

10) 本文の〔　〕は訳者の補記，〔＝　〕は原語に相当する現代医学用語の補記である。「　」は原文がイタリックであることを示す。

11) 本書では，身体の構造に関する文章で「内側」「外側」という語が使われる際，解剖学用語としての「内側」「外側」と区別する必要があるときは，「内がわ，外がわ」という表記を用いた。

12) 訳注は，AT 版，B 版および各種の研究書によるが，訳者独自の注も少なくない。

13) 参照した研究書については，「脚注」および各「解説」を見ていただきたい。

# はじめに

　本書は，デカルトの医学関係の文書5篇を集めたものである。
　1629年12月18日，33歳のデカルトはアムステルダムから「解剖学の勉強を始めたいと思っています」[1]と友人メルセンヌに書いている。デカルトは哲学者であると同時に，終生，医学に特別な関心をもち，みずからも毎日，動物の解剖実験などをしていた人でもある。医学に関するデカルトの著作は少なからずある。まず『人間論』(*Traité de l'homme*, 1633) である。これは人体についての生理学一般である。次いで『方法序説』(*Discours de la Méthode*, 1637) 第5部では，血液と心臓の運動の話が展開され，『屈折光学』(*La Dioptrique*, 1637) 第3〜7講では，眼の構造，感覚器官，視覚などが取り上げられている。その他，部分的な記述としては『哲学原理』(*Principia Philosophiae*, 1644) 第4部第188〜199節（感覚論），『情念論』(*Les Passions de l'âme*, 1649) 第1部（身体の構造と精神），そして往復書簡 (Correspondance) がある。書簡では医師プレンピウス，フロワモン，メイソニエ，ホーヘランデ，そしてメルセンヌらとのやりとりのなかで，デカルトの解剖学をはじめ医学思想が披露されている[2]。以上の著作についてはすでに邦訳があり，書簡についても全訳[3]がある。
　これに対して本書は，重要ではあるが比較的知られていない医学関係の文書を選んだものである。いずれも本邦初訳である。それらを年代順に記すと

---

1) メルセンヌ宛書簡 (AT. I, 102)，『デカルト全書簡集』第一巻，山田弘明ほか訳，知泉書館，2012年，p. 101.
2) その内容をまとめて把握するにはJ.-R. Armogathe (éd.), *René Descartes, Œuvres complètes, VIII, Correspondance, 2*, Paris, 2013, pp. 385–454 (Lettres sur des sujets de médecine) が便利である。
3) 『デカルト全書簡集』全八巻，山田弘明ほか訳，知泉書館，2012-2016年。

以下のようになる。それぞれ，邦訳名および原書タイトル，執筆年，AT 版および B 版のページを付した。それらの解題については「序」と「解説」を参照していただきたい。

『デカルトの手稿による解剖学』Anatomica quaedam ex $M^{to}$ Cartesii, 1628–1648, AT. XI, 549–634；B. 1104–1215. これを『解剖学摘要』Excerpta anatomica と略称する。動物解剖のメモが主たる内容であるが，第五部の後半部分は医学に直接関係するものではない。典拠とする刊本はライプニッツによる写本をまとめた Foucher de Careil, Œuvres inédites de Descartes, Paris 1859, 1860 である。

『治療法と薬の効能』Remedia et vires medicamentorum, 1628, AT. XI, 641–644；B. 1216–1219. 出典は上記の Œuvres inédites である。

『動物の発生についての最初の思索』Primae cogitationes circa Generationem Animalium, 1630–32, 1648, AT. XI, 505–538；B. 936–983. これを『動物発生論』と略称する。出典は，やはりライプニッツの写本に依ると考えられる R. Des-Cartes, Opuscula posthuma, physica et mathematica. Amstelodami, 1701 である。

『味覚について』De Saporibus, AT. XI, 539–542；B. 984–987. 出典は上記の Opuscula posthuma である。

『人体の記述』La description du corps humain, 1648. AT. XI, 223–286；B. 510–597. 出典は C. Clerselier, L'Homme de René Descartes et un traité de la formation du fœtus du même auteur, Paris, 1664 である。

これらは若いころからのメモなどに基づくものと思われるが，いずれも執筆時期を正確に特定することは困難であり，上記の年代は推定にすぎない。ただ『人体の記述』だけは 1648 年であることが分かっている。詳しくは本書の「解説」を参照いただきたい。これらの文書についての研究は，これまであまりなされてこなかった。その理由は，その多くが第三者の筆写によるテキストである，断片の集積にすぎない，テキストが乱れている，古風な医学用語が難しい，などによると思われる。また，現代から見てデカルトの医

学思想そのものが評価に値しないという意見もあったからであろう。だが，近年になってフランスでもようやく見直されはじめ，テキスト研究が緒についたばかりである。たとえば，A. ビトボル-エスペリエスの詳細な歴史的研究と新訳，V. オカントによるテキストの校訂，G. ベルジョイオーゾ編による全訳と脚注，G. カップのデカルト医学の発展史についての膨大な研究などである[4]。本書はそれら最新の成果を踏まえている。最近，学生向けの医学哲学テキスト集[5]のなかで，デカルトの『情念論』第一部が取り上げられているのは当然だと思われる。

　デカルトの医学はもとより古風なものであり，16〜17世紀初頭の解剖学や生理学（ヴェサリウス，ファブリキウス，ボアン）が基礎になっている[6]。彼は心臓の運動の原因について，近代医学の基礎を築いたハーヴィを批判的に見ているが[7]，この英人の心臓収縮説の方が医学的に正しいことをわれわれは知っている。デカルトには現代医学のレベルからみれば間違いも多くあろう。だが，実験の不足を嘆くなかで「微粒子の運動」という一つの原理から，人体の成り立ちと機能を解き明かそうとしている点は，医学史的にもユニークであろう。しかし単に歴史的な意味があるというだけではない。上記のカップは，デカルトの医学思想について，機械論的医学だけでなく，精神身体医学，自己自身についての医学という論点を指摘しているが[8]，これな

---

4) A. Bitbol-Hespériès, *Le principe de vie chez Descartes*, Paris, 1990 ; V. Aucante (éd), *Descartes, Écrits physiologiques et médicaux*, Paris, 2000 ; G. Belgioioso (ed), *René Descartes, Opere postume 1650-2009*, Milano, 2009 ; G. Caps, *Les médecins cartésiens*, Hildesheim, 2012.

5) M. Gaille (éd), *Philosophie de la médecine, Frontière, savoir, clinique*, Paris, 2011.

6) ヴェサリウスの名はメルセンヌ宛書簡1639年2月20日（AT. II, 525.『デカルト全書簡集』第三巻，p. 198）に，ファブリキウスはメルセンヌ宛書簡1646年11月2日（AT. IV, 555. 同第七巻，p. 187）に登場する。ボアンは『解剖学摘要』（AT. XI, 591, 592）で言及されている。

7) メルセンヌ宛書簡1632年11月または12月（AT. I, 263.『デカルト全書簡集』第一巻，p. 229），同宛書簡1639年2月9日（AT. II, 500-501. 同第二巻，p. 181），『方法序説』（AT. VI, 50），『人体の記述』（AT. XI, 239）など。これに対してハーヴィは，デカルトの論に解剖学的見地から反対であることをジャン・リオラン二世宛てに書いている（A. Bitbol-Hespériès, *Le principe de vie chez Descartes*, pp. 187-188）。

8) G. Caps, *Op. cit*, Partie 1-Chapitre 1.

どは新しい読み方を提起したものであろう。さらに，医学はデカルト哲学そのものの解釈においても重要である。たとえば『人体の記述』にはデカルトの身体観が明確に出ており，心身問題を解明するヒントとなろう。

これら未訳の医学文書については，これまで日本の研究者は，いちいち原文にあたって「解読」せざるをえなかった。筆者自身その訳が欲しいと思った経験が何度もあり，その不便を取り除きたいというのが本書企画の出発点である。筆者は医学にはまったくの素人であるが，幸いにも医学部で解剖学や医史学などを専門にしておられる方々の参画を得てここに訳が完成した。『デカルト全書簡集』（知泉書館，2016 年）と併せて，これによってデカルトの医学関係の文書はそのほとんどすべてが邦訳されたことになる。なお，本書の姉妹編である『デカルト 数学・自然学論集』も準備中であり，これで科学関係の文書があらかた全訳されることになろう。

本書が成るに際しては，多くの方々の支援を得た。まず，デカルトの医学研究の第一人者であるパリ・デカルト研究センターのアニー・ビトボル－エスペリエス博士（Dr. Annie Bitbol-Hespériès）には，深甚なる謝意を表しておきたい。彼女には数年来，訳者の多くの疑問点に丁寧に答えていただいてきたが，われわれの要請に応じて 2015 年 9 月に来日し，東京や大阪のセミナーで貴重な意見交換の機会を持つことができた。また，彼女がガリマール版『デカルト全集』第 II 巻として現在準備中の訳稿を特に本書のために披露してもらい，訳者は大きな成果を得た。さらに，特別寄稿として本書の趣旨を踏まえた「序」をご執筆いただいた。これはわれわれが取り上げたテキストへの最良の解題であると同時に，その歴史的な意義を明確にしたものであるが，本書に対してその道の最高権威から名誉が与えられたことにもなろう。

つぎに，ベルリン・ライプニッツ編纂室研究員のセバスティアン・シュトルク博士（Dr. Sebastian Stork）には，山田が日本での学会でお会いしたおり，デカルト関係の写本に関する多くの質問にお答えいただいた。帰国されてからもライプニッツ手稿の PDF などをお送りいただいた。

このプロジェクトは平成 27 年度日本学術振興会（科学研究費補助金（B）課題番号 15H03152，研究代表者・香川知晶）による支援を得て，翻訳研究が加速された経緯もある。最後に，法政大学出版局の郷間雅俊・編集部長は，

本書の出版に一貫してご尽力を惜しまれなかった。以上の方々に心より御礼もうしあげたい。

　2017年早春

　　　　　　　　　　　　　　　　　　訳者を代表して

　　　　　　　　　　　　　　　　　　　　　　山田弘明

# 序

アニー・ビトボル-エスペリエス

　デカルトの医学的テキストの訳書をここに紹介することは，私にとって名誉なことである。2015年秋に山田弘明教授のイニシアティブの下で日本に招かれ，本書の訳者や編集者の方々と議論を交わすことができたからである。それはすばらしくも印象に深く残る日々であった。

　本書のテキスト構成は次の通りである。一つはラテン語による二冊のノートの集成である。すなわち『動物の発生についての最初の思索』(*Primae cogitationes circa Generationem Animalium*. 以下『動物発生論』)とそれに付された断片『味覚論』(*De Saporibus*)，そして『解剖学摘要』(*Excerpta anatomica*)である。他の一つはフランス語による『人体の記述』(*La description du corps humain*)である。これらは1630-1648年の間のさまざまな時期に書かれた。そしてすべてデカルトの死後，多くの編集者によって明確な日付の下に別々に出版された。今では，『情念論』『世界論』『人間論』とともに，アダン・タヌリ版『デカルト全集』第11巻[1]に原語で掲載されている。

　『動物発生論』は発生学に関する大胆な機械論的な仮説である。その本体

---

1) 1969年 Vrin 再版の第11巻：*Primae cogitationes circa Generationem Animalium*, AT. XI, 505-538, *De Saporibus*, AT. XI, 539-542, *Excerpta anatomica*, AT. XI, 549-634（これには2ページの図式 *Remedia et vires medicamentorum*, AT. XI, 641-644 が付いている), *La description du corps humain*, AT. XI, 223-286. この第11巻には注が最も少ない。

は 1630 年『人間論』の執筆時に書かれ,『味覚論』とともに 1701 年[2]のアムステルダム版『遺稿集』(*Opuscula posthuma*) において出版された。『動物発生論』は,デカルトがストックホルム(そこで彼は 1650 年 2 月 11 日に死んだ)に持参した「著作目録」[3]のなかの,E に分類されていた。同じ E には,動物とその発生に関する『解剖学摘要』の大部分の断片,『治療法と薬の効能』(*Remedia et vires medicamentorum*) と題する紙片,植物と動物の本性についての観察,そして「腹部に含まれる諸部分について」(*De partibus inferior ventre contentis*[4]) と題する 3 ページの文書,とが載っていた。これらの文書はクレルスリエの義弟であるシャニュに預けられたが,現在では見つかっていない。

それらが失われる以前に,ライプニッツとチルンハウスは,2 巻に製本された雑論集に基づいて,『動物発生論』のいくつかの断片,『解剖学摘要』を構成する断片,『治療法と薬の効能』に関するノートを,クレルスリエのもとで筆写した。それは 1675-1676 年,彼らのパリ滞在時のことである[5]。フーシェ・ド・カレイユは,ハノーファー文書室に保存されていたライプニッツの写本に依って,それらをパリで 1859-1860 年に出版した[6]。

『解剖学摘要』は,デカルトが行った解剖の報告を含んでいる。それは主として,仔ウシやウシの心臓,仔ウシやヒツジの脳,またさまざまな発達段階におけるウシの胎児についての解剖である。それは読書ノートや「諸問題」もまた含んでいる。言いかえれば,重い物体の落下[7]のような,さまざまな科学的「問題」の考察や,たとえば方法の「試み」の一つである『気象学』の第 6 講を彩った雹(ひょう)や雪についての,さまざまな主題に関する正確な観

---

2) ある断片の日付は 1648 年 2 月である (AT. XI, 537-538)。
3) これを元にして死後「遺稿目録」(*Inventaire*) の一つが作成された (AT. X, 1) =訳者注。
4) AT. X, 5-12, XI, 8-9. AT. XI, 587-594 を見よ。当時の解剖学では人体を三つの空洞 ventre すなわち腔に区別していた。下部空洞は腹を,中部空洞は胸を,上部空洞は頭を意味した。下部空洞は栄養と発生に関するものである。
5) AT. XI, 208-209, 145-157, 502-503.
6) *Œuvres inédites de Descartes*, t. I, 1859, t. II, 1860.
7) AT. XI, 629-631.

察[8]をも含んでいる。多くの断片は1630年はじめに起草されたが[9]，他の断片はもっと新しく，1635年2月5日[10]や，1637年11月と12月[11]という日付——それゆえ『方法序説』の刊行後——がある。最後には1648年[12]の日付がある。

『人体の記述』が1648年に執筆されたことは，二通の書簡[13]と『ビュルマンとの対話』の一節[14]が示している。このテキストは，同じ主題を扱った他の紙片とともに，ストックホルムのデカルト「著作目録」のG[15]に記載されている。『人体の記述』は『人間論』の現実に即した版であり完成版である。それは発生学の一部を含んでいる。1664年パリで『人間論』に付して出版され，クレルスリエによってその点が強調された。実際，クレルスリエは「第二部」の表題を変えて，「胎児の形成について」とした。しかし『人体の記述』は，デカルトが提唱した機械論的な発生学のほかに，ウィリアム・ハーヴィの『動物の心臓ならびに血液の運動に関する解剖学的研究』[16]（以下『心臓の運動』）——これは1628年彼のラテン語著作として出版された——についての二つの証明を提示し，それを『方法序説』におけるよりもさらに明確に解説している。デカルトは，心臓の運動の原因説明について誤った異論を唱え，この英人医師によって与えられた拡張と収縮の新しい定義を採用しなかった。しかし，血液循環の実験による証明についてはそれを正当に承認し，1637年出版の処女作『方法序説』以来，それに与していることを公にしてきた。デカルトは，この輝かしい発見を弁護したヨーロッパで最初の人たちの一人であった。彼の死後，『人間論』と『人体の記述』が刊行された

---

8) AT. XI, 623–627，『屈折光学』第6講（AT. VI, 294–296）.
9) AT. XI, 601–607.
10) AT. XI, 623–627.
11) AT. XI, 583–587, 596–599.
12) AT. XI, 608.
13) エリザベト宛書簡1648年1月31日，某宛書簡1648末または1649初め（AT. V, 112, 260–261）. 訳者注＝『デカルト全書簡集』第八巻, pp. 5–7, 111–113.
14) 1648年4月16日（AT. V, 170–171）.
15) AT. X, 9–10.
16) *Exercitatio anatomica de motu cordis et sanguinis in animalibus*, Frankfurt, W. Fitzer, 1628.

後も，この発見は重要な論争を引き起こし，パリの医学部では拒否され続けた。

これらのラテン語およびフランス語の医学的テキストは，G. Micheliによってイタリア語訳[17]の対象となった。その訳はBompiani版[18]の底本となり，部分的にV. Aucanteによるフランス語版[19]になった。だがそれらにはいくつかの誤植[20]がある。

デカルトのこれら医学的テキストには五つの重要性がある。
1) それは，デカルトによって遂行された幅広い科学的研究に結びつき，彼の思想の進化を証拠づけ，彼が生前に出した諸著作に解明を与えていることである。

たとえば『解剖学摘要』において，さまざまな年代に行われた動物の心臓の解剖は，血液循環——それはハーヴィによって証明され，『方法序説』第五部において説明され，『人体の記述』で詳述された——をデカルトが承認していることを明らかにしている。『解剖学摘要』と『人体の記述』で提示された解剖，あるいは『動物発生論』の発生学的な仮説を援用した解剖は，諸学問において前進するために，そして「医学のためにこれまでの規則よりもさらに確実な規則」[21]を見出すために，実験が重要であるという点に関して，『方法序説』第六部の発展を示している。『人体の記述』は，医学に適用されたデカルトの方法の別の側面を明らかにしている。すなわちそれは，とりわけ〔隠れた〕「能力」の根絶のことである。その能力はガレノス以来き

---

17) *Opere scientifiche di René Descartes,* vol. I, *La Biologia,* Torino, UTET, 1988.
18) René Descartes, *Opere postume 1650-2009*, sous la direction de Giulia Belgioioso, Bompiani, 2009.
19) *Descartes, Écrits physiologiques et médicaux,* PUF, 2000. これは『動物発生論』，『解剖学摘要』のいくつかの断片，『人体の記述』第四，五部を含む。
20) A. Bitbol-Hespériès, Sur quelques *errata* dans les textes biomédicaux de Descartes, AT. XI, in Liminaire II du Bulletin cartésien, *Archives de Philosophie*, 78, 2015, p. 161-168. 『動物発生論』と『解剖学摘要』の誤植を正し，またAT. XI, 620 の «pterygium» を «uropygium» で置き換えた。
21) AT. VI, 78.

わめて重要であり，フェルネルにおいてもまだ本質的で身体機能を説明するものと見なされてきた。また，それは医学におけるアリストテレスの根強い伝統，とくにハーヴィが学んだパドヴァ学派の医師において形成された伝統の根絶のことである。ここからデカルトは，『人体の記述』の冒頭で「解剖学と機械学」とのつながり[22]を提唱することになるのである。さらに，このテキストは同時期に準備していた『情念論』の多くの節を発展させている。とりわけ，生と死の定義，精神の機能と身体の機能との間の方法論的な区別，「生命の原理」の定義，心臓と血液の重要性，身体と機械との比較[23]，そして，もちろん「身体の諸部分およびその機能のいくつかについての簡単な説明」，血液循環によって養われる心臓の運動の説明[24]，がそうである。生命の原理は，もはやアリストテレスやガレノス[25]の影響下にある医学的伝統がそう見なしていたような，精神（魂）でも，それに結びついたものでもなく，むしろ単に心臓における熱である[26]。デカルトの医学は，生命の原理に結びついた精神（魂）の諸機能の根絶を目指した哲学の計画のなかに組み込まれている。彼の科学的な目標は，解剖学の書物——そこでは人体の驚異が称賛され，自然あるいは創造主たる神が賛美[27]されてきた——によく出てくる賛嘆を追放するのである。

2）これらのテキストが，デカルトが行った医学実験にたっぷりとページを割いていることである。それは，デカルトが書簡で引用している著者たちを実際に読んだことを裏づけ，そこに含まれている暗示のおかげで，その他どういう書物を参照したかを特定させてくれる。

---

22) AT. XI, 224.
23) AT. XI, 224-227. 『情念論』2〜6 節，17, 71, 94, 97, 107 節。
24) 『人体の記述』は『情念論』のとくに 7〜10 節を詳述している。
25) アリストテレスの『デ・アニマ』，ガレノスの『自然の機能について』は医学において重要である。
26) 『人間論』AT. XI, 202, 123, 『方法序説』AT. VI, 46, 『情念論』8, 107, 108, 122, 123 章，『人体の記述』AT. XI, 228。
27) 解剖数の増加は称賛や賛美をエスカレートさせた。1543 年に出たヴェサリウスの『人体の構造』は人体の驚異を表舞台にのせた。

デカルトは1629年末，医学に関心を寄せていた。それは33歳でオランダに定住していたときである。彼は（学者の言葉であるラテン語でなく）フランス語で野心的な書物『世界論あるいは光論』の執筆を始めていた。その一部は「人間」の研究に捧げられていた。この時からデカルトは「ヴェサリウスその他」[28]を読んだ。その意味するところは，解剖学教育の革新から生まれた諸著作を読んだということである。その革新は1543年アンドレアス・ヴェサリウスの『人体の構造(ファブリカ)』[29]に関する詳細な図版つきの著作の出版によってもたらされたものである。デカルトが読んだ「その他」の解剖学者のうちで，『解剖劇場』[30]の著者ガスパール・ボアンは最も重要である。ボアンはヴェサリウスの偉大な著作から着想を得て，適切な仕方でヴェサリウスの解剖図を再編成した。しかし〔それだけでなく〕，ボアン――その名は『解剖学摘要』[31]に出ている――は，たとえばアクアペンデンテのファブリキウスによる静脈の弁の発見[32]など重要な解剖学的発見を公表することで，ヴェサリウスの認識を現実のものとした。デカルトも同じくファブリキウスの発生学の二著作[33]を読み，親鳥が温めている卵についての伝統的な実験を批判した。そして，さまざまな発達段階における仔ウシの胎児を数多く解剖して，諸器官が現れてくる順序を調べた。胚における心臓の発達が時間的に先であることは，1628年の心臓と血液の運動の著作でハーヴィが認めたばかりであった。それをデカルトは1632年末[34]に，それゆえ動物解剖を始めた後に読ん

---

28) メルセンヌ宛書簡1639年2月20日（AT. II, 525）。訳者注＝『デカルト全書簡集』第三巻，p. 198.

29) *De humani corporis fabrica,* 第二版増補版1555年。

30) *Theatrum anatomicum,* 1605, 1620–1621.

31) AT. XI, 591–592.

32) Fabricius ab Aquapendente, *De venarum ostiolis,* Padoue, Laurentius Pasquati, 1603.

33) Cf. *De formatione ovi et pulli* et *De formatione foetu,* メルセンヌ宛書簡1646年11月2日（AT. IV, 555）。訳者注＝『デカルト全書簡集』第七巻，pp. 187–188.

34) メルセンヌ宛書簡1632年11月または12月（AT. I, 263）。「私の『世界論』では，人間について，考えていたよりも少し多くのことを語るつもりです。というのも，私は人間の主要な機能をすべて説明しようと試みているからなのです。生命に属する機能（たとえば食物の消化，脈拍，栄養の分配など）と五感については，すでに述べました。今はさまざまな動物の頭部を解剖していますが，それは想像力や記憶などがい

だ。この点はきわめて重要である。これらの解剖学的な証明によって激変がもたらされ,それがヨーロッパの近代生理学を基礎づけたからである。これらの解剖学者たちは,注意深く観察せよ,見よ,そして触れよ,などと命じている。デカルトがその忠告を守ったことは,『解剖学摘要』の大部分をなす解剖の説明が示している。これらの医学的著作は,顕微鏡の発明に先だって書かれたことを想起すべきであろう。顕微鏡は17世紀後半になって,すなわちデカルトの死後ようやく完成された。しかし「蚤の眼鏡」[35](ルーペ)しか知らなかったデカルトは,望遠鏡の発明への願望を述べている[36]。

3)これらデカルトのテキストがすべて,結果的に西洋医学史の決定的な時期に係わってくることである。すなわち,それはウィリアム・ハーヴィの心臓と血液の運動とに関する証明が一般の認識を激変させ,ヨーロッパにおいて重要な論争を引き起こした時期である。

英国王チャールズ一世の侍医であり,ロンドン医学校の解剖学教授であったハーヴィの著作は,『動物の心臓ならびに血液の運動に関する解剖学的研究』と題される。その題は,当時ヨーロッパで出版され,普及していた解剖学の分厚い書——ロランスの『人体解剖記述』,ボアンの『解剖劇場』,リオラン二世の『人間誌』——に較べれば,控え目に見える。しかしハーヴィは,国王への献辞からはじめて,17章に分けられた72ページの書の論点を提示している。すなわち,「心臓に関する新発見」を提示すること,死体解剖や生体解剖に基づいて,生物の身体の内部で繰り広げられている二つの基本的な運動の証明を追求すること,である。第Ⅰ章のはじめで,ハーヴィは,フラカストロに従って,心臓の運動はただ神のみぞこれを知る,ということを

かにして成立するかを説明するためです。かつてあなたがお話になった『心臓の運動について』という本を読み終えましたが,私はその説とやや異なっていることに気がつきました。もっとも,その本を読んだのは,私がこの主題について書き終えた後のことにすぎませんでしたが」(訳者注=『デカルト全書簡集』第一巻, pp. 228–229)。
35) ド・ボーヌ宛書簡1639年2月20日(AT. II, 512)。訳者注=『デカルト全書簡集』第三巻, p. 189.
36) 『屈折光学』第10講(AT. VI, 226–227)。

想起している[37]。こうしてハーヴィは，彼の歩みが困難かつ大胆であることを強調している。第VIII章のはじめで，血液の循環運動に関して「新しい前代未聞の」[38]考えを提示するだろうと宣言している。この解剖実践は二つの真正の「証明」を提示しているが，その証明は，諸器官の間に新しい解剖学的な関係を樹立することによって，近代医学を基礎づけている。ガレノスの影響による西洋の伝統は，心臓を動脈の原理，肝臓を静脈の原理としていたが，心臓と血液の運動の証明以後，心臓は動静脈に結びつけられたのである。

　実際これらの証明は，解剖学の諸著作における身体の伝統的な区分を破り棄て，諸器官のヒエラルキーを再定義するものになっている。心臓がその発生順では[39]肝臓よりも優位になり，「生命の原理」になるからである。ハーヴィは，妊娠中に心臓が活発な役割を果たしていること，胎児には肺機能が欠如していることをも証明している[40]。しかしそれだけではない。ハーヴィの発見は，諸器官あるいは諸器官のある部分の機能を再定義することにもなる。たとえば心臓の左心室の場合がそうである。それは右心室よりも「三倍厚い」心壁とともに，新しい機能を獲得している。つまり，血液を動脈によって全身に送り出す十分な力を持つという機能である。その膜は静脈の膜とも区別される[41]。デカルトはハーヴィの発見について熟考し，この英人医師の証明に直結する実験をやり直したことは，ここに翻訳されたテキストから明らかである。これらのデカルトのテキストは，血液循環と同じくらい本質的な発見について，あらゆる問題点を認識することの複雑さをも示している。心臓の運動の原因と血液の循環運動の承認に関する『人体の記述』の詳細な執筆は，そのときデカルトが注意深くハーヴィの著作を再読していたことを証拠づけている[42]。デカルトは，その根本的な重要性を把握したヨーロッパ

---

37) 『心臓の運動』I 章, *op. cit.*, p. 20 : motum cordis soli Deo cognitum fuisse.
38) 『心臓の運動』VIII 章, *op. cit.*, p. 241 : nova sunt et inaudita.
39) 『心臓の運動』IV, VIII 章, *op. cit.*, p. 27-29, 42.
40) 『心臓の運動』IV, VI 章, *op. cit.*, p. 25, 35.
41) 『心臓の運動』XVII 章, *op. cit.*, p. 65-67.
42) この観点でAT版の238ページはよい例である。「ガチョウやアヒルやその同様の動物」への参照は，『心臓の運動』VI章から直接出てきたものである。また肺には関係しないが，妊娠中の心臓の活発な役割に関する出色の証明への参照もそうである。

で最初の人たちの一人である。それはちょうど『世界論』の執筆時に，彼が，コペルニクスとガリレイの天文学的新発見を擁護したヨーロッパで最初の人の一人であったのと同じである。

　4) ラテン語とフランス語との二言語で書かれたこれらのテキストを読むことで，結果としてデカルトの新たなイメージが提示されることである。

「人間の本性」[43]の研究に情熱を注いだ科学者・哲学者デカルトの肖像は，これら医学的著作のすべてを考慮することで補完される。これらの著作は，規則的な解剖実践を示し，ハーヴィの重要な発見やアセリの乳糜管の発見[44]という，新発見への特別な関心を物語っている。これらのテキスト全体を読むと浮かび上がってくる「もう一人のデカルト」によって，西洋医学史の重要な時期を読み直すことが可能となる。その時期とは，ハーヴィによる血液循環の発見と，それをデカルトが自分流の仕方で普及させたおかげで，近代医学が誕生する時期である。実際，デカルトのおかげで，血液循環というすばらしい発見は，ヨーロッパに重きをなしてくる機械論という新しい概念の枠組みに挿入されるのである。『方法序説』から『人体の記述』にいたるまで，血液循環に対するデカルトの率直で明確な賛同は，その理論を書き写していることに表現されている。デカルトの書き写しは，彼が検証したハーヴィの実験的証明を明確に承認している。しかし，この書き写しは，マクロ・コスモスとミクロ・コスモスとの対応を暗黙のうちに拒否するものでもあった。その象徴的な例は，ハーヴィの著作に紹介された太陽と心臓との類比[45]

---

43) 『情念論』第一部のタイトルは「情念一般について，そしてついでに人間の本性全体について」である。「人間の本性」という表現は，ガレノスが注解した有名な『ヒポクラテス集典』のタイトルである。デカルトは，すでにそれを1632年のメルセンヌ宛の書簡で使い（AT. I, 257），次に『形而上学的省察』の第六部で，痛みの説明を含む医学的な問題点をそれによって強調するのに用いている。
44) アセリは『人体の記述』に引用されている（AT. XI, 267）。アセリの発見はハーヴィの血液循環の発見に先立つ。しかし，1627年ミラノで出た『乳糜管あるいは乳の静脈』第一版のヨーロッパでの普及は限られたものだった。1629年にパリで出されたリオラン二世の『人間誌』は，この発見に言及している。
45) 『心臓の運動』。国王チャールズ一世への献辞，VIII章, *op. cit.*, p. 3, p. 42. ハーヴィにおいて，太陽と心臓の類比はコペルニクス主義への賛同を意味しない。

に示されており，さらに一般的には，この英人医師の，目的論的で生気論的な考察を伴ったアリストテレス主義に示されている。ハーヴィは，アリストテレスに由来する自然の概念，すなわち「最善」のみをなす自然，摂理による自然[46]や「何ごとも無駄には行わない完全かつ神聖な自然」[47]といった自然概念と，そうした自然に対して賛辞を呈するのが医学の役割とする考え方をいまだに免れていない。彼は心臓の「構造」に驚嘆し，〔心筋の〕線維が示す「驚くべきスペクタクル」を称賛し，静脈弁と同時に心臓の弁の驚異を想起している。この偉大なる英人医師は，自然に対する驚異と科学的説明とを切り離さないのである。

　1630年以来，デカルトが根本的に変革したのは，まさにこうした医学的な状況である。『世界論』の執筆以来，デカルトは，医学の諸著作に表明された自然の概念を明確に拒否した。「それゆえ，まず自然ということばで私がここで理解しているのは，何らかの女神や他の想像上の何かの力ではまったくなく，むしろ物質そのものを意味するためにその語を使っていることを知っていただきたい」[48]。この物質は法則に，とりわけ運動の諸法則[49]に従属している。デカルト以来，人体は運動の諸法則に従属する物質に還元される。この点に心臓と血液の運動への関心が発している。同様に，この点に『解剖学摘要』における心臓の弁の細密な観察が発している。これらの襞〔心臓の弁〕は，物質の物質によるはたらきと，その機械的な作用とを証拠だてているからである。心臓の弁，その形態，その役割への関心，そして心臓と接合している血管への関心がデカルトにおいて一貫しているのは，心臓の構造が，子宮内にあるとき以来，進化することに彼が一貫して注意しているのと同じである。デカルトの医学的テキストの独創性は，人体と機械との比較によってまず表明される機械論の体系化にある。この比較は『人間論』の執筆時から現れ，次いで『方法序説』で公表され，往復書簡でも描かれている。それ

---

46) 『心臓の運動』XVI章。*op. cit.* p. 62.
47) 『心臓の運動』XVII章。*op. cit.* p. 69, 70.
48) 『世界論』7章，AT. XI, 36–37.
49) 『世界論』7章，AT. XI, 41.

は『形而上学的省察』(第六省察)[50]や『情念論』[51]で再びとり上げられ,『人体の記述』[52]で展開されている。この比較は,医学に適用されたデカルト的方法の本質的な要素である。その比較は,生命の原理に関するデカルト的反省の,より大きく革新的な枠組みのなかに挿入されているからである。

デカルトの医学的テキストは,たんにそれがデカルトの著作全体の中で果たしている四つの役割のためばかりではなく,それが17世紀の医学思想に及ぼした影響の点からも興味深い。それがここで述べておきたい最後の点すなわち,5) 医学におけるデカルト的機械論の影響である。

デカルトは,血液循環の証明を身体のメカニズムに結びつけることによって西洋医学史に新しいページを切り開いた。それは,医学と方法との間の伝統的なつながり[53]を革新した主要な局面の一つである。デカルトはその方法を『方法序説』の出版以来,課してきたが,それを証明しているのが,彼が1638年以来オランダのユトレヒト大学で医師ヘンリクス・レギウスに与えた影響である。デカルトはレギウスの医学に関する諸論文の共著者(彼は匿名であることを希望した)であったが,レギウスはそれらを1641年に書いて学生たちに弁護させた。そして「生理学あるいは健康の認識」[54]という題の下に編纂した。デカルトはそれを論文審査に先だって手直しした。そのことは1640年5月24日以来交わされた書簡が示している。その後デカルトは,血液循環と身体のメカニズムとを関連させる議論を『人体の記述』で展開し,『情念論』の冒頭で要約したが,その議論は外科医ピエール・ディオニスに受け継がれている。この人は,1672年にフランス国王ルイ十四世の侍医に

---

50) AT. XI, 226, IX, 20, 67, VII, 25, 84, 85.
51) 『情念論』7, 13, 16, 34 章。
52) AT. XI, 226, 228.
53) ガレノス『治療法』(*Methodus medendi*)。
54) この著作の医学的内容は『自然学の基礎』(*Fundamenta physices*, Amsterdam, 1647) と『自然的哲学』(*Philosophia naturalis*, 1661) の執筆に影響を及ぼした。次を参照せよ。Annie Bitbol-Hespériès, «Descartes et Regius, leur pensée médicale», in Th. Verbeek (éd.), *Descartes et Regius. Autour de l'Explication de l'esprit humain*, Amsterdam, Rodopi, 1993, pp. 54-68.

任ぜられ，血液循環説に従って解剖学を教えたが，それはパリの王の庭園においてであった[55]。当時，パリ大学の医学部は血液循環の発見にまだ異議を唱えていたのである。その教育のなかで，ディオニスは「これまで解剖学において最も曖昧で最も隠されたものと思われたものをすべて，明確に機械論的に説明すること」を前面に出した。彼は「古代の人たち」が「身体に起っているすべてのはたらきを説明するために」用いた〔隠れた〕「能力」を，デカルトに従って拒否したうえで，「これらすべての同じはたらきを，純粋に機械論的な仕方で」[56]説明するのである。

　デカルトは，機械を人体機能の分かりやすいモデルとした最初の人である。身体－機械のモデルは，人体を，隠された「秘密」から引き離し，医学の伝統的なテーマであった賛美からも引き離した。しかしこのモデルは，「真の人間」[57]という人間についてのデカルト的な概念を忘れさせることはなかった。つまり，身体と緊密に結びついた精神[58]を備えた真の人間，感情や情念を経験する真の人間である。それをデカルトは革新的な仕方で説明したのである。

（山田弘明 訳）

---

55)　この庭園は現在の植物園である。1673年以来のディオニスの講義は『血液循環と新発見による人間の解剖学』（1690年）になった。1723年，その満州語訳が北京のイエズス会宣教師によってなされた。出版はされなかったが，その写本が多く出回った。次を参照せよ。*Catalogue général des manuscrits des Bibliothèques de France,* Tome II, Paris, Plon, 1914, Manuscrits de la Bibliothèque du Muséum d'histoire naturelle（357, 2009）．
56)　『血液循環と新発見による人間の解剖学』1694年の序文。
57)　『人間論』AT. XI, 202,『方法序説』AT. VI, 59,『省察』AT. VII, 71, IX, 89.
58)　これは思考する精神 mens であって，魂 anima ではない。

デカルト　医学論集

# 解剖学摘要

[AT. XI, 549–565]

## 第一部

　私は解剖した仔ウシの心臓で以下のことを観察した。はじめに両方[1]の心室の間に置かれた中央の壁〔=心室中隔〕が，すべての〔壁〕の中でもっとも厚かった。右側の壁〔=左心室壁〕は左の〔=右心室壁〕より厚く，これら3つ〔の壁〕がずっと同じ比率を保っていた[2]。

　それぞれの洞〔=心室〕の下部〔=深層〕に，1本ずつ血管〔=心房〕がある。その膜の実質は心臓自体の実質といちじるしく異なっているわけではなく，また互いにいちじるしく異なってもいない。膜は十分に薄い。これらの血管の，左は静脈性動脈〔=左心房〕[3]，右は空静脈〔=右心房〕であると考えたが，一方が他方より大きくは見えなかった。またそれらの弁〔=房室弁〕は十分にはっきりとは認められなかったが，その萌芽があった。つまり心臓の洞〔=心室〕の膜は血管の入口を覆い，弁尖に向かって壁に付着する線維〔=腱索〕に終わる。その血管によって心臓に入るために，これらの線維は容易に引き離すことができないほど強靱に左の洞〔=左心室〕の2箇所と右の洞〔=右心室

---

1) AT版とB版の注に従って utrumque を補って訳した。
2) 通常，心室壁は左心室の方が右心室よりもいちじるしく厚い。記述通り右の方が厚いのであれば，この段落では，身体における左右ではなく，観察者から見た視野の左右で記述していることになる。
3) 静脈性動脈という語には，肺静脈だけでなく左心房も含まれる。同様に空静脈には，前大静脈（ヒトでは上大静脈），後大静脈（ヒトでは下大静脈），右心房が含まれる。それぞれの文脈で，示されているものが明確な場合は訳し分けて〔　〕内に示した。

3箇所で付着していた。さらにこれら2本の血管〔＝心房〕が心臓の入口で互いにつながっていて，どちらにも曲げられる非常に薄く広がった膜〔＝心房中隔〕以外では隔てられていないことを確認した。さらに〔膜の〕最下部は開かれていた（あるいはもしかすると私が気付かずに破いたのかもしれない）[4]。その開かれた部分〔＝卵円孔〕で，体液が空静脈〔＝右心房〕から静脈性動脈〔＝左心房〕に落ちこむことができるが，逆はありえないことが分かった。しかしもし膜の上部が破れていたなら，その場合は体液が静脈性動脈〔＝左心房〕から静脈〔＝右心房〕へ流れることができるだろう。逆はない。

　2本の血管〔＝心房〕の上にはどちらの側にも，海綿質の上方〔＝浅層〕へ緩く曲がった延長があった。これらが心耳と呼ばれるもので，実質に関して血管と異なるものではない。そこには洞〔＝心室〕のようなものだけがあり，心臓に入って来られない体液が集まる。（たしかに解剖学者たち[5]は心耳が心臓の運動と反対の運動を行うと述べている。）また2つの間には，左の空洞〔＝左心室〕に右よりもうねり道〔＝櫛状筋〕がある以外に違いには気づかなかった。またその左の内がわの膜は，右よりも白く厚かった。それらのうねり道は，心臓の洞〔＝心室〕にあるものに対応する（あたかも起始で静脈性動脈〔＝左心房〕から2つの洞〔＝左心耳，左心室〕が，そして2つ〔＝右心耳，右心室〕が空静脈〔＝右心房〕から作られ，そのうちの左の2つすなわち下方の2つが一緒に合わさって心臓〔＝心室〕をなし，他の〔上方の〕2つはそれぞれ分かれて〔左右の〕心耳をなすかのようである）。そして，左の洞〔＝左心室〕は右〔の洞＝右心室〕より長く細く，大動脈に終わる。*a*は静脈性動脈，*b*は心臓の先端，*c*は大動脈である〔図1〕。そして右には動脈性静脈があって，*d*が空静脈，*e*が心臓の先端，*f*が動脈性静脈である[6]。

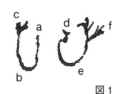

図1

---

4) 胎児期に見られる。『人体の記述』15節，AT. XI, 238 参照。
5) 心室の動きと心耳の動きが異なることについては，ヒポクラテス『心臓について』，ガレノス『身体諸部分の用途について』第6巻15 などに記載がある。
6) AT 版，B 版では図版は本文とは別にまとめて収録されている。本書では手稿の配置を再現した。図中にはもともと a, b, c, などのアルファベットが書かれている。本書ではライプニッツの『全著作・書簡集』（Berlin-Brandenburgische Akademie der Wis-

左のものの壁は心臓の洞〔=心室〕まで達するが，そこでは〔壁は〕それほど厚くない。右のものの壁はすぐに終わるが，心臓の底部の大部分を包んでいる（たしかに $df$ は $ac$ より大きい）。そのために $c$〔=大動脈〕はあたかも心臓の底部の中央から起こり，$f$〔=肺動脈〕が心臓の底部を包んでいるかのようである。左の洞〔=左心室〕の膜は，右の洞〔=右心室〕の〔膜〕より白くて厚い。これらの洞〔=心室〕は，柱のようなもの〔=肉柱〕に支えられていて，〔これが〕中央の壁〔=心室中隔〕から心臓の底に向かい，両方の外がわの壁で心臓の先端に向かって延びていく。柱はわずかで雑然と置かれているが，しかし非常に丸みがあった。そして〔右心室と左心室〕どちらの壁にも多数の裂け目が現れたように，同様のものから心臓全体が構成されているのが観察された。

　さらに上方で，大動脈と動脈性静脈〔=肺動脈〕が，下方の他の2つ〔空静脈=右心房と静脈性動脈=左心房〕のように，互いに接近する。しかし互いを連絡するものはまったくない。それら〔=大動脈と肺動脈〕において以下で記述するように弁を明瞭に観察した。大動脈の2つの弁〔=右・左半月弁〕の間の間隙は動脈性静脈の2つの弁〔=右・左半月弁〕の間の間隙に対称に対応していて，動脈性静脈に隣接する大動脈の2つの弁のすぐ上で，あるいはむしろ弁自体の内がわに，小さい孔〔=右・左冠状動脈の開口〕が2つあった。それはあたかも大動脈の2つの枝のように延び〔=右・左冠状動脈〕，その2つによって動脈性静脈が包まれる。それらの枝は心臓の後方に向かって見えなくなった。大動脈と動脈性静脈との間にはどのような連絡する経路も見られなかったが[7]，一方を他方全体から引き離すことができた。また一方が他方よりいちじるしく大きいということはなく，実質も異なっておらず，どちらも非常に厚い。しかし白くてあたかも心臓に埋め込まれているようで，下の空静脈〔=右心房〕のようにその実質を構成しない。

552

---

senschaften/Akademie der Wissenschaften zu Göttingen, Leibniz, Gottfried Wilhelm: Sämtliche Schriften und Briefe, Berlin, Akademie-Verlag, 2009）の第8巻（本書では Berlin-Brandenburgische Akademie 版と略称）を参照しながら，見やすいよう新たにアルファベットを付した。ただし，読みとれず欠落したアルファベットも少なくない。

7) 後の記述にある大動脈と肺動脈をつなぐ動脈管は，ここでは観察されていない。

さらに脂肪が〔心〕底に向かって，心臓の外表面に多くの場所で付着している。同様に，大動脈と動脈性静脈〔＝肺動脈〕の膜は心臓の内がわよりも外がわにより多く付着しているのが見えていた。しかし，静脈性動脈〔＝左心房〕と空静脈〔＝右心房〕においてはこれとは反対であった。さらにこれらすべてが私の意見に，これ以上ないほど正確に一致する。

　弁同士〔＝右房室弁〕の空静脈への間隙は，1つは厚いある結節〔＝乳頭筋〕から起こる線維〔＝腱索〕によるもので，右〔心室〕の外がわの壁の中央にある。他の2つは中央の壁〔＝心室中隔〕のがわにある。静脈性動脈〔＝左心房〕の弁〔＝左房室弁〕を分けている線維は左心室の外がわの壁の両側にあって，中央の壁〔＝心室中隔〕には何もない。他方大動脈と動脈性静脈〔＝肺動脈〕の弁は心臓自体にないが，〔弁の〕膜が心臓から血管に向かって立ち現れ，中央の壁〔＝心室中隔〕の半分より上で，〔肺動脈弁と大動脈弁の右・左半月弁が〕1つの間隙の両側に付着し，対称になっている。他の4つ，両側に2つの弁〔＝大動脈と肺動脈の右・左半月弁〕が，それぞれ互いに等しい距離にあった[8]。外に，1つの部屋〔＝心室〕を他方から区別している目立った縫い目が見える。それは静脈のようであり，厚みを分けるほどに中央の壁〔＝心室中隔〕を越えて入り込んでいた。さらに静脈性動脈〔＝左心房〕から1つだけでなくあたかも2つの心耳が現れるのを観察した。そのうち私は一般にすべての人が観察できる方を切った[9]。しかしもう一方は静脈性動脈〔＝左心房〕を空静脈〔＝右心房〕から分ける開いた弁〔＝卵円孔〕に吸収され，上行する空静脈〔＝右心房＋前大静脈〕の幹に覆われる。実際の2つの心耳にはそれぞれ境界があり，1つは別のところに，もう一方は別のところにというのではなく，2つのもののどちらも左側に曲がる。

　より幼い仔ウシの心臓で，中央の壁〔＝心室中隔〕が2つの心室の壁から構成されているのを明瞭に観察した。また右のくぼみ *b*〔＝右心室〕が *cd* のように

---

[8]　デカルトは『方法序説』において，大動脈，肺動脈，大静脈，肺静脈に11の弁尖があると述べ，そのうち肺静脈のみが2尖弁で他は3尖弁であるとした。

[9]　Berlin-Brandenburgische Akademie 版に従い，«unam secui quae vulgo notatur ab omnibus» と読む。

湾曲していて，左の〔くぼみ〕$a$〔＝左心室〕[10]は三角形 $e$ であり，そこには動脈性静脈〔＝肺動脈〕の弁も空静脈〔＝右心房〕の〔弁＝右房室弁〕もないが，たしかにそれらの萌芽があった。しかし右の洞〔＝右心室〕には丸みのある結節[11]がある。これは前述の〔仔ウシの〕心臓で〔右房室弁の〕2つの弁を結

図2

びつけており，そこであたかも柱のように中央の壁〔＝心室中隔〕を右側の外がわの壁に結びつけていた。しかしそれは底〔＝心尖〕に向かっては中央の壁〔＝心室中隔〕に，尖端に向かっては外がわの壁に付着しているようだった。また，大動脈の弁と動脈性静脈〔＝肺動脈〕の弁は，前述のウシの場合と同様に完全に作られていた。左側〔＝左心室〕の端は右より長く伸びていて，末端ではくぼみがさらに大きかった。左側〔＝左心室〕の〔端〕は右側からくるまれているかのように包まれているのが明らかであり，さらに伸ばすことができた。肉は前述のものよりも柔らかい。右側〔の心室〕はより上方〔＝浅層〕にあって完全に胸骨に向かって置かれている。そして右の心耳もまた上方〔＝浅層〕にある。

　食道は始めから右に向かうのではなく粗面動脈〔＝気管〕の左側に向かって下った。そして粗面動脈は後面がいわば櫛のようになっていて，それに対して食道が左からよりかかる。

　動脈性静脈は図のように起始で空静脈〔＝右心房〕から脊柱 $abc$[12] を越えて進み，3本の枝に分かれる。そのうち2つの $d$ と $e$〔＝右・左肺動脈〕は左右それぞれの肺に，3本目の $f$〔＝動脈管〕は大動脈と合流する。そしてこの中央の管〔＝動脈管〕は，複数の書物によれば大人ではすぐに消えてしまう。

　この臍静脈が動脈の膜とほとんど同様の構成であることを観察した[13]。こ

---

10) 図中に $a$ は見当たらない。
11) 心室に見られる乳頭筋だと考えられる。
12) アニー・ビトボル－エスペリエス女史は，観察箇所と対応する図3から，per spinam ではなく per spiram と読むよう提案し，ここでは肺動脈の口と弁を観察していると考えている。この点はガリマール社から刊行中の新しい『デカルト全集』に収録予定の仏訳に付された注に示される予定である。ただし，図では $b$ の記号が判別できない。
13) このパラグラフは，①大動脈，②肺動脈，③肺静脈，④大静脈，という4つの話題を述べているようだが，甚だしく混乱している。そのため，適宜主語を補って訳した。

れにおいて，起始では空静脈〔=大静脈〕はより前方〔=浅層〕にあり，さらに〔大動脈は〕そこから左側を通って上ることで，心臓の上を越えて脊柱に向かって進み，そしてそこ〔=動脈弓〕では，〔動脈管が〕大動脈に下り，動脈性静脈〔=肺動脈〕がそうであるように，〔肺静脈が〕肺に枝を出すことが見られた。それから，静脈性動脈〔=肺静脈〕も前方〔=浅層〕にあり，〔前方から見て〕より右側に向かって下ることで，心臓〔=左心室〕に入るが，またそこから左の方に大動脈の上行する部分〔=上行大動脈〕へと後ろに上行して，同時に枝〔=左右の肺動脈〕が動脈性静脈〔=肺動脈幹〕に下りていた。それはしだいに下行する大動脈〔=下行大動脈〕の枝となった。空静脈の上行する幹〔=右心房+前大静脈〕は，そこに置かれているゆるい弁〔=卵円孔〕を越え，左心耳の下方の洞〔=左心室〕に向かい，肺から左の洞〔=左心室〕に，多くの枝として，静脈性動脈〔=肺静脈〕とともに下る。それらの枝は左心耳の上部の屈曲を作る。それから空静脈の，頭から下行する唯一の枝〔=前大静脈〕は右の洞〔=右心房〕に入る。他方で左に行く前に上行するもの〔=肝臓と心臓の間の後大静脈〕もそこ〔=右心房〕に向かった。しかし（一層の膜を備えた）顕著な血管[14]が，空静脈の入口と静脈性動脈〔=肺静脈〕との間の中央の壁〔=心房中隔〕の最上部にあって，右心室から左心耳より上で，下行する大動脈の幹へ近づく。これはもちろん上行する空静脈〔=右心房+前大静脈〕のもう一つの枝であった。

はじめにより幼い仔ウシの肝臓について観察した。臍静脈は以下のように，肝臓が上方で再び折りかえるかのように肝臓にはまりこんでいて，臍静脈を受け入れるあたかも2本の指の深さのくぼみ〔=肝円索切痕〕をつくっていた。腹膜からの靱帯は支えるもの〔=肝鎌状間膜〕と呼ばれ，臍静脈にも付着し，臍〔=臍帯〕を引き出すよりも前に肝臓の中央部を分けているのが見えた。たしかに肝臓の形は非常に不規則だった。すなわち右側は左側より4倍あるいは5倍大きかった。もちろん左側では胃がそこを埋めている。右側に肝臓の葉〔=右葉〕 $d$ があって[15]，加えて支えるもの〔=肝鎌状間膜〕の萌芽が現れた。

---

14) 左奇静脈のことと思われる。ウシでは左で発達していて，肺静脈の近くで右心房の冠状静脈洞に開く。

15) この記述に対応する図は見当たらない。

それはまっすぐ $ac$ を通って肝臓を越えて横切った。たしかに下方ではその萌芽は近づいてきた胃によって途切れていると推測され，$c$ から胆汁の管 $i$ に，そして $i$ から右葉 $d$ に近寄って進むように曲がっているのが見られた。そこから，肝臓が大きな力によって成長する時に胆汁の容れ物〔=胆嚢〕$e$ が生じるのが明らかである。また胆汁の容れ物〔=胆嚢〕は成獣でそうであるように，右側ではなく肝臓の中央の部分で，空静脈〔=大静脈〕からかなり離れた場所にある。門脈全体が臍静脈から伸びるのが明らかである。というのは臍から肝臓の門への管が目立っていて，そこから右葉に近づいてくる別の管があってやはり顕著である。こうして私の推測が確認される。すなわちその葉は胃を覆っていて，臍〔帯〕のある肝臓のその部分〔=肝鎌状間膜〕によってあたかも切り分けられているかのようであった。他方，門脈の腸間膜への出口は，胆嚢のように，まさに葉自体と臍の間にある。しかし上方ではまさに肝臓の下方部分の中央から現れるほどまでに胆嚢と空静脈の幹の間にある。空静脈からの目立った枝〔=肝静脈〕がそれらを越えて吸収されていくことから，空静脈の枝において生成された液体から出来ていることが見られる以外には，胆汁に関しては何も観察できなかった。さらに，肝臓の門のすぐそばに置かれていて十二指腸の部分であると思われる，ある大きな導管〔=総胆管〕に運び出されているが，その導管は肝臓の実質へとさらに伸びている。

　肺は２つの部分に分かれ，右側に対して左側がやや小さいように見えた[16)]。左側のすべての管〔=気管支，肺動静脈〕は，前方でほぼ同じ場所〔=肺門〕から出ていた。一方，右側の管〔=気管支，肺動静脈〕もたしかに同じ場所〔=肺門〕から一緒に出てきたが，しかし前方からではなかった。おそらくすでに分かれていた１本あるいは２本の枝が前方にさらに延びているのを除けばやや中央で出ていた。それゆえ右葉はさらに２つに分かれて見えたが，左〔葉〕が多くに分けられていたように，さらに多くに分けられていた[17)]。そこで左〔肺〕におけるように右〔肺〕にも，顕著でありさらに下方へ伸びる連続した部分がある。残りは単に付随する肉質によって作られていて，胸腔を満た

---

16)　記述通り，通常，肺は右の方が大きい。
17)　ウシでは左肺は３葉，右肺は５葉に分かれる。

すために分かれているのが見られた。

　生まれたばかりの3頭目の仔ウシの胃には，まだ乳汁は認められず，しかし緑の黒みがかったある物質が〔認められ〕，その直腸はかなりふくらみ，空気だけで満たされていることを観察した。さらに，上方の他の腸はある黒い物質によって満たされ，非常に狭かった。膀胱は巨大で，多くの水を保持していた。他方，肝臓は前述のものより小さく臍の上部の肉の張りだしも小さかった。そして胆嚢は肝臓からそれほど遠くなかった。他方で脾臓は左側の背側に向かっていた。

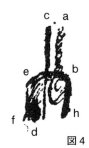

図4

　粗面動脈〔=気管〕は前の〔ウシの〕ものほど硬くなく，前のように櫛があった[18]。気管には左から食道がよりかかり，さらに食道には下行大動脈の非常に大きな幹が〔よりかかっていて〕，食道よりもさらに左にあった。$ab$ は粗面動脈，$bef$ は下行大動脈の幹，$cd$ は食道，$gh$ は肝臓，$h$ から心臓の部分 $g$ に上行する空静脈である[19]。

　右の肺は粗面動脈の2箇所でその管〔=気管支〕を引き入れた。反対に左〔の肺〕が引き入れているのは1箇所だけで，その箇所は下行大動脈の幹の下方で右側の下方に対応していた。ちょうど，起始では大動脈が胸の前方から左の方に向かい〔=大動脈弓〕，続いて，背側で逆方向の管〔=下行大動脈〕となる前に左の肺の背側を超えて上行するように見えた。したがって左の肺を囲むことで，粗面動脈から来るその管〔=気管支〕を押し下げているように見えた。たしかに切り出された肺では，肺に進入する管の口の間に動脈性静脈〔=肺動脈〕の部分であるように見える顕著な2つの管が現れ，それらの管は両側に1つずつ等しく置かれていた。左の管〔=肺動脈〕は下行大動脈の幹のすぐ下方にあった。どちらの下方にも顕著な管が1つあって，それが静脈性動脈〔=肺静脈〕からのものに見えた。しかし左側には他の多くの管〔=気管支, 肺動静脈〕の口が見えるが，目立たず，右のものほど顕著ではない。そのため心膜を取り除いて実際に現れたものについて研究することにしよう。

---

18)　AT. XI, 553 参照。
19)　図中に $g$ は見当たらない。

心膜をとりのぞく前に，頸部から心膜の右側の前面を超えて横隔膜まで下行する神経〔=右横隔神経〕を明確に観察した。他方，もう一方のもの〔=左横隔神経〕は，横隔膜の肉質に入っていく前に2つの部分に分かれていた以外では，同じように心膜の左側を越えて横隔膜へ向かっていた。というのも両者とも横隔膜の肉自体の両側に入り混んで，そこで消え去ったからである。

脾臓の縁では，脊柱に向かっている部分が内がわに曲がり，内がわでは潰瘍のようになっていて（前の仔ウシでもそうだったように），また後端の部分の方がわずかに厚いことを観察した。この湾曲の中央〔=脾門〕にすべての管，すなわち顕著な静脈〔=脾静脈〕，同じく顕著な動脈〔=脾動脈〕，そして神経の進入が一緒にあった。そのため最初に中央後方で脾臓が生じ，それから肝臓が右側に遠ざかりながら〔脾臓が〕ここへと押しやられたということがはっきりと示されているようだ。

心膜は非常に薄い3枚の膜がくっついたものであり，そのうちの1枚が上方での区切りとなり，もう1枚が下方での区切り[20]に付着しているのが見えたが，一重であるか二重であるかは観察していない。下方には他に横隔膜から来る2枚〔の膜〕があり，1枚は空静脈〔=大静脈〕と，左のもう1枚は食道と大動脈とともに（それらはその場所で，間に置かれた一種の細長い腺によって分けられていて，さらに大動脈が背面の脊柱の方に寄っていた）上行した。心膜のこれら2枚の膜は小指の幅で互いに分けられていて，それぞれ二重である。これらのすべての膜から心膜全体の周囲に伸びる別の膜があり，ほとんどが一種の腺あるいは脂肪で覆いつくされていたが，私は全体を心膜から分けた。次に横隔膜から空静脈を切り離し，それらから横隔膜へ入り込む小さな枝〔=上横隔静脈〕を観察した。それはすぐに2本かそれ以上の枝に分かれていた。食道も横隔膜から切り離して，（第6番目の神経対[21]だと思われる）2つの顕著な管〔=迷走神経〕が食道とともに下行するのを観察した。続いて大動脈を切り離し，それが食道とは異なる他の孔〔=大動脈裂孔〕を脊

---

20) 上方の区切りは大動脈と肺動脈周囲の心膜の折れ返りであり，下方の区切りは大静脈と肺静脈周囲の折れ返りである。

21) 7対あると考えられていた脳神経の6番目で迷走神経である。『情念論』では動物精気を胃や腸のまわりの筋肉に導く働きをするとされる。

柱のすぐ近くで通過するのを見たが，それらとともに別の管があるのは観察されなかった[22]。続いて食道の神経〔＝迷走神経〕を切り離した。それらすべては起始が同じであることを認めた。上方の1本は脳へと向かう2本に分かれ，その2本のどちらも肺と心膜を越える線維を送っていたが，粗面動脈〔＝気管〕に反回していた〔＝反回神経〕。〔食道の神経の〕下方のものは，〔上方の神経から分かれる神経のうちの〕2本から，あるいは，少なくとも1本からたしかに来ていた。続いて食道を切り離し，〔食道が〕明白に，粗面動脈〔＝気管〕の左側を下り，正確に両肺の間の真ん中を下ってきているのを観察したが，そのために食道の下行によって両肺が分けられているようであった。

続いて心膜を切り離した。それは角膜のように，薄いが張りのある膜からなり，両側ともなめらかですべすべしていた。（もちろん上部では胸膜からの膜は取り外されている。）そこにはまだある種の液体があった。先端の方では心臓のどの部分にも付着していなかった。しかし，〔心〕底とその血管，あるいは粗面動脈の膜と肺とは，いたるところで切り離さなければならないほど強固に付着していた。実際にその心膜を引き離そうとした時に，血管が引きちぎられた。ところで，まず私は，この膜が肝臓に向かう空静脈〔＝後大静脈〕の幹に非常にしっかりと付着していること，この幹は，〔心膜が〕右の心耳全体を包んで上行大動脈の幹と，また，内がわにある心膜が動脈性静脈〔＝肺動脈〕の枝と1つになっていて，一緒に上行し，この部分で肺から出ていること，またそのために，空静脈〔＝大静脈〕の幹にはその入口と出口以外では〔膜が〕付着していないことに気づいた。同じように心膜は大動脈と動脈性静脈とにそれらの出口で付着していたが，非常に強固に付着していたため，上方へ引っ張られると後者の大動脈は心臓から出ているのが見え，また下方へ引っ張られると脈管と同じ所で血管自体から出ているのが見え，他の方へ引っ張られると肺から出ているのが見えた。続いて粗面動脈を切り離し，肺の本体を介する以外には粗面動脈が心臓に付着していないことを観察した。また粗面動脈には明確に区別される3つの部分があって，それらを介して肺に，すなわち $a$ と $b$ の2つが右に，第3のものが左につながっていた。一方，

---

22) 大動脈裂孔には大動脈の他に胸管が通る。

心膜に付着する肺の肉は、心臓からの血管を4箇所で引き入れていた。その2つの $d$ と $e$ は $c$ からの血管とつながり、一方 $f$ は $b$ と、$g$ は $a$ と結びつき、下行大動脈の幹は中央 $h$ の前方寄りにあり、$d$ と $e$ を押し下げながら $i$ [23]に向かって下行する。同様に粗面動脈〔=気管〕の管〔=気管支〕が、前方からよりもやや後方から出て進んでいた。続いて前方へわずかに屈曲するが、これはそれほど述べるべきものとは思われない。

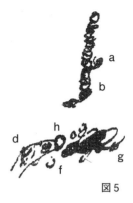

図5

　続いて心臓の形を考察した。私は心臓を上行する大動脈と空静脈〔=前大静脈〕によって左側を上方へ引き寄せ、同じように肝臓からの空静脈〔=後大静脈〕によって右側を下方へわずかに引き下げて、心臓の正しい位置を検討した。また、空静脈〔=後大静脈＋右心房＋前大静脈〕がやや右後方から来て左前方に向かい、大動脈を越えて上行し、胸郭に近づこうとしているかのようであった。すでに両方の心耳の始まりを観察した。つまり、右の〔心耳〕は空静脈〔=右心房〕から下方へと起こり、上行するそれ〔右心房＋上大静脈〕に付着し、その末端は、真っ直ぐに上行する大動脈と下行大動脈と動脈性静脈〔=肺動脈〕に共通の管〔=動脈管〕との間のくぼみにあった。そのため上方でより大きく湾曲していた。反対に左〔の心耳〕は、空静脈〔=右心房〕から心臓の中央の壁〔=心房中隔〕を超えて下行大動脈の管を囲む十分に顕著な枝〔=左心房〕から起こっていたが、頭に向かって後方で空静脈〔=前大静脈〕に結びつくのか、あるいは別々に上行するのか、あるいは肺の間に終わるのかは分からなかった。しかし左の心耳がこの枝に付着していて、その枝とともにはそれほど上方へ伴行しなかった。つまり、下行大動脈の幹を押し下げて、その下に隠れた。そのため末端は下方へ曲げられるが、しかしながら、その中央においてもわずかに下方へ下っていた。ところで、〔左心耳は〕右の〔心耳〕より小さくないが、どちらも鶏冠のような末端で、全体にしわがよっていた。しかし左の〔心耳〕は2箇所でさらにしわがよっていた。というのも、最初のところではそ

---

23) 図中に $c$, $e$, $i$ は見当たらない。

れが付着している枝とともに上行し，その後で空静脈〔＝大静脈〕の幹で押されたものが下行していたからである。そのため2箇所で下方へ曲がっていた。

さて，心底の周りの至るところに脂肪があったが，先端の方ではある種の萌芽以外には何もなかった。その萌芽は心臓の上部に現れる静脈を伝わるかのように下行していた。たった3つの起始からそのような4本の静脈が起こっていた。第1の静脈は，あたかも右の心耳を始まりとして，空静脈〔＝右心房〕の下方で肝臓に向かい，右心室の空洞よりも先で終わっていると思われるが，その空洞については，私は概略を述べたにすぎない。2番目の静脈は左の心耳の起始から起こり，左心室の萌芽のように，やはり先端に向かって下りていったが，左心室の端よりもかなり高いところで第3の静脈と結びついていた。それらは左の小さいくぼみを介して現れるだけだったが，しかし一緒に結びついてほとんど先端まで下った。続いて，3番目と4番目の静脈はともに，左の心耳の先端から，つまり大動脈の下行によって作られたくぼみにおいて起こっていた。その3番目の静脈は，すでに述べたように，2番目の静脈と結びついていて，そのため外に現れる隆起から，右心室がそれほど深くないと判断できた。さらに2番目の静脈と4番目の静脈と他の無数の静脈様のものが，鉛直線上ではないが，〔心〕底から先端に向かってあたかも脊柱[24]から左へ，続いて右へと曲がっていた。第1の静脈だけが鉛直線上にあるように見えたが，左側にあるものは右側にあるものよりも曲がりが小さかった。3番目の静脈だけは，第1の静脈が付着しているのとは反対に曲がっていた。またたしかに〔心〕底には同じような横走する静脈が現れた。1つは両方の心耳の起始の間に，もう1つは左の心耳の下に。しかしさらに，右の心耳の末端からの別の小さな枝が，3番目の静脈と接するかのように左の末端の方へ曲げられていた。たしかに私が静脈様と呼ぶこれらのもののうち，あるものは本当に静脈のように見え，あるものは動脈か神経のように見えることに注意すべきである。

　続いて，できるだけ丁寧に，心臓から出る血管を取り囲んでいる非常に強

---

24)　注12と同様，アニー・ビトボル－エスペリエス女史はspinaではなくspiraと読むことを提唱している。

靱な線維を心膜から引き離し，その血管自体を観察した。それは起始では2本あって，特に〔心〕底の中央から起こる1本，すなわち大動脈は，全体が真っ直ぐ上方へ上っていったが，直ちに2本の枝に分かれ，それらのうちの左のものは，下方へより大きな別の血管〔＝大動脈弓＋下行大動脈〕へと運ばれる[25]。もう一方の外がわで明白に心臓の前方から出ているもの，すなわち動脈性静脈〔＝肺動脈〕は，ただちに左の下方に向かっていった。しかしこれはただちに2本の枝に分かれ，そのうちより上部の右の枝〔＝動脈管〕は下行大動脈に合流した。しかし，その下行大動脈の管はすべてのものの中でもっとも大きく，空静脈〔＝大静脈〕の幹の10倍の大きさで，動脈性静脈〔＝肺動脈〕の起始のみが，それよりも少しだけ大きかった。そこでは，心臓からの出口にある顕著なひだ〔＝肺動脈弁〕に注目すべきである。そのひだはそこでくぼみをなしていたが，その根拠はそれが非常に大きかったことではなく，すぐに小さくなっていったということである。一方，動脈性静脈の下方の枝はただちに別の顕著な2つの枝に分かれ，2つの肺葉に向かっていた。これらのうちの右の枝〔＝右肺動脈〕は，それ自体から3番目の明瞭な枝を右肺の上方に対して出し，そのため粗面動脈〔＝気管〕の3本の枝〔気管支〕にすべて対応していた[26]。これらうちの2つの顕著な枝〔＝左右主気管支〕が静脈性動脈〔＝肺静脈〕の2つの孔の上にあって，幅が広く，それどころか第3の枝が動脈性静脈の3つの孔の上にあることに注意すべきである。同様にこの3本の枝〔＝気管支〕はその膜の硬さを長くは保持せず，少しも切り取ることなく肺の肉から引き離すことができる。したがって指の横の幅をかろうじて保っていた。

　さらに，動脈性静脈と大動脈の起始の間で心臓の中央から大動脈とともに上行する（疑いなく6番目からの）小さな神経〔＝迷走神経〕を観察した。心臓へ入る血管は，ほぼ唯一単独で心臓に入る空静脈〔＝大静脈〕の幹 $ae$ で[27]，他はそれ自体からあるいは心臓から出ていた。すなわち枝 $edc$ が左側で中央の壁〔＝心室中隔〕$de$ を越えて上方の $dc$ へ上行した。続いて静脈性動脈〔＝肺

---

25)　枝のもう1つは腕頭動脈。
26)　ウシでは気管分岐の前に，気管の気管支と言われる前葉気管支が出て右肺前葉に向かう。3本の枝とは，左右の気管支と前葉気管支のことだと考えられる。
27)　この記述に対応する図は見当たらない。

静脈〕の3つの孔 *iol* が粗面動脈の3本の枝〔=気管支〕に対応する。*def* は肉質の集まりのようで，両方の心耳を結びつけていて，明らかに心耳そして空静脈〔=右心房〕と同じ実質であった。一方，くぼみが空静脈〔=右心房〕と右心耳の間で点 *e* にあった。それゆえ私は他の箇所で，左の心耳がある意味で二重であると言ったのである[28]。しかし一方下方の *e* は，まず心臓の表層の血管のようなものが心底に付着するところであり，心臓に深く入っていくかどうかは分からないほど非常に狭く小さな孔がある。最後に，すべての血管の間には若干の間隙があった。〔間隙は〕柔らかなそして腺に変質した脂肪のようなもので満たされた。それらの腺の実質と心臓の脂肪はほとんど異ならず，心耳の肉が心臓の肉と異なっているのと同じ程度である。つまり，一方が他方よりも強い力によって乾かされているにすぎないのである。動脈と静脈の膜の差異についても同じことを言わなければならない。

## 第二部

続いて，縦に切り分けた食道で内部に未消化の草の小片を見つけた。それゆえ私には，この仔ウシが，私に伝えられたよりも高齢であり（たしかに決して若くない[29]），それまで草を食べていたことが分かった。それがそのとき喉袋にひっかかっていたからである。

粗面動脈〔=気管〕において，下方の2本の枝〔=左右の主気管支〕が幅の広いもっとも下方の同じ輪〔=気管竜骨〕から出ていたのを観察した。たしかに第3番目〔の気管軟骨〕は右に，さらに7番目〔の気管軟骨〕はやや上にあった。さらに残りの気管ですべてではないが少なくとも40の輪〔=気管軟骨〕を数えた。どれほど多くあるかは分からない。

心臓の表面に細い静脈と動脈がどのように現れたかはすでに述べた。一方線維は心臓の肉質自体からできていて，別の部分に，つまりすべてが垂直か

---

28) AT. XI, 552 参照。
29) （ ）内の文章は余白に書かれている。

やや右へ胸骨の方に曲がっていた。それら〔の線維〕について，心室による区別はまったく重要ではない。しかしよく考察した者には，心臓の肉全体が空静脈〔＝右心房〕の勢いによって作られていることが分かる。空静脈〔＝右心房〕は先端〔＝心尖〕に向かって血液を運び，それからその〔血液の〕大部分が左へ曲がる。たしかに精気のうちで微細なものは，さらに心臓の中央，すなわち運動の起源そのものに向かって大動脈の方へ向きを変える。上方のより粗い精気は，動脈性静脈〔＝肺動脈〕に，反対にごく微細な精気は心臓の肉質を越えて出て行き，空静脈〔＝右心房〕の下方に見たあの小さな孔[30]へと下方に向きを変えた。そこには最初の細い静脈の痕跡が続き（この場所でだけ，心臓の表面の血管とその線維が同じ経路を保っている），それから心膜の中に含まれる腔所〔＝心膜腔〕に広がった。そこで凝集したものが心臓自体を成長させるか，あるいは少なくとも保持していた。一方最初の細い静脈の経路自体においては，肉質のより幅広の線維が心臓の底で，先端に向かってその経路へ集まる。両側が正確に同じようにではなく，左のものがより先端に向かうように右に向きを変えていた。

　続いて心室について考えると，心臓の底の前方から出てくる1つの洞が大動脈の2本の枝〔＝冠状動脈〕と動脈性静脈を作るのが見られた。対して両方の心耳は柵のような部分〔＝櫛状筋〕を中間の肉〔＝心房中隔〕によって囲んでいた。その〔肉の〕部分を通って空静脈〔＝大静脈〕，あるいは静脈性動脈〔＝肺静脈〕と空静脈〔＝大静脈〕の左の枝〔＝冠状静脈洞〕が，心臓〔＝右心房〕に入っていた。これが先に心臓の表面にあると記したすべての細い静脈を分岐させ，そうして心臓の線維とは別のさまざまな方へ向かっていく。〔静脈は〕心臓の底では先端〔＝心尖〕よりもさらに広がっていて，これらの線維の末端が付着する場所にしっかり結びついて留まる。

　続いて縦に開かれた空静脈〔＝右心房＋大静脈〕，2つの心耳，冠状のもの〔＝冠状静脈洞〕において，冠状のもの〔＝冠状静脈洞〕そのものが起始から先端に向かって下っていき，そこで心臓からやや離れているのを見た。同時に心臓の線維には横方向の通路があり，それ〔＝冠状静脈洞〕を通って出て行こうと

---

30) 大静脈と右心耳の間の点 *e*。AT. XI, 564.

するものはどれも，またその通路を通って心臓へと戻っていく。同様に中央の壁〔＝心室中隔〕を通って越えていく顕著な枝があり，それ〔＝心室中隔〕を通って粗いもの〔＝精気〕が流れ出る場合には，心臓の底で4つあるいは5つの小さな孔に受けとられる。それらの孔の1つが，心臓の外皮〔＝心外膜〕における空静脈〔＝大静脈〕の入り口の下方で，先に記したものにちょうど対応していた。私は心膜に囲まれている空静脈〔＝右心房〕の部分が，その実質は心耳のものとまったく同じであることも見た。空静脈〔＝大静脈〕が起始から上方へ上行し，その障害物に出会って，胸部で停滞し，そこで塊 fbc が2つの

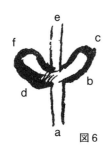
図6

心耳からそして中央の肉質から生じていた。続いて上方で e を通って胸部へ向かうか，静脈性動脈〔＝肺静脈〕a を通って脊柱の方へ向かって肺に入るかして，そこで出口を作っていた。そしてさらにこの肉質の塊の中央で心臓が作られ，ついに心臓に b そして b と d の間の弁によって，心室の洞〔＝心室〕を作った。つまり弁はある線維によって $i^{31)}$ の部分でこの肉質の塊に付着するのである。そのため血液はたしかにつねに弁によって空静脈〔＝右心房〕から左心室に落ちるのであり，決して左心室から右〔心室〕にあるいは空静脈〔＝右心房〕に落ちるのではないことが明らかである。しかしそのために左心室からあふれ出て静脈性動脈〔＝肺静脈〕を越えて肺にいき，そこからさらに心臓に逆流する。そこで逆流のために弁 bi が形成される。

 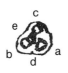
図7

右の空静脈〔＝右心房〕の心臓〔＝心室〕への口〔＝右房室弁〕はほぼ三角形であり，したがってそこには3つの弁〔尖〕がある。一方，空静脈〔＝右心房〕の左への口〔＝卵円孔〕も，静脈性動脈〔＝肺静脈〕の左への口〔＝左房室口〕も卵型のようである。それゆえ，2つ〔の弁尖〕だけが，しかも心室同士の連結から，必然的に生じていた。

続いて大動脈と動脈性静脈〔＝肺動脈〕を切り開いて，一般に知られている

---

31) 図中に i は見当たらない。

ことに加えて,〔動脈性〕静脈〔=肺動脈〕の3つの弁全体はほとんど開くことができないということに気づいた。一方,それらの間で隆起する肉質によって,これ以上はないほどまでに閉じられることを観察した。また,胸〔の骨〕に面する大動脈の弁も,同じ理由のため同様にほとんど開くことができなかった。しかし反対に他の2つはほとんど閉じることができなかった。このことは,なぜ大きな力が左側に集まるのかについて理解を助ける。次いで,そこでついに神経（第6対と思われる）〔=迷走神経〕が前方に向かって大動脈と空静脈〔=右心房〕の間で心臓に消えていくのを観察した。一方大動脈と空静脈〔=右心房〕は弁の共通の始まりではしっかりと結びつけられていた。

続いて〔心臓の〕表面の静脈と動脈〔=冠状静脈,冠状動脈〕を取り出した。静脈は,第1の静脈〔=中心臓静脈〕は4つの小さな静脈からなり,垂直に空静脈〔=右心房〕から心尖へと向かい,第2の静脈〔=大心臓静脈〕は空静脈〔=右心房〕の表面の枝から生じ,そして第3の静脈は底〔=心底〕で両方の静脈〔=中心臓静脈と大心臓静脈〕の間にあった。私はその〔第3の静脈の〕起始をはっきりと見ていないだけでなく,空静脈から下方へ下ってきた他の静脈〔=第4の静脈〕の起始もはっきりと見ていない。残りの静脈の方が血液が豊富なように見えたとしても,それは位置のためだと考えてもらいたい。上から第3と第4と呼ばれる静脈が一緒に,大動脈の後方の弁から出る枝から起こり,一方,（上記のような）前方の弁の中央からの枝は,たしかに右心耳の末端に向かって心臓の中央から表面に出てきた。しかし大部分では心臓自体に向かって消えていった。その他の表面の静脈そして動脈は,起始を理由とする以外の方法では互いに見た目で区別することもできなかった。そしてそれら〔=冠状静脈と冠状動脈〕の膜が末端に向かって非常に薄く,容易に心臓の肉によって分けられ,末端では〔肉によって〕貫かれていた。

続いて動脈を切除し,〔左右〕両側の心耳を完全に切り取ることによって,空静脈〔=右心房〕から静脈性動脈〔=左心房〕への弁〔=卵円孔〕がどのように配置されているかを明瞭に理解した。つまり,血液は直接,空静脈〔=右心房〕から左の心耳の末端に入り,さらにそこからある時は肺に,ある時は左の洞〔=左心室〕にあふれ出るようになっている。しかしこのように弁〔=卵円孔〕を越えて左の方から右の洞〔=右心室〕に戻ることは決してできない。

続いて血管を切除して〔心〕底を調べると，それらの口は次のようだった。$a$ は空静脈，$b$ は静脈性動脈，$c$ は動脈性静脈である。中央には大動脈があり，その $c$ 〔＝動脈性静脈〕と $a$ 〔＝空静脈〕の間の弁〔＝右半月弁〕はほとんど開かなかったが，他の２つ〔＝左半月弁と後半月弁〕はつねに開いていた。そのため静脈性動脈〔＝肺静脈〕はそこで曲げられており，ただ２つの弁〔＝前尖と後尖〕のみを持つ。それら〔２つの〕の弁から一重のもの〔＝肺静脈と左心房〕が作られ，それぞれで大動脈から分けられていた。一方他のすべての血管は十分に厚い隔たりによって相互に分けられた。$d, b, c$ は左の心室，$d, a, c$ は右の〔心室〕である。$a$ では空静脈の外周は内がわにしわが多く，$c$ では心臓の肉が他のところ以上に動脈性静脈〔＝肺動脈〕に突出していた[32]。

たしかにこのしわは心耳の一部で，心臓全体が，空静脈〔＝右心房〕から心耳が作られているのと同じ素材によって作られていると見えるほどに，落ちこんでいた。その膜は次第に硬くなるとしても，心臓の肉はそうではなく，そのため内がわに運ばれた液体によって浸されず，そのことから空静脈〔＝右心房〕とそこからの弁〔＝右房室弁〕は心臓とは性質が異なって見えた[33]。

続いて心臓の先端を切り開き，大動脈と動脈性静脈に内腔が開けられているのを見つけた。内腔には内がわで明瞭にしわが寄っており，あたかも手で締めつけた膀胱のようだった。そして心耳のように裏返すことができ，内がわでは明瞭に同じ構造が見られた。もっとも末端では肉はそれほど厚くない。

そこからは白い線維が現れ，織物のような網と心室内への突出によって，上の方で付着していた。その線維は大動脈の方にだけあった。

続いてその先端を少し高いところで開くと，そこでは大動脈と静脈性動脈〔＝肺静脈〕からの内腔が丸いのに対して，静脈の〔内腔〕は細長く，$a, b, c$ のようにそれ〔内腔〕を囲んでいるのが見えた。しかし線維は左心室では静脈性動脈〔＝肺静脈〕に向かって始まった。

図8

---

32) 右心室上壁の肺動脈の起始部（動脈円錐）。
33) このパラグラフの文章は余白に書かれている。

続いて $a$ で空静脈〔=右心房〕を洞〔=左右の心室〕の外がわに現れた間隙を通って底〔=心底〕から先端〔=心尖〕へ，同じように $b$ で動脈性静脈を開いた。心室 $a$, $e$, $b$ 全体を広げておき，中央の $fe$ と，$fe$ の下に置かれた柱〔=肉柱〕が見えるようにした。これについては上記のように底は $ce$ となる。外がわではその柱の外がわ下方の部分に別のものの底のようなものが付着していて，そこから空静脈の弁〔=右房室弁〕の分かれたいくつかの線維が $o$[34]に，[35]あるいは〔$o$ の〕まわりに至った。一方肉の厚さはどこでもほぼ等しく，たとえ斜めに切っても，$g$ や $h$ よりも幅が広くなかった。

　ようやくその中央で静脈性動脈〔=肺静脈〕つまり $cd$ を開き，そして動脈同士の間に置かれている膜 $f$ を切り離した。心室全体が描かれているように示された。そしてこの心室が，右に押しつけられるためにそのように狭くなっていることが明らかだった。一方その肉はどこでも同じ厚さで，あるいは少なくとも他のところより2倍かそこら厚く，それほど広くはないがしかし密集していた。中央の壁〔=心室中隔〕では他の壁より広い，あるいは密であるということはなく，たしかに左心室はふくらんで丸みがあり，続いてそれに右心室があたかも蓋のように積み重なっていた。また，左心室を静脈性動脈〔=肺静脈〕の中央を通って開くと，$dc$ だけは弁 $f$ が引きちぎられるよりも前に，またその後にも広げることができたことも記しておくべきである。すなわち静脈〔右心〕の口は動脈〔左心〕の口よりも幅が広い。つまり空静脈〔=大静脈〕の口〔=右房室口〕がもっとも広く，大動脈の口がもっとも小さく，他の2つの口〔=右房室口と肺動脈口〕は同じくらいである。

――――――――――――――――――――――[36]


　ウシで観察した腹腔には，臍〔=肝円索〕が埋め込まれているが，それを包む肉はさほど厚くはないが十分に尖っていた。胆嚢からは指4本分離れている。

―――――――――
34）　図中に $o$ は見当たらない。
35）　「外がわでは……線維が $o$ に，」までの文章は余白に書かれている。
36）　手稿には以降の文章を区切るように長い線が引かれている。

〔ウシの〕肝臓の肉は仔ウシの〔肝臓の肉〕より色鮮やかで，対して肺の〔肉〕は色が薄く，かなり白くなっていた．

それから心臓の表面の2つの黒みがかった顕著な静脈〔＝大心臓静脈と中心臓静脈〕が現れた．どちらの静脈も同じ起始から生じている．つまり空静脈〔＝大静脈〕の目立った枝〔＝冠状静脈洞〕が起始であり，それは心臓の中央の壁〔＝心室中隔〕を越えて空静脈〔＝右心房〕の起始から左心耳へと至り，そこではじめに，間に置かれた弁によって2つに分けられ，下方の枝がさらに2つに分かれ，その一方〔＝中心臓静脈〕がまっすぐに下行して左心室中央を超えて心臓の先端〔＝心尖〕へ運ばれ，もう一方〔＝大心臓静脈〕は左心耳の下方を斜めに這い，それからその〔心耳の〕端に至り，〔左右〕両方の心室の分かれ目で心臓の尖端〔＝心尖〕に向かって前へ曲がっていた．もう一方の枝[37]がそうした静脈の中で最大で，左心耳の上方を這って，上方へ上行し，その近くで神経〔＝迷走神経〕が心臓に向かって下り，その神経〔＝迷走神経〕は，私が出くわした他のどの神経とも同じように，心膜に消えていくのが見られた．さらに，私は弁が上行する空静脈〔＝前大静脈〕の幹から出る奇静脈と腋窩の静脈の口を閉じており，そこで逆流しないためというよりは，むしろそれらの弁を通って血液がより容易に心臓へ滑り落ちるようになっているのを観察した．一方動脈にはどのような同様の弁の痕跡も見られなかった．一方心臓の弁は，仔ウシの場合と同じであった．つまり空静脈の弁〔＝右房室弁〕と静脈性動脈〔＝肺静脈〕の弁〔＝左房室弁〕はやや不完全で，〔動脈性〕静脈〔＝肺動脈〕の弁〔＝肺動脈弁〕はもっとも完全だった．大動脈の弁〔＝大動脈弁〕はたしかに完成しているが，動脈性静脈の弁〔＝肺動脈の弁〕ほど明瞭には閉じていなかった．その口は仔ウシに比べて小さいが，大動脈〔の弁〕の方が大きかった．

弁のすぐ上方から出ている大動脈の2本の枝〔＝左右の冠状動脈〕のうち，左の枝〔＝左冠状動脈〕が両方の心室の間で心臓の前面の末端へ静脈とともに曲がっていた．右の枝〔＝右冠状動脈〕は右心耳の下方を斜めに這って，起始からすぐに小さな4本の枝を心臓へと下ろしながら，少しずつ心臓の中へと消えていった．しかし今私がその一部について述べた左の枝〔＝左冠状動脈〕は，

---

37) 左奇静脈のことと思われる．注14参照．

さらに起始で一つの小さな枝[38]を心臓へと下ろし，ほとんどが左心耳の下方を空静脈〔＝右心房〕の起始へ這っていった[39]。またそこで心臓の末端に向かって曲げられ[40]，心臓の後面で左〔心室〕から右心室が分けられた。

　右心室は左のもの〔＝左心室〕よりかなり短く，仔ウシよりも短さの度合いが大きく，肉は柔らかく，外がわの壁はほぼ3分の1の大きさだった。その内がわに赤々とした血液を見出した。たしかに左では黒っぽかった。動脈性静脈〔＝肺動脈〕は大動脈より少し柔らかいようだった。しかし驚くべきことに，それと大動脈とをつなぐもの〔＝動脈管〕は，動脈性静脈〔＝肺動脈〕のわずかなひだを除けば，まったくその痕跡が見えないほどに消えていた。一方，媒介する管を作るその素材は固い脂肪に変わっているように見えた〔＝動脈管索〕。空静脈〔＝右心房〕から静脈性動脈〔＝左心房〕への通路〔＝卵円孔〕は完全に閉じられていた。しかしまたくぼみのような孔〔＝卵円窩〕が空静脈〔＝右心房〕の側に見分けられた[41]。また多数の皺が中央で横向きに隆起し，静脈性動脈〔＝左心房〕の側ではその上方と下方にくぼみができていた。

　続いて非常に硬い心臓の骨を観察した[42]。心臓を切ると，内部があたかも海綿質の髄によって閉じ込められているかのような骨があった。この〔閉じ込められた〕骨，あるいはむしろこれら2つの骨が，大動脈の基部でその口の半分以上を取り囲んでいた。その骨の一つ〔＝右心骨〕は心臓のより前方で空静脈〔＝右心房〕と大動脈の開口の間に起始を持ち，〔静脈性〕動脈〔＝肺静脈〕にもっとも近いところでは，空静脈〔＝右心房〕は突起のようなものを下方へ伸ばし，さらに大動脈と動脈性静脈の間の間隙の中ほどまで進んでいた。そこでこの骨の1つ〔＝右心骨〕がもう1つの骨〔＝左心骨〕に加わるか，あるいはむしろ軟骨としてさらに大動脈と動脈性静脈の間にある間隙の終わりまで

38）　左冠状動脈から出る円錐傍室間枝のこと。
39）　冠状動脈の廻旋枝のこと。
40）　冠状動脈の廻旋枝から下行する洞下室間枝のこと。
41）　卵円孔は胎児期にのみ見られ，出生後は肺の活動とともに閉鎖する。この痕跡が右心房側に卵円窩として残る。
42）　ウシやウマには大動脈線維輪に接する2個の心骨がある。右側の骨には右半月弁が，左側の骨には左半月弁が付着する。

続いていくのかは分からない。またその間隙において動脈性静脈の方にある弁は完全に軟骨であり，線維は左心室のものよりもずっと硬い。心室間の差異はその点で仔ウシにおけるよりも大きいようだった。

　静脈性動脈〔＝左心房〕の弁〔＝左房室弁〕にははっきりとした違いがない。隅に大きな2つ〔の弁尖〕が見え，さらに別の2つも見られたので，ちょうど4つとも数えることができた。

　さらに心膜が心臓自体に，底だけでなく，後部でも底から尖端へ3本あるいは4本の指の幅で付着していた。それに無数の線維が縫い込まれていて，その線維は中央よりも端の方が，右よりも左の方が固かった。心臓の中央で線維の間に，ローマエンドウマメの形と大きさのある種の腺のような白い突起が突出していて，それがそこで心臓の膜の間に付着していた。心膜はいたるところで泡のような脂肪によって覆われ包まれていた。

――――――――――――――――――――――――――――――43)

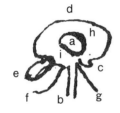

図9

574

　子宮からとりだされた2〜3ヶ月の仔ウシで次のことを観察した[44)]。$b$において弁の口がもっとも狭く閉じ，両側の$f$と$g$に血管があった。角〔＝子宮角〕[45)]$e$と$c$では右の〔子宮角〕$e$がもう一方〔＝左の子宮角〕より長く，左にではなく，そこ〔右〕へ胎児の膜〔＝胎膜〕が伸びていた。胎児の頭が左の方に向かうが，羊膜はそれほど伸びておらず，むしろ中央では$a$のような卵形だった。胎児の背は$h$である。

43) 手稿には以降の文章を区切るように長い線が引かれている。C版ではここに「2ヶ月の仔ウシの胚形成」（C版収録のフランス語には「仔ウシの胚形成」）とタイトルをつけている。AT. XI, 574 注 a 参照。
44) メルセンス宛書簡 1646 年 11 月 2 日（AT. IV, 552-556,『デカルト全書簡集』第七巻，知泉書館，岩佐宣明ほか訳，pp. 185-188）。仔ウシの解剖については本書「解説 I」の注 8 を参照。
45) 人にはない。ウシの子宮は双角子宮と呼ばれ，一対の子宮角が左右に長く伸びる。通常は片方でのみ胎児が育つ。

臍は$i$で$m$の字のように曲がり，そこで皮が角〔=子宮角〕$c$と$e$の間でしわを寄せていた。なぜなら，子宮が$b$に向かってではなく$d$に向かって広がっているからである。また，その口が固く閉じられていた。さらに，胎児は大量の水〔=羊水〕の中に浮かび，その水は胎児とともに閉じ込められていた。足はまっすぐに伸び，まだ内がわへ曲げられたことがないが，胎児が少しずつ成長すると結合と関節が作られるように思われた。一方，膝や他のところの軟骨は，大腿あるいは下腿の骨そのものと同じくらい長かった。足は完全に形成されていた。尾は成獣のものよりも長く，また同様に陰茎も全体に臍まで伸び，そこでくぼみの方にやや曲がり，その神経が起始〔=脊髄〕にまで続いているように見えたが，やがて小さくなり，そこに包皮が生じていた。陰茎には識別できる孔は何もなかった。陰囊も身体に比して大きく，粘りのある液体で充たされていた。精巣はまだ体内にあった。陰囊の上方で，ピンの頭のような非常に目立つ4つの乳頭が見られた。残りの身体は完全にできあがり，耳，口，鼻は成獣のようだった。眼のまぶただけはまだ分かれていなかったが，すでに将来の裂け目の萌芽が現れていて，そこにしっかりと張られた皮膚が少し食い込むのが見られた。

　胎児を包んでいた膜全体は透明だった。胎膜だけが杯状のもの〔=胎盤〕から分かたれていた。その杯状のものを通って臍が胎児まで伸びているのが見えた。それらにはもちろん子宮の乳頭〔=胎盤中隔〕が含まれていた。乳頭〔=胎盤中隔〕はやや白く，杯状のものは赤みによってやや黒かった。もっとも内がわの膜は，汚れのようなものによって，腐敗した水で生じたレンズマメのように内がわに影響を与えていて，その膜と胎児の間にあった臍の外がわの部分も同様であった。このよごれはまるで脂によるもののように白く，そのためたしかに，内部で攪拌した水から集められた不純物のように見えた。

　さらには，ここには他の人々によって記述されたような塊はまったくなかった。つまり，子宮の厚くなった排出物のことで，あまりにも若いため，胎児が排出したものではないことが完全に明らかであるような塊である。胎児が浮かぶ水を作るのが汗であるというのは滑稽だと思われる。〔水は〕非常に豊富であっても，胎児の成長につれて間違いなく減少するからである。子宮の左の角〔=子宮角〕は空っぽで不快な臭いを発していて，まるで子宮の始

まりに小さな回虫がいるかのようだった。

　脳から，鼻への2つの孔と口への1つの孔が非常に明白にはっきりと開いていた。口には，その孔から歯へ，脳から口蓋に吹きつけられる風によって作られているような鋸状(のこぎり)の裂け目があった。大きく開かれた口が〔胎児が〕浮いている水を取り込まないということはありえない。また咽喉への2つの孔があり，すなわち食道と粗い動脈〔=気管〕で，つねに開いているのが見えた。喉頭蓋は見られなかったが，ペンを差すと，ここに〔粗い〕動脈〔=気管〕が開いているにもかかわらず，まっすぐ食道に入って行った。胎児が浮かんでいたものよりも濃く粘りのある液体によって胃が満たされていた。それにより空腸は白く，他はそれほど濃くなかったが黒かった。最後に肛門は，私が間違っていないなら括約するもの〔=括約筋〕がまだ作られておらず，開いたままだった。直腸は白く，空気や澄んだ水の他は何も通らないようだった。

図10

　脳は大きく，3つの部分 a, b, c に分けられ[46]，1つのまとまりとして見ることができないほどだった。脊髄 d は細い。心臓はヘーゼルナッツの実と同じくらいの大きさで，心膜と一緒でも1つの脳室より大きくなかった。心臓は硬く，それどころか非常に硬かった。隔てるものは何も見られなかったが，横隔膜が明瞭に作られていた。肺は非常に赤くて硬くなく，血液の集まりのようだった。肝臓も同様だが，より黒かった。心臓の右の洞〔=右心室〕から空静脈の下行する幹〔=後大静脈〕が，左〔=左心室〕から上行するもの〔=上行大動脈〕が出ていた。腎臓は非常に大きく黒かった。下行する大動脈〔=下行大動脈〕もまた大きく，大動脈から腎臓への大きな枝〔=腎動脈〕がある。尿管は腎臓から尿膜管の下方の部分へ顕著だった。一方膀胱はまったくなく，しかし尿膜管が頭巾あるいは漏斗のように幅広い。臍の動脈は非常に太く，目立っていて，ペンを差し入れたが，それよりも大きな，下行する大動脈〔=下行大動脈〕の枝〔=内腸骨動脈〕に通じていた。〔左右の〕腎臓は同じ高さに位置していなかったが，どちらがより高いかは分からなかった。白い精巣が十分に見られ，身体の内がわに浮いていた。脾臓は鋼のように赤く輝き，

---

[46]　図中の中央が c だと考えられる。

胃に付着していた。

　生まれたその日に私に運ばれてきた仔ウシでは，それまで何も食べていないことが明らかであったが，驚くべきことに，口，咽喉，胃に干し草があり，手ほどの長さであった。たしかに他の腸には緑の糞便があって，肛門と直腸では黄色かった。したがって，仔ウシが生まれる前からそれを食べていたということだけではなく，藁と未消化の食べ物が母親の食道あるいは胃から静脈を通って子宮まで流れ出てきて，そこで仔ウシを包む膜全体によって砕かれて仔ウシに受け取られたことは確かである。なぜなら，なんといっても臍静脈には何も見当たらなかった以上，藁が臍〔帯〕を通って食道まで達することはありえないからである。一方臍の動脈には凝固した血液があった。左の腎臓はどこにも固定されず，体内に浮いていた。子宮（つまりメスだった）は私が間違えていなければ臍の動脈の両側の上部に，両側に屈曲した角〔＝子宮角〕があって，これが角〔＝子宮角〕が曲がっている理由であるように思う。卵巣がそのすぐ近くに付着していた。膀胱と直腸の間に肝臓があった。〔肝臓は〕ほぼ全体が右側にあり，その偏りは少し大きくなった場合よりも甚だしかった。脾臓はそれほど湾曲してなかったが，湾曲し始めていた。

　子宮の角〔＝子宮角〕は上部で臍に向かって折れ曲がり，妊娠中には胎児が角〔＝子宮角〕の下方で腹部の内部を占める。そのため，どれが右側の角〔＝子宮角〕で，どれが左〔の角＝子宮角〕か，切り出した子宮でも容易に分かる。子宮 $af$ は $b$ に至るまでは，まったく孔が開いていなかった。そこで２つの枝に分かれ，$bf$ がどちらの側にも共通の壁で，$fc$ は角〔＝子宮角〕，$d$ は卵巣となる。子宮全体の内がわに白い小さな腺があり，小さなエンドウマメの大きさで，角〔＝子宮角〕の末端まで広がっていた[47]。

　膀胱では尿管の通路がほとんど閉じていたが，ガラスの棒を差し入れると開いた。

---

47)　この記述に対応する図は見当たらない。

# 第三部

### デカルト氏による解剖学摘要

ヒツジの脳で，最初に，よりよく識別されるようにやや広げて下方の形状を観察すると，以下のようであった。$ab$ は脊髄[48]，$c$ は脳の橋と呼ばれる隆起〔=橋〕，$d$[49]が小脳，$e$ が第5対の神経，$f$ が第4対の神経，$g$ から $h$ は狭いくぼみ，その上部に小山のように隆起した $h$〔=乳頭体〕があった。$i$ に向かってくぼみが続き，そこに陰門と呼ばれる孔[50]があり，視覚の神経の合流〔=視神経交叉〕は $l$ へ向かい，陰門[51]の裂け目が終わる。その外がわでは脊髄が終わっている。$k$〔=大脳縦裂〕は脳の大部分を2つの部分に分け，またそれら〔2つの部分〕をつなげる白い隆起である。$m$ は乳様の突起〔=嗅球〕であり，$n$ の点は黒みがかっている。乳様の突起〔=嗅球〕の内がわの脳表面の色がはっきりと見える。$h$〔=乳頭体〕へ向かうくぼみには何の孔も見えなかった。

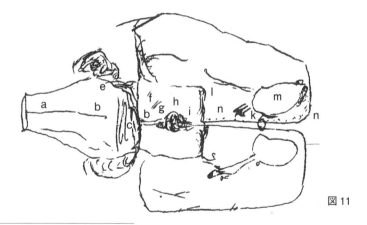

図11

---

48) 図によると $ab$ は延髄である。以降，この第三部に出てくる脊髄（原語は medulla spinalis）は実際には延髄に相当する。
49) 図中に $d$ は見当たらない。
50) 「脳の陰門」という表現はコロンボ（Realdo Colombo, 1516–1559）による。ボアンもこの表現について，『解剖劇場』の中でコロンボに言及している。「脳の陰門」は中脳水道の口を指すが，この記述の観察では中脳水道の口は見えない。記述から下垂体漏斗の断端と考えられる。
51) 脳の「陰門」，「肛門」，「殿部」，「陰茎」などの比喩表現の利用については本書「解説I」を参照。

脳を一晩水に漬けた後で，私は，視覚の神経の実質が非常に柔らかいのに対し，その他の脊髄の外に出てきたすべての神経が非常に硬いことを観察した。また〔脊〕髄自体にはどのような硬い根もなかった。軟膜は以前のものより硬かった。

　裏返した脳の上面で，脳の2つの部分〔=左右の大脳半球〕と小脳の間に圧搾機〔=静脈洞交会〕[52]がラムダ状をなし，そして目立った血管が中央から鉢〔=第三脳室後上部〕に向かって送られ，その一部が脳弓の上部へ向きを変えたのを観察した。脳弓は脊髄の第3のひだの上部で起きていた。小脳の線維は中央では横向きだが，ほとんどは脳の側面へ伸びていた。小脳の髄は，全体が〔脊〕髄からなる橋〔=脳橋〕とともに，脊髄全体をとりまく厚い輪のようだった。この輪は，上部を除けば，引き離されないように至るところで橋に付着しているが，上部では脊髄がくりぬかれ，そのくぼみを埋めるように虫様の突起〔=小脳虫部〕が下方で曲がっている。このくぼみが小脳の脳室〔=第四脳室〕である。このくぼみに，4番目のひだ[53]の下の孔〔=第四脳室正中口〕，あるいは脊髄のすべてのものの中でもっとも小さい隆起が，このくぼみに続いている。この2つは他のもののように裂け目によって分けられておらず，脊髄の両側の索がひとつながりになった真っ直ぐな線〔=後正中溝〕によって分けられている。$a$は肛門〔=第四脳室正中口〕，$bb$はこの〔脊髄の〕索，ここで$b$は脊髄の内がわの4番目のひだ，そしてこの4番目のひだは脳と小脳の内がわでまっすぐに生じている。そのため，2番目の部分を分ける〔正中の〕裂け目もない。いかなる排出物もそこを越えていくはずがないからである。しかし，3番目のひだはまさに殿部〔=下丘〕にたとえることができ，中央の裂け目を持っている。すなわち，それは脳の後方で下方にあり，非常に多くの排出物が鉢〔=第三脳室後上部〕に下っていくこ

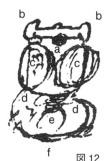

図12

---

52) 『動物の発生についての最初の思索』[11]，AT. XI, 511では「ヘロフィルスの圧搾機」とされている。どちらも静脈洞交会を指すが，ラムダという表現はデカルト独自のものである。『動物の発生についての最初の思索』注25および「解説V」を参照。
53) 第四脳室髄条を指すと考えられる。

とができる。またこの 3 番目のひだには，白い板の上面にあるやや赤い 2 つの突起〔=下丘〕が見られる。その一方に bb，もう一方に dd がある。cc は 2 つの突起〔=下丘〕，e は陰茎〔=松果腺〕で突起によって脳室から排出物が鉢〔=第三脳室後上部〕に下っていく孔をふさいでいる[54]。ここで私が肛門と呼ぶ孔〔=第四脳室正中口〕へ，管がまっすぐ a から鉢 e〔=第三脳室の後上部〕へ続く。e は白い平面 ae の上にある。e の下方，e と f の間で，2 番目のひだの 2 つの部分が互いに結びつけられている。そのため，前方の部分の排出物は f を通って，後方の排出物は e を通って鉢にすべり落ちることができる。

　ヒツジの耳には 3 つの小さな骨〔=耳小骨〕があるが，仔ウシのよりもやや小さい。比較的大きいツチ骨をのぞいて。またどちらのアブミ骨も明らかに同じ形　〔図13〕で，閉ざす膜〔=鼓膜〕の上で，蝸牛と迷路に共通する小窓〔=卵円窓〕によりかかっている。固有の管〔=内耳道〕を通って運ばれる，硬い部分〔=硬膜〕を越える聴覚の神経の 3 本の枝〔=蝸牛神経，前庭神経の上部と下部〕を観察した。顕著な枝〔=蝸牛神経〕がまっすぐに蝸牛の輪の中央へ運ばれていた。ごく小さい 2 番目〔の枝=鼓索神経〕がまっすぐにアブミ骨の下方へ運ばれ，そこで 3 回転する迷路の管〔=骨迷路〕が始まっていた。3 番目の枝〔=前庭神経〕は，管の 1 回転目と 2 回転目の間で迷路に向かって運ばれ，その最初の回転は図のような大きさ〔図14〕と形〔図15〕だった。蝸牛は螺旋状の管〔図16〕で，徐々に狭くなって終わり，むしろ 2 つが連絡した管である。卵円の小窓〔=卵円窓〕からの入口が，その管からの 1 つの始まりに開くだけでなく[55]，その末端からの入口が末端へ，すなわちもう一方の管の狭い端へ開くのが見られた。ついにはこの 2 番目の管の一方の幅の広い末端から，何らかの通路が錐体の骨の外がわへ，脳に向かうように開くと思われた。その通路が，空

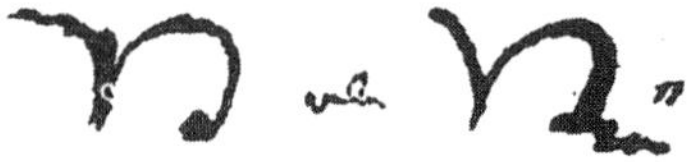

図14

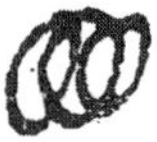

図15 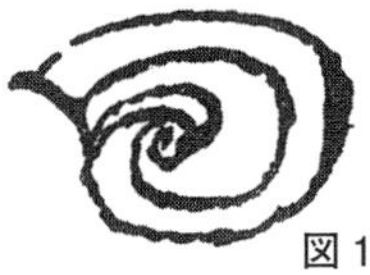　　図16

---

54）　図12 は上が尾側，下が頭側である。
55）　B 版，AT 版にならい，tantum の前に non を補って訳した。

っぽなのか，あるいは神経か他の何かが満たしているのかは分からない。

絨毛の織物〔=脈絡叢〕が脳室に付着していないことを明らかに観察した。しかし絨毯のようなものがそこに引っ掛かっていて，たしかに松果腺の周囲では，そこから蚊帳のようなものが垂れ下がって脳の漏斗〔=下垂体漏斗〕を受ける孔を覆っていた。十分に強ければ鼻汁槽〔=下垂体〕と呼ばれる腺からこの漏斗〔=下垂体漏斗〕を通って上ってくる精気が，そこで松果腺へ達する。もし弱ければはじめに殿部の下にある管を通って第四脳室の方へ逸れて，次いで視覚の神経が出会うところ〔=視神経交叉〕の後ろにある孔の方へ出てきて，そのため脳から滑り落ちる。精気に十分な強さがあるときは過剰な部分が同じ管に続き，さらに脳室から殿部の方へ排出される。もちろん，私は正確に1つの腺がもう一方の〔腺の〕上に置かれていて，漏斗は漏斗が付着している頸動脈とまったく同じ実質であるのを観察した。

すべての静脈（頭を打たれて殺されたために骨がラムダ縫合で互いに離されているような仔ウシだった）[56]，鼻腔，軟膜と脳の間の腔所，絨毛の織物〔=脈絡叢〕は多くの凝縮された血液によって満たされていたが，頸動脈にも，あの漏斗〔=下垂体漏斗〕にも，脳室にも，絨毛の織物〔=脈絡叢〕のあたりの松果腺の周囲を除いて〔血液は〕なかった。視覚の神経の合流〔=視神経交叉〕の後ろに精気が脳室から出てくることができる管が伸びていて，そこでは周囲で血液が混じり合っていた。また管は殿部〔=下丘〕の下に開き，覆いとなる薄い膜が上方へ持ち上がっていた。

───────────────────────────[57]

1637年11月[58]

母胎から取り出された受胎後5〜6週と推測される仔ウシは，頭の先端から肛門まで私の人差し指の長さがあり，完全に形成されていた。子宮の角

---

56) （ ）内の文章は余白に書かれている。
57) 手稿には以降の文章を区切るように長い線が引かれている。AT. XI, 583, 注a参照。
58) 手稿ではこの日付は余白に書かれている。

は前方に向かって曲がっていた。仔ウシの頭は右の角〔=子宮角〕に向かい，背中は母胎〔=子宮〕の底部に向かって，臍帯は孔〔=子宮口〕に向かっていた。臍帯では4つの管[59]を容易に区別できた。そのうちの2つは明らかに赤く，他の2つは黒みがかっていた。そのため2つは静脈で2つは動脈のようだった。残りは透明だった。臍帯の長さは仔ウシ自体の長さの半分を越えていた。どのようなよじれもなかったが，あたかも胎児の頭が臍への血管の始まりであって，そこから右側に向きを変えたかのように，ややねじれ始めていたように見えた。その後，臍帯の腸[60]は胎児から胎児を取り囲む膜に達して2つの顕著な部分に分けられる。そのそれぞれに1本の静脈と1本の動脈があり，それらが多くの枝に分けられる。そしてその1つが〔子宮の〕右に向かい，もう一方が子宮の左側に向かって広がる。

それから十分に太いペン（あるいは大きな針の頭）を孔，すなわちちょうど2つの部分の間に見える孔に差し入れると，胎児の狭い臍帯に向かって出てくる非常に広がった通路（すなわち尿膜管）を見つけた。尿膜管には〔臍帯の〕腸の液体が含まれ，それは膜の中にあったものより粘っこくて粘りつくようだった。

仔ウシの肛門はまだ貫通していないようだったが，孔の場所が点のように現れていた。目においてもまぶたの裂け目の萌芽が〔現れていた〕。しかし肛門の下方には，はじめに陰嚢と考えた突起が現れていた。またピンを差し込んで，小丘が，尾に向かって *abc* のように曲げられていること[61]，その湾曲の中に小さいピンの頭が入れられる小さな裂け目があって，これをメスの陰門と認めた。他で見たオスと同様に，4つの乳房が形成されていた。胎児において陰嚢はつねに何らかの液体で満たされていると思われる。液体が外から臍帯に向かって戻っていくならオスの部分を作る。もし頭に向かうとメス〔の部分〕を，もし両方ならヘルマプロディトス〔両性具有〕を作る。すべての胎児は黒みがかった血液で満たされていた。そのため私は〔胎児が〕作ら

---

59) 1本の臍静脈，2本の臍動脈，尿膜管を指すと考えられる。
60) 卵黄嚢を指すと考えられる。
61) この記述に対応する図は見当たらない。

れる際の血液は，母胎の動脈を通ってくるもっとも純粋な血液で，熱が高いと判断した。

　口の前方は開いていた。しかし後方はまだである。同様に鼻もまだ開いていない。しかしそれらから小丘が隆起しているのが見られた。そのため，内がわに含まれていて外に出ようとする素材によって開くことが明らかだった。上腕と頸と頭は下腿よりやや白く，一方胴体はすべての中でもっとも黒みがかっていた。頭は尾より厚かった。耳はかなり開通しているように見えたが，もちろん出てくる液体によってではない。その孔は，三角形で他の皮膚から離れた耳の先端で覆われていた。

　この仔ウシにおいて直腸は末端まで開通しているように見えた。さらに，〔直腸は〕空腸よりもはるかに厚く，結腸も盲腸もこれほど厚くないのを観察した。一方，胃は膨らんでいて，何か粘りのある液体で満たされていた。肝臓の肉は硬くなく，血液の塊のようだった。脾臓は見つけていないが，非常に小さな似たものを胃の背面に観察した。それを以前は肝臓の一部と考えていた。なぜなら色が異なっていなかったからである。腎臓は，脊柱にしっかりと付着しており，非常に厚くて膀胱に近い。尿管は観察していない。そのため，私は，直腸そして結腸に溜まった糞便によって，上に押しやられると同時に後ろに押しやられていると判断した。膀胱と尿膜管は身体の内がわで，管は1つだった。精巣は白く，十分な大きさだったが，腎臓の20分の1に等しかった。それらは子宮の角〔＝子宮角〕に付着していた。

　心臓は十分に白く，心膜に包まれている。しかし肺の左側は非常に赤いが，右の〔肺の〕上方は白みがかっていて，下方はやや赤みがあったが左側ほどではなく，右より小さかった。またこの2つの部分は明瞭に区別されていて，心臓の上方よりも下方で背側にある。しかし心膜は，もしそこにあったとすれば，かろうじて気づくことができるほどの薄さである。また心臓は鼻とともに口の厚さと同じだった。その右心室の左の上部への屈曲が見られ，左側の底から（そこから大動脈の幹が下方へ曲がる）前を通って右側の先端へ再び戻ると，そこで空静脈が始まった。まさしく正反対だった。下方で空静脈から前面を通り，上方で下行する大動脈〔＝下行大動脈〕の幹へと上っていった。またこの右心室の肉は左〔心室〕の肉よりいちじるしく赤かった。右心室か

ら下行する大動脈〔=下行大動脈〕の幹への通路〔=動脈管〕が明瞭で，かなり開いていた。また上行するもの〔=大動脈〕はほとんど観察することができなかった。粗面動脈〔=気管〕は咽喉の上部から心臓へと非常に長く，どこでも同じ厚さだった。また最上部には盾のような軟骨〔=甲状軟骨〕があり，丸い結節のように非常に厚く，それに対して，以前に扁桃と考えていた非常に赤い小丘〔=甲状腺〕が付着していた。喉の上〔=喉頭蓋〕はすでに十分形成されていて，口に入れられたペンが背側の椎骨と粗面動脈の間に位置する食道を腸まで下っていった。脳の実質は明瞭に白く，やや青白い。しかし2つ〔=左右の大脳半球〕の前方において内がわに凝血した血液があったが脳には少しも混ぜられていない。

　眼の瞳孔は，成獣ではより細長いのだが，丸く十分に大きい。しかし，それが瞳孔なのかあるいはそのように丸く見えた透明な角膜の部分なのかはまだ決めかねている。ブドウ膜を角のような膜〔=角膜〕から見分けることができなかったからである。水晶状の液体が非常に多く，〔瞳孔と見えたところは〕ほとんど円形だった。透明な液体をさらに観察したが，水ではまったくなかった。一方，眼の内がわ全体は非常に透き通っていた。私が瞳孔だと仮定したその丸い孔のまわりの，前方にある外がわの被膜だけが黒かった。黒みは少しずつ薄くなり，後面に向けて透明になっていった。睫毛のような突起〔=毛様体〕はまったくない。他のヒツジの眼球では見られた[62]。

　胎児を覆っている膜〔=羊膜〕は右よりも左の角〔=子宮角〕へさらに長く伸びていた。まさに，よく言われるように，オスは右に，メスは左に入れられているということを調べようとした[63]。

　この仔ウシの下腿と足は以前に見たやや大きいウシほど伸ばされていなか

---

62)　B版にならい原文のavis（鳥）をovis（ヒツジ）に置き換えて訳した。AT. XI, 587 a 参照。

63)　Gaspar Bauhin, *Institutiones anatomicae corpotis virilis et muliebris historiam exbibentes*, 1604, p. 89. この説は古く，アリストテレスの『動物発生論』の中でも，アナクサゴラスやその他の自然学者の説として紹介されている。（『動物発生論』第四巻第一章，763b30–765b）

った[64]。このことから私は，そこから曲がっているところが始まり，それからすべての運動と関節の萌芽が始まる，と考えた。その後，子宮で水が増えると，その水全体が広がり，新たに胎児が大きくなると，水は縮小する。

### 腹部に含まれる諸部分についての解剖学的観察の概略
### 1637

　これらすべてのものを腹膜が包んでいた。腹膜は十分に強い内がわと外がわの二重の膜からなり，それらの間に腎臓と大動脈，空静脈が置かれている。また生殖のための伸び出しがあって，精液の管には，準備のための管〔＝精巣動静脈〕と運び手の管〔＝精管〕が含まれる。腎臓は胎児の体の中に浮いていて，後からでなければ，この膜が作られないことは明らかである。

　臍動脈が腸骨のもの〔＝腸骨動脈〕から臍に，〔臍〕静脈が臍から肝臓へ来て，血液がまず大動脈を通って心臓から腸まで下行し，そこから子宮の胎盤と結びついた臍へ戻っていく。そこで母体の血液に混ざり，臍静脈を通って胎児の肝臓へ戻っていく。

　尿膜管は，ヒトでは動物におけるように貫通しておらず，人間は少ない漿液性の液体を持っていることを示し，排尿しない鳥の性質に似ている。そのため胎児は尿嚢の被膜を欠いている。

　これらの動脈は，膀胱の側面に結びつけられ，そのためにここから生じているように見える。なぜなら胎児の血液が胎盤で母胎の血液に達し，そこである程度湿り気を取り除くからである。同じ理由で腎臓もそこに作られていた。もちろん，腸は作られていないか，あるいはともかくも大きくはなっておらず，腸，腎臓，肝臓が一緒に臍帯へ，またそれ〔＝臍帯〕と一緒に母胎の胎盤に達した。

　大網はつねに胃，脾臓，結腸に付着していて，さらにしばしば横隔膜と肝臓にも付着していた。残りは腸の前で上方にベールのように垂れ下がっていた。〔大網は〕胃や脾臓，十二指腸，そして結腸に血液を運ぶように，血液

---

64） AT. XI, 574 参照。

を受けて支える血管以外の他のものから作られているようには見えない。なぜなら腸はある時は空になりある時は満たされるからであり，血管そのものが腸に付着することはできないのである。また，どんなときも自由であり続けるように，腸の周囲で大網を構成する2番目の膜が，腹膜と同じ方法で作られている。

門脈は腸，胃，腸間膜，脂肪，膵臓，脾臓，胆嚢などからさまざまな根を導き出し，肝臓からはわずかである。さらに，1本の短い血管〔＝短胃静脈〕が胃から脾臓を通って出てくる。しかし私は，それこそがあらゆる場所から根を送り出すと断言する。なぜならそれらには伴行する動脈，すなわち腹腔のもの〔＝腹腔動脈〕，あるいは上下の腸間膜のもの〔＝上腸間膜動脈，下腸間膜動脈〕があって，それらはその末端に血液を運ぶからである。つまり短い動脈の血管〔＝短胃動脈〕が酸っぱい血液を脾臓から胃に，短い静脈の血管〔＝短胃静脈〕が液汁を胃から脾臓に運び，そこで酸っぱくなる。また肝臓のすべての枝が肝臓の中に，特にそのくぼみ〔＝下大静脈〕の方へと伸びていき，すべての血液と根から受け取った液汁をそこへ運ぶ。そのためそこには付随する動脈が何もなかった。

汲尽管〔＝腎動静脈〕は非常に幅広で，大動脈と空静脈〔＝大静脈〕から出てくる。最初，汲尽管〔＝腎動静脈〕はそれら大動脈と空静脈の末端であり，そのためそこで血液があふれ出し，腎臓と膀胱を作り出したが，同時にさらに先へと進む動脈が静脈を乗り越え始め，そこから下腹へ，膀胱の脇を通って臍帯まで進み，2つに分かれていくのが見られる[65]。そのため腎臓の位置と腎臓への血管の位置はいちじるしく多様で，胎児の体においては特に左の腎臓が漂っているように見える。ある人では左の腎臓を膀胱の近くに持っていたにもかかわらず，別の血管が驚くべき方法で配置されていたという，ボアンによる見事な記録がある[66]。これらすべてのことが，動脈は静脈を乗り越えるように，左の汲尽静脈〔＝腎静脈〕の中央を通って超える，つまり〔動脈

---

65) 腹大動脈から分岐した総腸骨動脈からは，膀胱などの骨盤内臓に分布する内腸骨動脈が分岐する。内腸骨動脈からは臍帯へ伸びる臍動脈が分岐する。

66) Gaspar Bauhin, *Institutiones anatomicae corpotis virilis et muliebris historiam exbibentes*, 1604, pp. 50–53.

が〕つねに左側に来るというこの一点から起こるようである。そのためなぜ肝臓が右で脾臓が左にあるのか，などすべての理由を探究すべきだと思う。同様に汲尽静脈〔＝腎静脈〕の下方に作られた腰の静脈または動脈〔＝腰静脈，腰動脈〕はさらに内がわの脊髄へ入っていき，脳に向かって上方に向きを変える枝〔＝上行腰動静脈〕を持つ。そこであらゆる方へ道を探していた動脈が，さらに先へ進もうとすることが示される。一方臍帯は仮肋から鼡径部まで腹部の容量全体を占めた。漿液の逆流を防ぐ汲尽静脈〔＝腎静脈〕の弁についてはボアンが述べている。これは疑わしい。むしろ反対に腎臓へ血液が静脈から流れ込まないように防いでいる。

　また尿管は次のように腎臓から生じている。腎臓に8あるいは9の漏斗〔＝腎杯〕があり，腺のような腎臓の肉にふさがれる。それから，それら〔＝腎杯〕の2つあるいは3つが1つになり，ついに3つが1つの管になる。これが尿管である。それらは第6対〔＝迷走神経〕からの神経を受け，それによって裂かれなければ，分かれることがありえないようにして膀胱に差し込まれる。

　胎児において，脾臓は身体の中央で脊柱に向かって，肝臓は臍に向かって配置され，臍静脈は肝臓の中央に差し込まれているように私には見えた。しかしその後，胃が膨らみ大動脈が腰で〔空〕静脈〔＝後大静脈〕の幹を左から乗り越える間に，肝臓が右側に離れ，脾臓が左側に離れていく。

　脾臓を経て横へ進む動脈と静脈には，胃の底を横切る短い血管と言われるもの〔＝短胃動脈，短胃静脈〕と，他に直腸を越えて内がわの痔を作るもの〔＝上直腸静脈〕とがある。また門脈の幹を通って脾臓の静脈〔＝脾静脈〕から肝臓へ，そして肝臓自体において門脈から空静脈〔＝肝臓と心臓の間の後大静脈〕に，さらに空静脈〔＝肝臓と心臓の間の後大静脈〕から心臓へ，心臓から脳へと非常に明瞭な経路がある。そのため夜に，手や床に押されて脾臓が左側に圧迫されると重い不眠が生じる。脾臓から押し出された悪しき蒸気がただちに脳にのぼるからである。

　胎児では黄胆汁が肝臓の中央の最下部を占めているように見える。つまり血液の苦い部分がそこで自然と生じる。しかしその後肝臓が持ち上がって右側に曲がり，黄胆汁の容器は2つ，すなわち肝臓の左側で受ける胆汁の管

〔=総肝管〕と，右側で〔胆汁を〕受ける胆汁の袋〔=胆嚢と胆嚢管〕へと分かれる。そのため胆汁の管〔=総胆管〕は大きいのである。

　肝臓において観察すべきは，（書物にあるとおり）門脈の末端が空静脈〔=大静脈〕の中央の根に続き，それに対し，空静脈〔=大静脈〕の中央の根は門〔脈〕の根に続いていることである。さらに肝臓全体から空静脈〔=大静脈〕が現れて伸びる。すなわちその上行する方〔=肝臓より上方の後大静脈と前大静脈〕が最上部から出てくるだけでなく，後ろへ向かう下行する方〔=肝臓より下の後大静脈〕が後方の部分に沿って下り，下行する大動脈〔=下行大動脈〕に伴行していく。

　胃においては内がわにまっすぐな線維〔=縦走筋〕があるのを観察した。それは口から食道を通ってそこへ達する。反対に腸には横方向の線維〔=輪走筋〕がある。また胃には多くの神経〔=迷走神経〕があり，2つは反回する。また肝臓を欠き，腸全体が非常に肉質であるものの記録を書き留めた。子供では多くの排出物が脳から胃に落ちる。これらから推測されるのは，口から肛門へと管全体が脳に由来する排出物から生じたものを持ち，口の開口部自体がそこへ逆流した同じ排出物から生じたものを持つということである。その排出物が肝臓の下方にあふれ出るのは，汲尽静脈〔=腎静脈〕に血液があふれる時，そこに胃の容量分の間隙があるためである。しかし，そのためその排出物が口から喉に滑り落ちることから，粗面動脈〔=気管〕から出ようとする空気の通路を閉じ，喉の横を通ってその空気自体が上方にのぼるので，鼻が一対であるように作られた。


## 第四部[67]

　植物と動物の形成は，熱の力によって円形に回転する物質の粒子から生じる点で，一致している。しかし，植物が発生する物質の粒子はただ円形にの

---

67) C版ではAT. XI, 601-607 の「同質部分，分泌，病気」を除く第四部と第五部が第1巻の生理学の項に収録されている。本書「解説I」を参照。

み回転するのに対して，動物が発生する物質粒子は球状に，すべての粒子が回転するという点で違いがある。というのは，たとえば，もし物質の粒子が $a$ から $b$ そして $a$ へと回転し，それによって他の粒子が $cf$ から $dec$, $ghf$ へ行くと，その物質の粒子は $cf$ に植物の根を，$dg$ に枝と葉を，$ab$ に幹を作る。だがもし物質の部分 $ii$ が球状に回転すると，丸い被膜が出来て，胎児全体を包み，ついでこの胎児は，植物のように，大地にくっついていることができないので，以下のようにして形成される。第一に，この球状の被膜に包まれた物質 $dm$ が，そこで円環状に回転して，$l^{68)}$ から $k$ へ移動し，次いですべての部分が，$kpl$ や $kql$

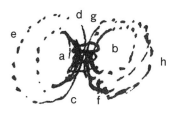

図 17

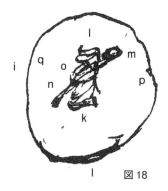

図 18

のように，円形に回転し，管 $lk$ を作り，食道を出現させる。さらに，物質中のより微細な粒子は管 $lk$ をいつもそれほど容易に通過できるわけではないので $m$ の方へ遠ざかり，そこで脳を出現させる。他方，より粗大な粒子は，より激しく動かされるので，$n$ の方へ遠ざかり，そこで肝臓と脾臓を作る。第二に，脳からあふれ出る精気が粗面動脈〔＝気管〕を作り，それに続いて動脈性静脈〔＝肺動脈〕を作る。他方，肝臓からあふれ出る精気は腔を作り，空静脈〔＝大静脈〕と動脈性静脈〔＝肺動脈〕の結合によって動物の身体の中央の $o$ のあたりに心臓が発生する。こうして，すべての動物にある三つの胴体〔＝頭蓋腔，胸腔，腹腔〕と，その他の四肢すべての形態が容易に演繹できることになる[69]。

---

68) 図中には上下 2 箇所に $l$ の記号が読みとれる。
69) 以上，「植物と動物の形成は（In eo）」から，「演繹できることになる（deduci）」までの 2 つのパラグラフは手稿には見られるが，AT 版では始めと終わりの単語のみ記され，省略されている。パラグラフの全文は『動物の発生についての最初の思索』[76] にも収録されている。AT. XI, 534–535, B. 976–978.

喜びと悲しみはいかなる外部の事柄からでもなく，ただ心臓の感覚からのみ作られうる。反対に愛は外部の良いことに関する事柄によって，そして憎しみは，その時のあるいは過ぎ去った悪いことに関する事柄によってである。そして振りかかる悪に関する事柄によって恐怖が，手に入りそうな良いことに関する事柄によって欲求が，そして他者から不公平をなされることによって怒りが作られる，などである[70]。

　われわれは健康であるときには，食事をするとすぐに寒けを感じる。というのは，その時，食べ物の汁がまっすぐに静脈を通して入り込み，その血液の塊全体を冷やすからである。その際，その血液の塊は，占めている場所がより小さいので，心臓の方に集まり，四肢の末端から離れ，そのため四肢はいっそう冷たくなる。同様のことが熱がある際にも起こる。というのは，熱の原因となる体液は血液に混じり合い，心臓へと入り，心臓の火を冷ますからである。しかし，その後，火を大きくし，かくて四肢全体を熱くする。ちょうど水を炭にかけるといったんは火が消えるものの，ただちに再度発火して炭がもっと熱くなるようなものである。しかしわれわれはつねに食事するとすぐに寒けを感じるわけではない。というのは，食物の汁はつねにそれほど速やかに静脈に入り込むわけではないし，つねに血液を冷やすわけではないからである。そのうえ，汁によっては，酢のように，汗を特に額にかかせるものもある。というのも，そうした汁は心臓に入り込むと，そこで激しく発火させられ，ただちに頭の方へ上っていくからである。こうして，食事をすると，額に汗をかくと同時に手足の末端に寒けを感じることが起こりうるのである[71]。

　血液には，粒子の主な種類として4つある。酒精のように微細でなめらかな粒子，オリーブオイルのように微細で枝分かれした粒子，水や塩のように

---

70) 『情念論』第二部56-58節参照。
71) このパラグラフは『動物の発生についての最初の思索』[77] にも収録されている。
　　AT. XI, 535–536, B. 978.

粗大でなめらかな粒子，それに，土や灰のように粗大で枝分かれした粒子である。微細でなめらかな粒子は，感知できないほどの蒸発もしないので，血管の末端で保持され，腐敗することによって，「一時的な熱」を作る。粗大でなめらかな粒子は，胃と腸で腐敗することによって，「毎日熱」を作る。微細で枝分かれした粒子は，胆嚢で腐敗することによって，「三日熱」を作る。粗大で枝分かれした部分は，脾臓で腐敗することによって，「四日熱」を作る。ところで，体液の腐敗はあまり離れていない粒子と粒子の結合と反発であり，この腐敗は心臓の火によって消滅させられるが，そうして体液が静脈に達すると，熱の増大が起こり，徐々に腐敗は消滅させられる。ところで，胆嚢は胆汁を胃と腸，次いで静脈に1日おきに注ぐ。これに対して，脾臓は2日おきに注ぐ[72]。

## 成長と栄養付与

1637年11月[73]

　成長には二種類ある。1つは，無生物で栄養を付与されていないものの成長で，部分の単純な付加によるものであって，部分にはどのような変化もないか，あるいは少なくとも大きな変化はない。鉱山での金属や巣箱の蜂蜜などのように部分のいかなる変化もなしに，あるいは石や似たものが大きな部分の変化もなしに大きくなるように。また樹木あるいはその他の物体の石への変化は，石の部分が樹木の孔に入り込み，元からあったものを自身に同化させるか，追い出すか，一部は同化させて一部は押し出すという増大の仕方によって起こる。

　もう1つの成長は，生きていて，あるいは養分を受けているものの成長で，つねに部分の何らかの変化とともに起こる。すなわち，さまざまな形をもつさまざまな部分（粒子）が互いにぶつかり合いながら混ざり，そのように互

---

72) このパラグラフは『動物の発生についての最初の思索』[78]にも収録されている。AT. XI, 536-537, B. 978-980.
73) 手稿ではタイトルと年月日「成長と栄養 1637年11月」に下線が引かれ，改行や行間はなく連続して記述が始まる。

いに混ざり続けて，ついには何らかの定まった形を得ることになるのである。そして時には，より液状である部分が消失し，あまり液状でない部分が残る。部分が別の部分に押し入ると，硬い物体が作られ，それによりさまざまな水路が一緒に混ぜ合わされたすべての部分で満たされて，あらゆるところに伸び出す。またその水路に含まれる粗大な部分も周囲のものに代わって少しずつやってきて，希薄な部分に押し出され，そのようにして栄養付与が生じる。あるいはその水路が2つあるいはさらに多くに分かれ，そのようにして成長が生じる。たしかに，こうして大きくなる物体はこのような無数の水路でいっぱいである。そして年を経たものでは，取り囲むその水路が，1つから2つになるようには，十分に広がることができないほどに硬い粒子がぎっしりとあり，成長が止まり，栄養付与だけが続く。もし，さらに時間が経ち，これらの粗大な部分が達する別の場所に押し進むことができないほどに凝縮するなら，栄養付与と生命さえも止まる。

　さらにこの成長あるいは栄養付与には，不完全なものと完全なものとがある。不完全なのは，その水路を満たしている物質が他所からやってきて，そのように混ぜ合わされて形作られるために，混ぜられて分配されるような場合である。〔物質が〕別の場所からやってきてやがて混合されるかあるいはすぐ近くに配置される。そして毛，爪，角，こぶ，隆起といった動物や植物のすべての部分はそのようにして養分を受ける。胚種を欠いた植物や，おそらくカキのように〔自身に〕似たものを生み出さないもっとも不完全な動物も同様である。

　完全な栄養付与あるいは成長は，同時に胚種の発生あるいは生成を含み，その際，水路を満たしている物質が，〔水路に〕達する（実のところ，ほとんど起こりえないことだが，完全に別なものではなく，それほど頑強でも異なる性質でもないような）別の物質をすっかり同化することができるようになっている。このようにして，たとえば，3種の粒子，すなわち非常に小さな角柱，やや大きな円錐，これら2つを一緒に結びつけるようにちょうどよく凹んだ別のもの，の3種だけからできているなら，これらから混ぜ合わされたあらゆる物質は，再びその角柱，円錐，そしてこれらを一緒に結びつける凹んだ部分になる。つねにあるいはほとんどつねに起こるように，同じ物

質から同時にさまざまな別の種類の部分が生じることは実際には矛盾しない。しかし，この３つだけが生じて胚種を作る。また別のもの〔=物質〕がさまざまに結びついたものや，それ自身を省いた他の新たなものが結びついたものは，植物においては幹，樹皮，根，葉，花，実などを，同様に動物においては肉，骨，脳，膜，血液などを作る。

　たしかにまた，胚種の部分がただちにそれに似たものを作るようなことは起こりえず，あるものに続いてまた別のものと，ついには，これらが胚種のそれ〔=部分〕にまったくよく似た別のものを作りだす。このことは植物よりも動物で起こりやすいようである。そして，これらのことから，なぜ動物と植物の大部分が残りの体とは異なる胚種を排出するのか，同様に，なぜあるものは子を産まず，胚種によるのとは別の方法で殖えるのかが容易に理解される。


　人間の身体を構成している粒子の主要な種類は７つである。すなわち辛い，苦い，甘い，酸っぱい，塩辛い，水っぽい，脂っぽい粒子である。辛い粒子には，感じ取れない発汗を通じて出て行くすべての精気，および，黄色い胆汁から生じるとされる膿や類似のものを構成する微細な体液が含まれる。苦い粒子は，まず胆嚢へ落下し，そこからほぼすべての腸へ落下する。甘い粒子は肉を作る。酸っぱい粒子は他の粒子の運び手であり，塩辛い粒子も同様である。塩辛い粒子は突き刺すように，酸っぱい粒子は断ち切るように，すべての孔を開ける。また，塩辛い粒子は酸っぱい粒子と混じり合うことによって，蜂の巣のように凸凹にする。漿液は，脂肪っぽい粒子としっかりと混ぜられ，冷たく流動性の体液と粘りのある粘液を作る。脂っぽい粒子は，辛い粒子とつなぎ合わされると，黒胆汁質の体液を作り，それらの体液の管を越える漿液を酸っぱい粒子に変える。

12月　37[74)]

---

74)　AT版は37を1637年と読むべきだとしている。手稿では日付が左の余白に書かれ，改行のみで記述が連続している。

動物が生じるのは，最初にオスとメスの胚種が混ざり合い，熱によって希薄になって，一方では粗面動脈〔＝気管〕と肺の物質を，他方では肝臓の物質をより分け，次にこれら肺と肝臓の2つの物質が結合して心臓に火がつけられることによるということは，私には何の疑いもないように思われる。空気的な部分（それによって肺が作られる），そして土的と水的な部分（それによって肝臓が作られる）が空静脈〔＝大静脈〕の幹を2つに分けている。それら〔＝幹〕の一方は脊柱に向かって心耳を作り，もう一方〔の幹〕は右の前方の心室〔＝右心室〕を作り，いうまでもなく，上方では下行する大動脈〔＝下行大動脈〕の幹へと向きを変える。また，心臓の熱は，気息が肺から粗面動脈〔＝気管〕へ排出され，その気息が最後には口に達し，さらにそこには別の気息が脳から鼻と耳へ達するようにする。ところで，脳からの主要な排出物は，粘液のような体液であり，精気が心臓から頸動脈を通って上行し，脳室で累積したものである。その体液は口蓋と食道を通って滑り落ちて胃へとあふれ，同様にそこからさらに腸間膜へと〔あふれ出した〕。腹腔からの動脈〔＝腹腔動脈〕は，どれほど粗いものを含んでいたとしても追い出し，そうして腸が作られた。そこには，動脈からの非常に広い通路があり，一方腸から静脈へ至る通路は非常に狭い。また，脾臓は動脈から腸にあふれ出た血液によって作られる。たしかに脾臓は粗い血液が清められると小さくなるのが見られる。また鍛冶屋の水は脾臓を小さくする。というのも鉄の諸部分の振動はその水に静められ，いくらか乾燥させて固くするので，その鉄の諸部分は後に脾臓に溜められた血液の枝の多い部分をより適切に刈り込むからである。さらに，脾臓の通路は運ばれるはずのそれらに比して広すぎるから，酸っぱい水がそれらを刈り込むのではないのかもしれない。

## 同質部分，分泌，病気

1631[75]

　人間は，動物精気からだけでなく，われわれの動物精気と同質の空気，水と同質の体液，そして土に比される固体の部分から成る。

　体液と混合した動物精気から，火に比較されうる生命精気が生じる。液体の土的な部分と不完全に混合した体液からはより不完全な血液が生じる。一方，混合がより不完全で，より抵抗する部分と混合した体液は黄色い胆汁である。たしかに〔混合が〕より完全ではあるが，体液のうちの非常に微細な部分が消失すると，酸っぱい黒胆汁となる。〔混合は〕十分に完全だが，体液が過剰なものは尿である。また，〔混合が〕十分に完全だが，末端が薄さと硬さを欠いているものは，粘っこい粘液と鼻汁である。最後に，完璧な混合は，固体部分の多少に応じて肉，神経，骨を作る。

　爪と毛髪は骨と同じ物質であるが，それほど硬くない。というのは，流体の部分がそれほど早く放たれていかないからである。一方，歯は間違いなく角と同じ物質であるが，口に覆われているのでそれだけ多くの体液をもち，よりゆっくりと固くなっていくから，他の骨のように硬い。

　排出された精気は耳を通じて放たれていく。そのため，もちろん精気が耳垢によって出て行くのを妨げられ，耳垢に打ち付けられれば音を発し，かすかな音や耳鳴りが起こるのである。さらに精気は目を通っても放たれていく。これは，月経中の，その眼から蒸気を流出すると言われる人々に見られるように。なぜなら，月経〔血〕を発するときには女性の身体全体が体液で膨れていて，より濃い体液は陰門を通じて，より微細な体液はさらに高いところ，つまり眼を通じて除去されるからである。

---

75) 手稿では左の余白に書かれた1631の文字の下に，以下の語が列挙されている。動物精気 Spiritus animalis，生命精気 Spiritus vitalis，甘い血液 Sanguis dulcis，苦い黄胆汁 Flava bilis amara，酸っぱい黒胆汁 Atra bilis acida，塩辛い尿 Urina salsa，味のない粘液 Pituita insipida。これらに続いて次の語も見られる。肉 Caro，皮 Cutis，膜 Membrane，神経 Nervi，骨 Ossa。

身体におけるすべての震えと冷えは，流体部分が，一種の炉へと集まる場合に生じる。その際，この炉は熱が最高度に達する。食事の後には温かい部分が胃に集まるので，〔身体の〕末端が冷えるのである。それらの部分が何らかの炉を持っていることが，冷えから始まって発熱した四肢で明らかにされるだろう。その炉では，不完全な液体が最初に燃やされ，この炉は，私が思うに心臓にあるが，あるいは別の場所にあるかもしれない。ところで，この不完全な体液が最初に血液に混ざる。もしその血液が心臓に流入すると熱を生じさせる。このために熱の増大が生じるようになる[76]。

　人間では三つの炉に火がともされている。第一の炉は心臓にあり，火は空気と血液による。第二は脳にあり，火は同じく空気と血液によるが，はるかに弱い。第三は胃にあり，火は食べ物と胃そのものによる。心臓には乾燥した隙間のないものを燃やしたときのような火があり，脳には酒精を燃やしたときのような火がある。胃には生木を燃やしたときのような火がある。胃では，食べ物が，なにもしなくとも，湿った干し草のように，自然に腐り，熱くなることがある，云々[77]。

　さらに肝臓では，胃との接続によって，元からそこにあった血液と乳糜の混合で熱が生ずる。肝臓は，そこで作られている血液が多量であると熱いと言われる。一方肝臓は，乳糜を，すなわち食べ物に含まれる非常に熱い部分を肝臓自体へすばやく引き寄せる。そのため残りの部分はそれだけ砕かれにくくなる。そのために胃は冷たいのだと見なされている。

　さらに身体全体では自然のものではない別の火が燃やされることもある。つまり化膿，炎症，膿瘍，胸の炎症といったものであり，以下のようになっている。たとえば静脈と動脈の吻合が生じると，化膿が起こる。すなわち，より熱く，より激しい血液が静脈の皮膜に行き渡る場合である。あるいは，より激しい同じ血液が，静脈の皮膜を通して入り込むことができず，広まっ

---

76) B 版と Berlin-Brandenburgische Akademie 版では nosci だが，C 版と AT 版の提案にならって nasci と読む。

77) このパラグラフは『動物の発生についての最初の思索』[83]（AT. XI, 538）にも収録されている。なお，AT 版では最初の語と最後の語のみが示されて，残りは省略されている。

た精気とともに末端に入り込むと，炎症を起こす。あるいは自然のものではない物質がどこかに集まり，それ自体で腐敗すると，単純な膿瘍となる。あるいは，その腐敗が位置の近いことから静脈と動脈に伝わると，胸の炎症となる。創傷においても火が燃やされている。そこで静脈と動脈の線維がばらばらにされ，血液の澱が腐敗されるからである。

　痙攣は，神経の内部に，純粋な動物精気ではなく気息が含まれている時に起こる。もし神経が傷つけられたり，粘っこい蒸気がたまたま神経に入り込んだりすると，そこに気息が生じる。またその気息が神経を揺り動かす。それは，気息がいわば精気の諸部分を結びつけて，多くの部分が協調することで神経の力に打ち勝ち，一定の運動のために自身を配置し，決定するようにしているからである。こうした場合以外では，神経の個々の粒子が精気の個々の粒子よりも強力であるために，神経によって他の部分が配置されて定められるからである。

　気息は熱だけ，あるいは冷だけによって作られるわけではなく，熱に続いて現れる冷によってのみ作られる。なぜなら熱は精気を希薄にするが，そうだからといって気息を作りはしないからである。というのも，〔熱は〕精気が希薄になる際に，同時に精気に対して通路を開き，その通路を通って〔精気が〕滑り落ちるからである。そして熱が取り除かれないならば，身体の中のそれらの通路は，希薄にされた精気の量に比例してつねに対応する。もし，それらの通路を塞いでいる冷が現れたとしても，希薄になり始めた精気は，すでに始まっているから，また他の諸部分からの熱の助けによって，そのまま進んでいく。

　同じことは，火にかけた孔のある鉄器の上に置いた栗〔の例〕からも明らかである。というのも，もし動かされなければ，火は中に閉じ込められた精気を弱めるが，火にもっとも近い栗の外皮も弱めるので，精気は外皮を通り，滲みだす液の中に出ていくからである。もし動かされたならば，そのときは火にもっとも近い外皮の他の部分が冷えた空気によって晒され，それゆえその通路が狭められる。しかし，それでもやはり内部の精気は，希薄になり始めた場合や，あるいは火が他の部分から精気を押しやる場合に，弱められる。しかし，精気がまだ十分に希薄でない場合や，あるいは通路そのものが

他の部分へ向いていた場合には、〔精気が〕火に相対する方の外皮を通って出て行くことはできない。そしてこのようにして栗が勢いよく粉々になる。

にもかかわらず、ある種の食べ物は、自然の熱によって容易に粗い精気へとばらばらにされるため、気息が豊富である。しかし同じ熱によって通路がそれほど容易に開かれ、腸から出て行けるわけではない。

静脈切開のためには上腕を結紮し、血液がより多く上腕に残るようにする。結紮をするのは、〔心臓の〕拡張期に血液が勢いよく身体の末端へ押し出され、その勢いによって、血液が上腕に達するのを妨げられないようにするためである。反対に、収縮期には身体の末端から逆流する血液は勢いを失っているので〔結紮した〕ひもは〔血液の〕逆流を妨げることができる。

もし結腸の病気から麻痺になると、運動だけが消え去り、感覚は消え去らない。つまり、神経の髄ではなく、膜だけが冒されているからである。

傷つけられた……（神経の）髄は、時折、上腕の運動を損なわずに大腿の運動を損ねる。これは傷ついた髄〕から大腿へと進む神経が、上腕の神経と異なるだけではなく、さらにその場所で細くなっているためであり、驚くにはあたらない。

鼻と口蓋から流れ出る粘液は、鼻と口蓋そのものにおいて生じるのであり、脳においてではない。なぜなら、鼻と口蓋から生じる物質は、それが脳にある間は、粘液ではなく、精気以外の何ものでもないからである。あたかも暖炉に付いたすすが、火から生じたときには粉塵ではなく蒸気であるように。

子宮において胎児は母親の四肢全体から流れてくる血液によって養われる。この血液には母親の想像の中にある形相や観念が染みこんでいることがありえるので、胎児の体に徴が現れることがある。

寝ている時には、起きている時よりも、多くの精気が鼻と口蓋から出て行き、そのため身体が静止する。眠りの後で伸びをするのは、寝ている時に空になった筋肉を精気で満たすためである。

サフランは喘息に効果がある。1スクループル[78]の量を2分の1の苔の粉と良質のワインとともに与える。

---

[78] 重さの単位、24分の1オンス＝約1.18g。

豆は清浄にするものであり，またそれらを食べることによってある者は浄化され，咳から解放される。

　肺疾は甘いブドウ酒を飲む際に，軽く茹で，硫黄の粉末をふりかけた2個の卵黄と，甘いブドウ酒少量とともに大粒のマメの量のブドウ酒を使って治療される。食事の1時間前が最適である。

　ミトリダテス王の毒と疫病への解毒剤。乾燥したナッツを2つ，イチジクを2つ，すりつぶした同量のヘンルーダ[79]の葉を入れ，塩の粒を加え，朝の空腹時ならいつでも取る。

　もし不快なちくちく感が足の裏や手の平にあるなら，発疹が現れている間中，温かな水につけ続ける。

　眠りによってただちに脈が増える。休養の間に筋肉のいずれかの静脈と肉で滞っていた血液が，身体全体が運動し，精気が突然筋肉に流入するとただちに心臓へ向かって流れるからである。その際時折，欠伸（あくび）と伸びが同時に起こる。

　くしゃみは脳室の浄化であり，鼻腔を通じて行われる。欠伸は2つの髄膜の間にある蒸気の浄化であり，口蓋〔＝口腔〕を通じて行われる。そこでは，蒸気が運動の不足によって脳の実質に集められるか，あるいはいつものように2つの髄膜の間の腔を満たして存在していたのに，脳がふくらんで突然縮められ，集められる。そのため眠りから覚めたときに，もし閉じた口に匂いが残されていたり，また耳に置かれているなら，精気が胸から鼻を通って出ていくのを嗅ぎつける。

　ある女性は7日ごとの出血を患っている。『Hist. univ. f. 804.[80]』

---

[79] ミカン科の植物。プリニウスによって主用な薬用植物として紹介されており，効能は広い。特に解毒剤として知られ，「葉を砕いてブドウ酒に入れて服用すれば，とくにトリカブトやヤドリギに対しては効き，同様に飲み物が食べ物に入れれば，菌類に対して効く」とされている。テオフラストスの『植物誌』やディオスコリデスの『薬物誌』，ヒポクラテスの『婦人病　第一巻』にも登場する。『プリニウス博物誌　植物薬剤篇』大槻真一郎訳，八坂書房，1994年，I, 132, p. 36.

[80] AT版およびB版では『Hist. univ. f. 804.』としているが，Berlin-Brandenburgische Akademie版では『Hist. mir. f. 804.』となっている。アニー・ビトボル－エスペリエ

壊血病では，ある者は4日か5日ごと，ある者は3日，またある者は2日ごとに，明らかな熱なしに，あるいはごく軽い熱とともに運動の悪化が観察される。

1648年2月[81]

胎児の四肢[82]は精液のみによって作られ始め，しかる後に血液が臍帯を通して流れ込むことは確かである。そうでなければ，すべての固体部分は，心臓が右側よりも左側に大きく傾いているのだから，歪んでしまったはずである。

動脈は運動法則に従っていればどこへでも進むのであって，静脈の位置に合わせて進むわけではない。これに対して，静脈は動脈によって許容されるところだけを進む。こうして，動脈は皮膚では静脈の下にあることになる。というのは，動脈が当初受ける抵抗は，内部の粒子による方が外がわの粒子によるよりも少ないからである。

右側の脂肪静脈〔＝副腎静脈〕が腎静脈から出，左側の脂肪静脈〔＝副腎静脈〕が空静脈〔＝大静脈〕本幹から出るのは，肝臓が左側に傾いているためである。母親によって注意深く考えられたことは胎児のうちに刻印されるという〔私の〕判断を理解するためには，次のように想定すべきである。すなわち，胎児は子宮内で頭を母親の頭に，背中を背中に，右の脇腹を右の脇腹に向けるように位置しており，血液は母親の頭から子宮の周り全体に均等に行き渡り，次いであたかも中心に集まるように臍帯に集まり，そこから同じ理由によって今度は胎児の全体に広がるのである。

---

ス女史によれば，ヨハンネス・シェンク（Johannes Schenck, 1530-98）の書物を指す。Annie Bitbol-Hespériès, «Une source des textes biomédicaux latins de Descartes, AT XI: les Observationes de Johannes Schenck», in Liminaire III du Bulletin cartésien XLVI, *Archives de Philosophie*, 80, 2017, 152-161 参照。

81) 手稿では左の余白に日付が書かれ，記述が新しく始められている。
82) 以降，「胎児の全体に広がるのである。」までは，『動物の発生についての最初の思索』[79]〜[82]（AT. XI, 537-538）にも収録されている。これらの文章は手稿には見られるが，AT 版では省略されている。

口腔と鼻腔が初めから体液で満たされていることは確かである。その体液によって，口と鼻に孔があけられるまで皮膚が引き伸ばされる。というのは，5日目あるいは6日目のヒナでは，くちばしのところが非常に厚く盛り上がり，さらに7日目あるいは8日目のヒナでは，くちばしのように明らかに尖っていて，つまりその空所を満たす，落ちてきた体液によって孔が空けられたのを見たからである。

　生まれたばかりの仔ウシでは，明らかに，食道が粗面動脈〔＝気管〕の左側で脊柱に向かって付着し，下行する大動脈〔＝下行大動脈〕の幹はさらに左の方へ進むが，身体の中央から離れていくようには見えない。しかし食道は心臓のすぐ近くを，下行する大動脈の幹と空静脈〔＝大静脈〕の間を左に向かって越えて行く。そうして空静脈〔＝大静脈〕が胸の方で右側に留まる。ここから，右心室からの動脈〔＝肺動脈〕[83]が下方へ下りていったことが明らかであり，その動脈〔＝肺動脈〕は，両側の間で空気が集まっていることから，ただちに2つの枝に分かれ，それにより2つの動脈の間で枝が粗面動脈を形成し始める。2つの動脈のうち脊柱に向かう1本が肺へと消え，これが動脈性静脈〔＝肺動脈〕と呼ばれる。また胸郭を上行する別の1本〔＝動脈管索〕は，上行して下方に向きを変える大動脈の幹からの血液に合流する。そうして下方に向かって戻るので，下行する大動脈〔＝下行大動脈〕の幹と呼ばれるのである。そのため，たしかにこの下行する大動脈は粗面動脈の右側というよりも左側で，胸〔＝腹側〕というよりも脊柱〔＝背側〕で見出されるはずである。

　心臓はまっすぐに上行し身体の中央で脊柱の方にある。空静脈〔＝大静脈〕の肝臓から頭部へ上る幹〔＝前大静脈〕は，右側へそして胸骨に向かって曲がり，そのため上行する大動脈〔＝上行大動脈〕の幹と隣り合ってその右側に並ぶ。右の心耳はほとんど全体が，胸骨の方に，左の〔心耳〕は脊柱〔＝背側〕の方

---

83) このパラグラフでは，肺動脈が「動脈」と呼ばれている。しかしこの時代の解剖学書においては，肺動脈は静脈の一種で「動脈性静脈」と呼ばれるのが通例であり，デカルトの文書のこれ以外の部分でも「静脈」と呼ばれている。デカルトは動脈性静脈という呼び方に疑義を持っていたのかもしれない。

に向かう。また前方では〔左右〕2つの心耳の間に，右心室から出てくる動脈性静脈〔＝肺動脈〕のための間隙がある。後方には空静脈〔右心房〕から静脈性動脈〔＝左心房〕へ流れる血液のための小弁〔＝卵円孔〕以外には何もない。

水中で窒息させた仔ウシでは，〔左右〕両方の心室が凝固した血で一杯に満たされていた。その点は静脈と同じだったが，動脈はそうではなかった。また右心室にあった血液を引き出すと血液は静脈性動脈〔＝左心房〕の弁〔＝房室弁〕を通って広がり，その〔動脈性〕静脈〔＝肺動脈〕を通って出ていく血液の塊の嵩は私の小指に等しかった。

右心室は前方全体を占めているが，やや右に寄っている。他方，左〔心室〕は後方を占め，明らかに身体の中央に位置しているように見えた。

心臓[84]の表面の線維は底〔＝心底〕から末端〔＝心尖〕へとまっすぐ下り，また静脈の線維は心臓へ血液が下行していくのに追随し，動脈の線維は，血液が心臓から出て行くのに追随するのが見えた。そしてそのため線維は互いに交差していた。

静脈性動脈〔＝左心房〕の2つの弁〔＝左房室弁と卵円孔〕は心臓全体でもっとも脊柱に近く，平行である。脊柱にもっとも近い弁〔＝卵円孔〕は開いていた。もう一方の弁〔＝左房室弁〕のみが大動脈への通路を静脈性動脈〔＝左心房〕から隔てているのを見た。また，肺からの，および特に空静脈〔＝右心房〕からの小弁〔＝卵円孔〕を通りそこから左の心耳の末端に横へと行く血液が，この弁〔＝左房室弁〕を通って心臓〔＝心室〕に，それから左〔の心耳〕からも右〔の心耳〕からも下方へ戻っていく血液が，この心室〔＝左心室〕を出て行くように，右側へと圧迫されながら流れていくのを見た。

〔心臓の〕右側の血液は，はっきりと分けられた3つの部分，すなわち左，中央，そして右から注ぐ。左は空静脈の下方の幹〔＝後大静脈〕であり，中央は空静脈の上方の幹〔＝前大静脈〕である。右は心耳の末端で〔血液が〕向きを変えられる。また同じように，第4の通路だと思われる冠状の静脈〔＝冠状静脈洞〕があり，そこから血液が右側に流れる。この通路はすべてのうち

---

84) 手稿ではcorporisだが，AT版とB版にならってcordisと読む。

でもっとも左側にあり，他のものより小さかった。ここで，空静脈〔=右心房〕から小弁〔=卵円孔〕を通って左心室に流れてくる血液は，空静脈〔=後大静脈〕の下方以外からは来ないこと明らかである。この空静脈〔=後大静脈〕は上方からの空静脈〔=前大静脈〕と区別され，そのために，すべての口がいずれも右心室にあるにもかかわらず，冠状のもの〔=冠状静脈洞〕が両方の幹〔=前大静脈と後大静脈〕から区別されるように思われる。

## 第五部

　動脈性静脈〔=肺動脈〕は心臓からまっすぐに胸部の中央を通って出て行く。そして，〔肺動脈の〕3つ目の弁〔=左半月弁〕が静脈性動脈〔=左心房〕の2つの弁〔=左房室弁の前尖と後尖〕に平行になる時に，肺動脈の2つの弁〔=前半月弁，右半月弁〕の間に隙間ができた。この3つ目の弁〔=左半月弁〕が前方〔=腹側〕に，もう一方の弁〔=左房室弁〕が後方〔=背側〕にあるようだった。また，それらの間に大動脈の上行する部分〔=上行大動脈〕があり，静脈性動脈〔=左心房〕がただちに左にそして脊柱へと向きを変えていた。

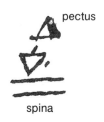

図 19

　左心室からの血液は〔大動脈の〕ただ1つの口を通って上行し，ただちに別の前のものと後ろのものの2つの口へと分かれていく。前のものは上行する大動脈〔=腕頭動脈〕で，後ろのものは左から下方へ向きを変える下行大動脈〔=大動脈弓〕で，これに動脈性静脈〔=肺動脈〕からの枝〔=動脈管〕が繋がっている。

　右心室から出て行く血液が通る動脈性静脈の口は，大動脈の口よりもかなり心臓自体の左側に寄っている。

　この考察から，臍よりも前に最初に心室だけが作り上げられ，それから硬い膜全体ができ，口と膀胱の中や体全体の周囲に排出物が集まるという推測は正しいと思う。

　生じ始めたばかりの胎児の臍の動脈が自ら収縮していて，それを覆い，索

〔＝臍帯〕へと変化する皮以外はなにもないこと，また，それら動脈の末端が収縮によって閉じるのを観察した．

　胎児が臍を通じて養われるよりも前に，食道は心臓の近くまで第6対の神経〔＝迷走神経〕とともに下行しており，続いて臍から血液が生じてくると泡立つのが見られた．次に肺が増大し，これは後に上行して頭部へと反回する神経〔＝反回神経〕を反転させる．続いて脾臓はまっすぐ脊柱の方へ，そして肝臓は胸部の方へ向いていた．通路は脳の排出物であふれ，続いて胃，また少し遅れて胃およびその上部の口〔＝噴門〕が作られる前に，心臓の近くに食道があった．

　それから，右心室が形作られるか，増大するかし，そうして食道が空静脈〔＝大静脈〕と下行する大動脈〔＝下行大動脈〕の幹との間で左側へと移っていくようになる．そして胃が膨隆するにつれて，肝臓を右側に押しやる．以上のことはメンドリで示されたことから，たしかに示される．メンドリでは右心室が非常に薄い皮だけによって被われていて，胃と肝臓が体の中央に留まっていた．しかし，胃は上方と後方で脾臓に，前方で肝臓に付着していた．その肝臓に別の動脈がつながり，その近傍の血液は胆汁へ，そこから胆囊に泡立ちを与える．胃のその〔肝臓と付着している〕部分に付着している胆囊がそこに孔を開け，胆汁が出口を求めて回転するのに応じて，無数に折りたたまれた腸が作られた．

　右心室は左〔心室〕とほとんど同時に作られるようである．つまり，それはより微細なあるいはより活動的な物質が中央の心臓に流れこむことに由来するからであり，そこから真っ直ぐに頭に向かい，より泡立っていてより空気的なものがその周囲をめぐる．なぜ脊柱から左よりも（冠状の静脈〔＝冠状静脈洞〕の流れから明らかなように）右に向うのか，これはこれまで私が説明できなかった難問である．

　続いて臍が腹部の右側にではなく，ちょうど中央にできることは，この右心室が伸び出すのを妨げない．胃がまだ形成されていないときでも，臍の位置を決める大動脈の幹は，それでもやはり，少なくとも感覚で捉えると体の中央に留まっていた．というのも〔大動脈は〕さらに少しずつ右よりも左へ向いていき，そうして吸尽のもの〔＝腎動脈〕と腸のもの〔＝上腸間膜動脈〕との

間で左の方から空静脈〔=後大静脈〕に乗り上げるのである。おそらくはそのために一般的に体の右側が左よりもがっしりと，つまりかなり肉付きがいいのである。

　第2の心室〔=左心室〕は，血液中に空気的な粒子が多くあるために必然的に形成される。〔空気の粒子は〕土的なあるいは水的なもの〔=粒子〕のようにすばやく心臓に戻れないために容易に活性化されて，それら自体の側へあるいはその周囲に拡がるはずである。

　鳥類では四足の動物以上に心臓の左右の心室が不均衡である。なぜなら血液はわずかしか漿液を含まず，その上非常に熱く，空気的な粒子を欠いているからである。一方，これら空気の粒子に包まれたものは力が弱い。

　メンドリが15日以上十分に温めた6つの卵を茹でて，以下のことが明らかになった。固く茹でた場合は，すべての卵で大きい方の端〔=気室〕は空気だけで満ちていた。それから，全体に多くの血管が広がっている皮膜〔=卵黄嚢〕が破られると，水様のものが滑り落ち，殻と卵の上部のある空間にはまり込む。またすべての卵において胚は上部で左側に横たわっていた。つまり，左側は卵の尖っている方〔=鋭端〕を向き，ヒナもそこへ曲げられているとしている。卵白から作られた皮で覆われ，そこから小さな羽毛が生じているのが見られた。ヒナの下部に卵黄が，さらに卵黄の下に卵白があり，卵の殻の外がわ部分の5箇所でしっかりと付着していた。そこではやや高いところよりも硬くて，線あるいは円形のくぼみのようなものによって卵白の上部の部分と区別された。しかし6番目の卵においてはそのような区分はまったくなく，おそらく，5つの卵においてはカラザ[85]が2つ，こちらの〔6番目の〕方は1つだけだったからだろう。卵白の上にあるのが卵黄であり，卵白からは両方の間のくぼみによって区別される。しかしヒナの背側にあたる卵の部分には，卵白が卵黄の上に乗り上げる。それを覆うものが養われるべきであるために，そうなっていたと思われる。一方ヒナの前方では，その頭と

---

85) 鳥類の卵で卵黄膜から両極につながる白い紐状のもの。卵黄の回転を防ぐ役割がある。

肛門の間に，卵黄の十分に厚い部分が上方に乗り上げ，そこから臍が垂れ下がっていた。ヒナの体の外がわでは，臍の代わりに腸が見られた。一方〔体の〕内がわでは腸は見られず，非常に白い心臓だけが見られた。その右心室は左〔心室〕よりも大きく，成獣で見られるほどには円形に曲がっていなかった。また非常に大きな肝臓と，おそらく肺と，非常に白い何かがあり，これは胃だと理解した。ついにはくちばしの上部が白くなって，硬くなり始めた。

卵から自然に孵った，まだ何も食べていないヒナで，肺が両側の肋骨にしっかりと付着しているのを見た。横隔膜の下方でも何かが両側の肋骨にしっかりと付着していた。これは脾臓として考えられるはずのものだと思われた。左の方が右よりもやや大きく，赤みによって黒っぽく見えた。肺はさらに大きく赤く，黒みがかっている。心臓の2つの心耳も同様だった。肝臓は赤みがやや少なく，両方の側に対して等しく置かれていた。その右の部分には胆汁の容れ物〔＝胆嚢〕が生じていて，若干黄色かった。心臓はかなり白く，その右の空洞〔＝右心室〕はヒナのものよりも曲がっていたが，外がわの壁は左の空洞〔＝左心室〕の壁よりもそれほど薄いようには見えなかった。これ〔＝左心室の壁〕は成獣では10倍厚い。肝臓の下方で胃が明瞭に白く見られた。それを開くと，その中の物質の一部が黄色から緑色になっているのが見られた。そこには臍あるいは腸が垂れ下がり，肛門からは十分に離れていた。腹腔では肛門の近くに，ほとんど3分の1に減った卵黄が含まれていた。茹でた卵黄と同じ味であると分かったが，新鮮な卵のものよりもかなり硬い物質からなっていた。またこの卵黄はあの腸の中へ送られる血管〔＝空腸・回腸動静脈〕から垂れ下がっていて，肝臓かあるいは別のものに終わるのか見分けることができなかった。卵白はまったく見えず，すっかり使い果たされていた。

このため，私は卵白に動物精気が広がっていると判断した。そして，その卵白において，四足動物の胚種におけるように，はじめに四肢が，少なくとも最初はそのカラザで，それから残りの部分で少しずつ，その最後の部分として，すべてのうちの最後に臍の周囲の皮膚ができるまで，形成されていく。

卵黄と卵白の被膜の近く以外には静脈も動脈も作られていない。それらの被膜は，四足動物の胎児を包む二重の被膜のようだった。
　心臓は胚種の中央ではなく，むしろ末端のどこかに形成されていた。それはちょうど植物の胚種では，発芽する部分がつねにどこかの末端であるのが見られるのと同じである。
　冠状の静脈〔＝冠状静脈洞〕と右心室における血液の流路は，あらゆるカタツムリのように回転していた。そのためゼラニウムやインゲンマメ〔の蔓〕のようであり，ヒルガオ〔の蔓〕とは反対だった。

　「タラ」では咽喉が食道よりもかなり大きく，食道は胃よりも大きかった。その上，腸は a ～～～ b 〔図20〕かなり狭く，3度だけ折り重なっていた。この図のように，aが胃，bが肛門である。また胃は，ウシの口蓋におけるように非常に顕著で長い多くの線維からなっていた。胆嚢は一部がその線維自体に，一部は腸に付着していた。脾臓は胆嚢の下方にあり，腸に付着していた。肝臓は非常に白く，心臓以外に付着しているかどうかは分からなかった。しかし非常に短い空静脈〔肝臓と心臓の間の後大静脈〕のために心臓に付着し，空静脈〔＝心房〕はもちろん心臓〔＝心室〕に向かって膨らみ，その膨らみは心耳の代わりのように広がっていた。大動脈も非常に膨らんで〔図21〕心臓〔＝心室〕から起こり，ここに描かれた図 〔図22〕（魚はだいたい手のひら3つ分の長さ）より長くもなく厚くもなかった。また口の下方そして前方の部分につながり，そこで肉へ広がっていた。そのため，私はこの動物〔＝魚〕においては血液が循環しないと容易に受け入れてしまいそうだった。胆嚢は暗青色で，脾臓は非常に鮮やかな赤色で，肝臓は白かった。それゆえ，以下の見解に至った。脾臓から肝臓へ来た血液が乳糜に混ざる。その乳糜は心臓以外では赤くならない。そのため，魚はそれほど大きな肝臓を必要としない。
　その種の内でもっとも大きなタラで，心臓が前方のまさに真ん中で鰓の結合部に付着しているのをはっきりと観察した。そこではエンドウマメほどの大きさの白い小さな囊で隔てられていて，その囊は大動脈の起始あるいは幹であった。その起始から幹の8つの枝が，各側に4つずつ鰓に向かうのが

見られた。心臓が透明な心膜によって被われていて，それに水が含まれていた。その下方の部分から背中に向かって，十分に大きい，それどころか上方の小さな嚢よりもかなり大きい，心耳が垂れ下がっていた。そこから横への中隔を越えて空静脈が非常に白い肝臓に下行した。脾臓と胆嚢は腸と胃に付着していた。脾臓は非常に赤く，赤くなった胆嚢が澄んだ水のようである（これは3月のことだった）。鼻の所に，はっきりと開いた2つの孔があった。やや細長い円形 ⟨図⟩〔図23〕で奥が深く，ピンの頭を差し込んでも，深く入り込んでいかなかった。内がわには袋〔＝うきぶくろ〕があり，食道を背後の脊柱から隔て，ちょうど体の中央にあり，腹腔全体を埋めるために曲がりくねっていた。内がわのすべての部分を包み込むと同時に結びつける別の膜があった。その上方には心臓と口腔，頭以外には何も含まないように隔てる膜もあった。魚では血液の流路がこのように，心臓から鰓を通って頭へ，そしてそこから脊柱の前方を通って尾へ，さらに脾臓へ，また脾臓から肝臓と腸へ向かうのを，また腸から追い出された液が肝臓へ，同時に血液とともに心臓へ向かうのを疑わなかった。また，鰓には聴覚の器官があったのかもしれない。小骨の一部からなっていたのだろうか。神経は脳から脊柱の後方を通ってくるのであり，脊柱の中央を通るのではない。

　すべての動物で尿管が精液の管に結びつけられているので，オスとメスの区別される原因は，メスでは繁殖力のある精気の萌芽より前に尿を運び，オスではその逆となるということ以外にはないようである。およそすべての動物が生まれ出ることは驚くことではない。生むことができないものは生まれ出ることはできず，したがって，この世界では見出されないのだから。

　二度観察を繰り返し，メンドリによって7日間温められた卵で次のことを見出した。ヒナのくちばしはまだ作られていなかったが，頭の後方がかなり膨らんでいた。一方8日の後には明らかにくちばしが作られ，裂け目があった。そのためピンの頭を孔に入れると，膨らんだ頭の後方まで，難なく達した。しかしその膨らみはかなり小さくなっていった。

　9日目ではまだまったく腸が見つけられなかったが，胃が腹部の最下部を

占めていた。この上に肝臓と心臓があって、その他には何もなかった。頭部は体の残りより厚く、頸は体の残りより長かった。翼状のもの〔＝肩甲骨〕あるいは尾も長いどころではなく、足よりも長かった。胸部のどの筋もまだまったく現れていなかったが、頭部の後から、最初に脊柱全体が作られる。

　卵から育てた30羽以上のあらゆる日齢のヒナの解剖によって観察した。
　2日目にあるものが現れ始めた。つまり心臓である。これは作られたものであり、卵白の表面にも卵黄の表面にも血液を送る。
　3日目には頭と脊柱が翼状のもの〔＝肩甲骨〕の後端まで作られていた。
　5日目には脈打つ心臓がよく見えた。その下方に白い胃が現れた。足と翼も現れたが、足よりも翼状のもの〔＝肩甲骨〕の方が長かった。また小脳はかなり膨らんでいて、脳の前方はそうではなかった。目も3日目には形成されていた。
　7日目以降は少しずつくちばしと小脳が形成され始めていて、さらに脳と脊髄は膨らみが引いていった。
　10日目にはさらに肝臓が現れ、胆嚢の一部は肝臓に、一部は胃にも付着していた。ここから、胆嚢と考えるべきだと思う緑の点は、胃から腸への運び手のようだった。このとき心臓は顕著だが、肝臓はまだ大きくなく、胃は尾の近くにあった。
　12日目には、脾臓が胆嚢の上方で左側から胃と肝臓につながっているのが観察できた。
　15, 16, 17, そして19日目にはすべて同じものを観察し、さらに多くのものは観察されなかった。2日後には孵るはずの19日目のヒナでは、卵黄は少しも見られないが、腸は大部分が腹部の外がわで卵黄に付着していた。そのため私は、最後の2日で残りの腸とともに卵黄全体がヒナの腹部に入ると判断した。
　16日から19日目のヒナの卵では、細長い胎盤のようなものが現れ、それは卵の殻と類似した物質によって作られているように見えた。
　2つの臍、あるいは臍への顕著な2つの管を観察した。1つが卵白からのもので、もう1つは卵黄からのものである。しかし卵白からの管はヒナの皮

膚以外には達してはいないようだったし，もう一方の卵黄の管も，ヒナの外がわにある腸のどこか以外には向かわないようだった。

——————————————————————————[86]

## 諸問題

〔手稿では以下を×をつけて削除〕

　なぜ塩は熱の力によって水とともに抽出されないのだろうか？　透明であるために，光線によっては動かされないことが理由なのだろうか？　というのも身体の汗は塩辛いからである。実際には汗は熱のみによって生じるのではない。むしろ，微細な蒸気が身体の物質に変えられることから生じる澱なのである。たしかに水を一日中沸かすと非常に塩辛くなることはわれわれが知るところであるが，これは明らかに，より甘い蒸気が水から湯気の中へ蒸発したことによるのである。

　私が塩について上で述べたことは誤りのようである。なぜなら水は塩と同様に透明だからである。しかし透明であるからというかわりに，塩は乾燥しているために熱の運動の通過を許していると説明すべきである。これに対して，水は光の運動の通過は許すが，しかし自身の湿り気のために（やや硬いか，あるいはやや大きな部分にある）熱の運動の通過は許さない。おそらく以上から，なぜ海の水が夜に輝くのかが説明されうるだろう[87]。

　私が知るかぎりでは，塩辛い果実はまったくない。このことは，塩が非常に固着性であって，太陽によって植物へと引き上げられていくのではないことをはっきりと示している。しかし塩辛い肉はないし，海の魚のものでさえそうである。これは塩が非常に乾いていることを示している。実際，粘り気

---

86)　AT版，B版ではここに線が引かれているが，手稿には線はなく，新しいページから始められている。

87)　デカルトは『気象学』第3講「塩について」で，物体は，内部の微細な物質の運動が妨げられなければより透明になると説明し，海水は川の水よりも透明で大きな光の屈折を起こすとしている。

がなければ肉には変わりえない。

　非常に多くの果物が苦い。暖かい地方で生じたナッツの殻や果実の皮などは特に苦みがある[88]。しかし苦みはあらゆるものを非常に激しく拭って乾燥させる。それどころか化膿させて血管の先端を開かせることさえする。それゆえ私は結論する。初めから熱によって何らかの蒸気へと駆り立てられた諸部分は，それゆえ（堅果の殻におけるように）暗くて黒く，後には木において，速やかに動く流動的な部分から徐々に切り離されると同時に凝縮していく（それゆえ熟したオリーブはより苦くなる）。それゆえ，湿った物体を非常に密なものにし，それはわれわれの肉とのあらゆる比較において乾いていて，それゆえに拭うのである。なぜなら，体液では非常に密なものに付着し，したがって自身とともに非常に流動的なもの以外のあらゆるものを運び，残されたものは温め，乾かすからである。　　　　〔削除部分はここまで〕

　「雹(ひょう)」[89]――12月の今日，私は先の尖った，8等分された球の1つのように見える円錐状の雹を見た。昨日まで雨が続いていたが，今日はすでに太陽が昇り，北風が吹き，空気は生温く風は冷たかった。〔雹は〕たくさんは落ちてこなかった。これらのことから推論することができるのは，雪の糸[90]は北風による吹き込みと同時に，昨日の雨からの残りの水の滴へ，また太陽によって凝集した滴へ流れ込み，そうした滴がいたるところで氷結するが，より熱い部分がそれらの中心へ集まるようにして氷結する。その滴は氷結するのと同じ間に地面へと落ちていき，振動によって分けられる。2つに分かれる以上に容易な仕方で分けられることはありえない。また半分のそれぞれが

---

88) アリストテレス『自然学小論』内の「感覚と感覚されるものについて」第4章で，塩辛さと苦さはほとんど同一であり，どちらも栄養ある液体から甘さが欠如したものと考えられている。またこの著作では，果物における味の変化の原因が熱や太陽であるという説に対し，原因は水と土であると論じている。

89) C版には上記の削除部分を除いた以下の文章が，「気象に関する観察と諸問題」として収録されているが，しばしば語や文章の抜けがある。

90) B版ではforamentumであるが，Berlin-Brandenburgische Akademie版に従ってfilamentaと読む。

さらに2つに容易に分けられ，4分の1のものがさらに2つずつに分けられる。しかし8分の1となったものは球にかなり近づくので，もうそれ以上には分けられることができない水滴がそのように氷結して，水の生温い部分が中心に流れ込む（このように考えれば，他のことは明らかである）ことが以下のことから確かめられた。それは，私の記憶が確かなら，別の時に，このように丸い雹を見たが，その中心がより白っぽく，周囲は透明，つまり非常に密だったということである。そのときは，水滴が小さく，風が冷たいので，このようなことが起こると考えられる。そのため〔雹は〕壊れないのである。

一方，夏に落ちる雹は風が弱いために，明らかに透明である。しかし，しばしば凝結することの原因は，私の思い違いでなければ，落下するときに風がそれを氷結させ，そしてそれが非常に急激であること以外にはない。そのため，それに対して最初に現れる部分は，より早く固まり，均等性はまったく保たれないことになる。

その雹の円錐形の粒は，雪の星〔＝結晶〕のように互いに均等であるわけではないことに注意しなければならない。その理由は明らかである。雪の星〔＝結晶〕は絶え間なく作られ，それゆえすべてが等しくあるべきだからである。この雹からの8つの粒は一つの滴からのみ作られており，それらは互いに等しいはずである。しかし別の大きな水滴からは，より大きな8つの粒になる[91]。

なぜ，流れる水が増えたとき，あるいは高所に留まっているときに流れ落ちる際のように，近くのくぼみに流れ込まないのだろうか？〔流れが〕ゆっくりとではなく，急速に増量あるいは減少するのではないだろうか？ これはもちろん，あなたが水の中に狭い口の空の容器を沈めるとき，すばやく

---

[91] 削除部分の塩に関する記述から雹に話題が移っているが，塩と雹は無関係ではない。アリストテレスの『気象論』では，海と大気における水循環を説明するために，第1巻第9章〜第14章で雹の発生理由が述べられ，第2巻第2章〜第3章で海の生成と塩辛さの原因が考察される。『アリストテレス全集6　気象論　宇宙について』三浦要・金澤修訳，岩波書店，2015年。

沈めた場合には，ゆっくり〔沈めるとき〕よりも水で満たされないのと同じ理由である。〔容器には〕全体が沈むまで，少しの水も入らない。反対に水から引き上げた際に，まだ満たされていないなら，新たに水が入っていく。実際，大地の穴とくぼみは容器に似ているのである。

なぜ指で弾かれた弦は二重に見えるのだろうか？　もちろんそれは，もし輪のように動くなら，上あるいは下に行こうとしているときに，上方にあろうが下方にあろうが，目には同じ見え方を長く保つからである。静止時の惑星のように（巧妙だ！）[92]。

なぜ閉じた口によって送られる息は冷たいのだろうか？　同じ部分に対して接触している，身体のすべての部分を動かないようにさせているからである。一方反対に，〔息を吹き出す〕力が弱い時，それらの部分を動かし，そのために温かくなる。このため，時々見かけるように，風が強く，同じ方へ均等に吹くときには，森の木々も船の帆も動かないが，風の勢いが緩むか，あるいは最初に吹き始める時には動き，むしろ非常に弱い風が吹くときにもっと動くのである。息についてのこの点は次のことからも示される。口を閉じて自分の手に向かって息を吹くと，同じ息が手の残りのところでは冷たく感じるが，息がそっと入りこむように完全にぴったりと連結していない指の隙間では，それほど強くないためにそこに温かさを感じる。そしてここから，なぜ戸や窓の裂け目に置かれた布片は，風を完全にさえぎるのではないとしても，冷たさを非常によく防ぐのかが明らかである。

オランダで見かけた地面に植えられた木はすべて，枝が北を向くように曲がっていた。もし背の高い木々が欲しければ，若枝を切ってはいけない。というのはより多くの枝が再生するからである。しかし，切った若枝を木の幹に接いでも，枝は死んでしまう。

新しい木々を植える時は，枝も根ももぎらなければならない。それにより，根はその線維が土に十分に留まるように，つまり，強く根を張って，新しい

---

92）B版の注138にあるように，手稿には（ingeniose）の書き込みがある。

根が出ることになる。

　1635年2月5日[93]。東北東の風が吹き，昨日は雪が降っていたので，雨氷[94]と呼ばれるものが落ちた。それが図のような大きさの粒で，●〔図24〕[95]形については水晶のような液体の態をなし，透明だった。そしてそれらのうちの数個で，白いものから青白い6つの非常に短い放射を，またその粒の厚みが非常に厚かったのを観察した。言わば，2月5日には非常にさまざまな星〔形の雪の結晶〕を観察した。

　第一に，図のような六角形で，●〔図25〕非常に透明で，なめらかで薄く，不均一な大きさのものである。

　次に，図のような丸いもので，❀ ❀〔図26〕技によって作り上げられるもの以上に美しく，中心のごくわずかな白っぽい点とともに，ほぼ全体が透明である。

　また別のものは中央の点がなく，やや大きく，ユリのような放射を持っている。

　さらに小さな柱状のものは，小さなピンと同じ位の厚さで透明であり，両端に図のような星〔形の雪の結晶〕を持っている ▶◀〔図27〕。また図のように，中央に何かがあるものもある ▶▶◀◀〔図28〕。中央のものが六角形かどうかは観察できなかった。しかし，この上なく精巧に作られていた。またこれらより短いものが少しずつ落ちてきて，それらの一方の端の星はもう片方のものより大きかった。続いて2倍の，12の放射が互いに均等か，均等でないものもあった。一つの放射に，他の小さな星〔形の雪の結晶〕と一緒に柱が置かれていることがあった。8本の放射から4つあるいは5つ〔の柱〕

---

93)　1636年出版の『気象学』のもとになった観察のメモと考えられる。図24〜28に似た図版が，『気象学』第6講「雪について，雨について，雹や霰について」に使用されており，雪の結晶についてさらに詳細に考察されている。この日の観察については1646年3月6日ピエール・シャニュ宛の書簡でも言及され，こうした雪の結晶についての観察は，ただ一度きりであったと伝えている。シャニュ宛書簡1646年3月6日（AT. IV, 376-379,『デカルト全書簡集』第七巻，知泉書館，岩佐宣明訳，pp. 21-23）。

94)　原語はフランス語（verglas）。

95)　図24〜28は手稿にもとづいて配置した。

が，その4つのものが別のものよりも短くなるように作られていて，図のように2つのもの〔=雪〕から作られているのが分かった　　　〔図29〕。また一日中すべてのもの〔=雪〕が厚かったが，夕方に降り止んだときには，非常に薄くなった。

　次の日，朝には風が変わっていて，風が穏やかなとき，星〔形の雪の結晶〕ははじめ非常に薄く，厚い塊にまとまったものが少し落ちてきた。次に，別のかなり幅広だが透明でないものが，その後わずかだが三角形の雹が落ち，穏やかな空気とともに穏やかな風が続いた。

　棒が，両方の手で同じ強さで弓のように曲げられると，両手の間の中央で折れる。また両手が離れている方が，容易に折れる。それは両方が梃のようになり，折れるところが支点となるためである。

　果実は木々から次のように作られる。幹からまっすぐな運動によって粒子が現れ，その後それが円〔運動〕へと曲げられる。また別の円の運動が交叉し，それと前のものとが合わさって粒子は段々と細かくされ，そのため果実が熟す。しかしその円運動は少しずつ円状に，実の尾〔=下端〕を蝕んでいき，それは果物が熟すことで全体が分離して果物が落ちるようになるまでである。実際，接ぎ木をするか，土だけで育てることは，果物を甘くする。というのはもちろん，二種類の異なる木の管を通って運ばれた粒子が，さらに入れられるからである。また，幾度も掘り起こされた土からは，より微細な部分が引き寄せられる。というのは，もし土が長い間同じ場所に留まるなら，少しずつその小さなものが同じ部分へと集まっていき，そのため似たような木の根となるだろう。しかし反対に，土塊が幾度も掘り起こされると，一つ〔の部分〕は一つの仕方で，別の〔部分〕は別の仕方で木へと入っていき，そこでより混ぜ合わされるだろう。なぜなら，混ぜられることになる，異質なものが，多くの部分へと砕かれるからである。こうしてすべての野生の果物は苦いのである。

　要するに，すべての植物は次のように土から現れる。豊富な蒸気が土の一部分から太陽の力によって上り，そして周囲の空気はその運動に抵抗して，

628

一部は乾燥させ，一部はまっすぐに伸びている〔植物の〕線維を横に渦巻かせる。そのため外皮は横の線維だけを持つのであり，反対に内がわの部分はまっすぐ〔の線維〕である。続いて，外皮に管が現れると，これ〔外皮〕と木の間を，その細長い管を通って蒸気がのぼり，横へのみ形を取り，葉へと形作られていく。実際に木の髄自体から木の外皮を通じて広がっていくものは，線維間で，一部が円く，一部が横に出て行くため，円形になる。そしてそこから，上述のように最初に樹の芽が，続いて花が，続いて果実が生じる。すべての植物の中央には空気あるいは髄で満ちた空洞ができる。蒸気の諸部分が，木の線維から明らかなように，完全にまっすぐ上方ではなく，あちこちへ斜めに上るからである。それらのうちのより硬いものが外皮に向かって運ばれ，惑星の中の太陽のように，より軽いものは中央に留まる。

　水中で生まれた植物は，他のものより海綿質で空気的である。というのは，熱の力で根を通って植物へ上がっていく蒸気は，全体がほぼ空気的だからである。一方で，空気中で成長する植物においては，蒸気の希薄な部分を放出しやすく，植物を作りあげるためにより乾燥したままである（そのため谷よりも山で，より固くなる）。他方，水中でその空気的な部分は，水と連続していることと，いわばその固有の性質である，ある種の粘着性によって保持され，それゆえにより多孔の植物に作られるのである。

　もし，物体がつねに等しい力で，運動へと作用され，あるいは動かされているとすれば，もちろん（他のいかなる力もそうすることはできないから）精神上での措定ではあるが，またもし真空中で動かされているとすれば，その運動の最初から通過する距離の中間までは，中間から終点よりもつねに3倍の時間が費やされ，以下同様となるだろう。実際にまったくそのような真空を与えられることはありえない。どんな空間であろうとも，つねに何らかの形で抵抗があり，そのため，抵抗は運動の速度に対して，つねに幾何級数[96]的に増大する。そのため，ついには抵抗が大きくなり，それ以上は速度が感じられるほどには増大せず，別の一定の，何も匹敵できないような速度

---

96) 等比数列。

で固定されうる，ということになる。

　重さの力によって動かされるものは，その重さ自体がつねに霊魂のように等しく作用しないが，運動中の別の何かの物体があるとき，それ自体が動かされるのと同じほど早く重い物を動かすことは決してありえず，さらに真空においては，衝動がつねに幾何級数的に減少する。2つあるいはそれ以上の原因によって幾何級数的に〔衝動が〕減少するものは，幾何級数的に減少させる1つの原因によるのと同様にそれらすべて〔の原因〕によって減少させられ，つねに同じ計算になる。また同様に，もし算術〔級数[97]的な変化〕の力によって別の原因があり続けるなら，つねに幾何級数的に減少が起こる。一方，もし何か別の力がつねに幾何級数的に動かすとともに，幾何〔級数〕的に減少するものとともに作用しているなら，幾何〔級数〕的な方が止まって，算術〔級数〕的な方だけが残り，運動，すなわち先述の真空中で作用しようとする霊魂を増加させることになる。最後に，幾何〔級数〕的な方の衝動が大きくなり，さらに算術〔級数〕的な方が小さくあるいは停止するなら，速度は合成された比率で無限に上昇する。これは次のように，増加する場合は〔図30〕に，減少する場合は〔図31〕に表される三角形や鉤状の線〔比例曲線〕が占める面積によって説明することができる。そのため，最初の速さ対，次の速さが，面積 $abc$ 対面積 $aced$ となる。

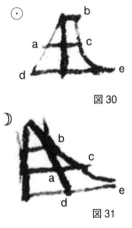

図30

図31

　私は，冬の間中，香りのよい水を入れた箱をしっかりと閉じ，春にそれを開いたときに，水がある程度の勢いで出て行くのを観察した。もちろん冬には寒さによって，密な部分がその〔箱の〕中に閉じ込められていたのであり，それらを春の熱はそれほど容易に押し出さない。それゆえに水自体が〔箱の〕内部で圧せられていたかのようである。ほとんどすべてにおいて，春の熱が冬に密になったものを容易に希薄にさせないときには，上回るようになるま

---

97）等差数列。

で大きくなった勢いによってそのことをなすようになっていると思われる。この勢いが，春の季節に生じるものに対して，始まりを与えるのだと思う。

　新しいブドウ酒あるいはビールが泡立つときには，それはそれらの部分間の運動の相反によって起こる。したがってそれはもっと広い場所を求め，接触した角で起こるようにその間に流体の粒子を入れる。そのため熱が生じる。また，動物の胃における食べ物の調理もこのように起こる。別々であれば石灰も水も熱をもたないように，ブドウから搾られたブドウ酒はただちに泡立たないが，ブドウの房とともにある程度の時間漬けられたときのみ，その振動によって完全に混ぜられて，そのため容易に分けることができなくなった後に，それらの反対の性質からこの熱を獲得する。なぜなら，房の硬さから何らかの力を借りてくるからであり，それによって流れる物質が強まり，周囲の空気のところで，腐敗に向かおうとする運動が避けられるからである。

　われわれは，空気は多数の混合物を生じさせるというよりは腐敗させると言い，対して太陽はそれらを腐敗させると言うよりは，生じさせると言う。それは空気の運動が弱く，多様な方向あるいは無秩序であり，それゆえに，空気によって変えられるものは，同じ状態を保つ力を持たないからである。そのため，空気は完全な形相を持つと言うよりは，腐敗したものであるとだけ言うのである。しかし逆に太陽の運動は均一で秩序だっていて強力である。したがってそこから形相を獲得し，これらは対象の配置のために多様であるにもかかわらず，その大部分は永続するものを持つ。

　老いた者は白い毛髪を持つ。寒い地方で生まれた動物は白い毛を持つ。反対にエチオピア人[98]は非常に黒い〔毛髪を持つ〕。肌についても同様である。内部と外部により大きな熱が生じるために，身体から出て行く排出物がしばしばその流れを妨げ，その妨げが黒い色をなす。さらにムーア人のように，巻き毛で非常にやわらかい毛髪になる。対して別の地方においては少ない熱

---

[98]　ギリシア語で「日に焼けた人」。

が粗い粒子を送り出し，その各々は透明なので，ムーア人たちでは，ちょうど，黒ではなく白く，細くなく太い毛髪になる程度に，妨げられる。

表皮は真皮よりも比較的密であるため，縮れた毛髪になるのは確かである。真皮に〔毛〕根が下りているため，表皮を貫通するものは斜めに曲がるのである。暑さによって空気が乾かされるので，エチオピア人がこの密な表皮を持っていることは明らかである。しかし年齢とともに表皮の管が増えていくので，しばしば，若いときにはかなり縮れていても，高齢になるとそれほどではなくなる。対して病気によって毛髪が抜け落ちて，表皮が密になり，以前は明らかに真っ直ぐだったのに，縮れたものが再び現れることもある。私はこのことを，ある人で観察した[99]。——まぶたの毛〔＝まつげ〕は子宮内で生じるが，それはそこに適切な物質があるからで，実際，軟骨はまだ硬くなっていない。〔毛は〕その後は成長しない。硬くなった軟骨は，おそらく年をとって緩くなった場合を除けば，毛を出すにはそれほど適さないからである。

毛の素材は脳あるいは腺とそれに似た性質のものから排出される，粘り気のある，あるいは乾いたものである。毛は，初めはその性質としては軟骨だということが明らかである。

涙は目の汗である。これは，目を熱くするすべてのものが涙を誘い出すことから明らかである

汗は，大量で生のままで塩辛いことを除けば，身体から感じ取れないほどの発汗によって発する物質と違いはない。真皮の管が大きく緩まると水になり，そうでなければ空気となるからである。しかし目ヤニは，毛やフケが垢を出すように，汗の粘り気がある。なぜなら，多くの腺と脳と発汗するものは，より粘りがあり，濃いからである。

尿は，僅かに濃い以外は，汗が真皮を通って変化したのと同じく，腎臓を通って変化した血液の部分である。

---

99) 以下「まぶたの毛〔まつげ〕は——軟骨だということが明らかである。」までの2つのパラグラフは，手稿では裏ページに独立して書かれている。C版でこの位置に配された。

乳汁から3つのものがより分けられる。乳清，脂あるいはバター，そして「凝乳」[100]である。

　砂糖にはかなりの粘り気がある。そしてもし砂糖から粘り気を取り去れば，塩味が残る。血液も〔砂糖と〕同様に甘く，そこにあるどんな粘り気のあるものも，肉へと変化する。そのため残る汗は塩辛い。たしかに汗は，血液の，肉へと変わらなかった部分であるため塩辛いのである。一方，いかなる塩も，それ自身の乾燥のために肉によって膠接することはなく，むしろ，〔乾燥によって，〕肉を蝕む。そのためすべての塩は血液中にあり，汗や尿へとあふれ出すのである。

　「雑多な諸問題」——なぜ氷は蠟のように徐々に軟らかくなって溶けていかないのだろうか。

（安西なつめ・澤井 直・坂井建雄 訳）

---

100）　獣乳の凝固物のこと。原語はフランス語（caillé）。

# 治療法と薬の効能[1]

[AT. XI, 641-644]

内臓内で凝固した乳汁，ブドウ酒，冷水は，あまりにも熱くして飲むと，毒とみなされる[2]。このことから，非常に一般的な食物ですら，容易に有害な力に転じるということが明らかである。

私は，胃の外膜は弛緩し，孔があり，ここを通って漿液性の体液が全身からその中に流れこむのだと思う。これは，空腹の人が食べ物を見ると，つまり想像の力によってこの通路が緩むことにより，その〔漿液性の〕体液が口蓋にまであふれることから明らかである[3]。すなわち，その体液は，干し草が水をかけられてから保管されると，熱くなり腐敗するように，食べ物を消化するのに有用なのである[4]。

---

1) Berlin-Brandenburgische Akademie 版の日付から，ライプニッツは1676年2月24日に写本したと思われる（L. 200-202）。AT版によるとライプニッツによる写本には2種類あり，MS1とされる方がより完全で，MS2とされる方はより正確である。AT. XI, 541, a。オカントは仏訳に際してこの2つの違いを明確にしている。例えば『治療法と薬の効能』というタイトルはMS1による（Descartes, *Écrits physiologiques et médicaux*, présentation, textes, traduction, notes et annexes de Vincent Aucante, PUF, 2000, pp. 200-207. 以下同書は Aucante, 2000 と表記する）。
2) オカントによれば，Pierre d'Abano（Petrus de Abano）が『毒について』，1593年，p. 90 の中で，「胃において凝固した乳汁」を毒とみなしている（Aucante, 2000, p. 213）。
3) 『人間論』では，胃の中の体液は血液に由来して硝酸の役割を果たすと説明される。デカルトによれば，この体液は，胃の中に食べ物がない場合に胃の神経を動揺させて脳の部分を動かし，飢えの感覚を生じさせる。また喉に上っていく体液が十分でなく喉を湿らせることができないときは，喉の神経を刺激して脳中に運動を起こし，渇きの感覚を生じさせる（AT. XI, 163-164）。
4) こうした干し草の例は他に『人間論』，『方法序説』，『気象学』，『哲学原理』，『人体の記述』に見られる。詳しくは『動物の発生についての最初の思索』の注147を参照。

ここから，緑青[5]，すべての熟していない果物，ナナカマドの実[6]，セイヨウカリン[7]，などといった多くの止瀉させるものの説明が容易になることだろう。疑いなく，それらは通路を閉ざすのである。これとは逆に，水銀やアンチモン[8]などの冷たく湿ったものが，プルーン[9]，梨果，カッシア[10]などのように〔胃の外膜の孔を〕緩ませ，そのことのために瀉下薬となるのである。

　一方別の理由から瀉下薬あるいは止瀉薬になりうるものもある。だが，私は以上が主要な理由だと思う。というのも，通常のものよりも甘い食べ物や熟した果実などのように，胃においてすぐに腐敗するものは確かに便を軟らかくするが，しかしだからといって，その他の身体から瀉下させるわけではない。同様にそれらは止瀉させるが，単に偶然によってである。

　止瀉薬がほとんどあらゆる場合で消化に役立つことに注意しなければなら

---

5) viride aeris。AT版ではver de grisとなっている。オカントによると，MS1ではフランス語でver de grisと記されている（Aucante, 2000, p. 213）。ディオスコリデス（40-90年頃の医師，植物学者。ローマ皇帝ネロの軍医で，薬効のある自然物について網羅した『薬物論』(*De materia medica*) をまとめた）によれば，「すべての緑青の薬効は，収斂させ，暖め，減弱させる作用にある」（ディオスコリデス『ディオスコリデスの薬物誌』鷲谷いづみ訳，小川鼎三ほか編集，エンタプライズ，1983年，V, 91-92, pp. 789-791. 以下同書はディオスコリデス, 1983と表記する）。

6) sorba。ディオスコリデスによると「ばらばら切って日に干して乾燥させて食べると，便秘を抑える効果がある」（ディオスコリデス, 1983, I, 173, p. 89）。

7) ディオスコリデスは，「食べれば収斂作用があり，胃によく，便通を抑える」としている（ディオスコリデス, 1983, I, 169, p. 88）。プリニウス（23-79年のローマの博物学者。全巻で2万項目にわたる大作『博物誌』は，動植物や薬，鉱物など古代の博物学を網羅した内容となっている。当時の多くの知識人について言及，引用があり，ディオスコリデスにも言及している）はやや詳しく，「メスピラの実は，胃を収縮し，下痢を抑える。乾燥させたナナカマドの実も同じ働きをもつ」としている。メスピラとはセイヨウカリンのことである（『プリニウス博物誌　植物薬剤篇』大槻真一郎訳，八坂書房，1994年，IV-141, p. 229. 以下同書はプリニウス, 1994と表記する）。

8) MS1では水銀とアンチモンは記号 ☿・♁ で示されている。

9) プリニウスによると，スモモの実は通じをよくし，野生のスモモの実あるいは根の皮を辛口のブドウ酒に入れて煎じたものは下痢や疝痛を止める（プリニウス, 1994, IV-132, 133, p. 226）。

10) cassia。芳香性のあるクスノキ科の植物を指すと思われる。ディオスコリデスによると「利尿作用，暖める作用，乾かす作用および緩やかな収斂作用がある」（ディオスコリデス, 1983, I, 12, p. 14）。

ない。というのも胃の中で漿液性の体液が少なければ少ないほど，よりいっそう熱が強められるからである。このため，ある止瀉薬は食事の後で消化を早めるので，偶然に胃を広げるということになる。たとえば，マルメロ[11]がそうである。

　胃は中に閉じ込めた食べ物を圧縮し，自身を食べ物の嵩に合わせる。このため空腹な人は食べ物を見て，食べ物がストマクス〔＝食道と胃〕[12]に入る前に想像の力によってストマクスを押し縮めるのである。それで水が口まで上がってくるのである。また瀉下薬にはもしかすると〔食道と胃が〕押し縮められるのを阻むものがあるのかもしれない。まさに，水銀[13]はおそらく神経〔＝迷走神経〕を緩めるために，非常に危険なものとなる。

　アキノキリンソウを丸々一本粉末にしたものを[14]，1ドラクマ[15]分飲むか，またはエニシダの種子[16]を飲むと，膀胱と腎臓の中の結石が小さくなる。

　ゼニアオイ属[17]の植物のように便を柔らかくすることによって瀉下するものもある。また他には，バターのように[18]腸のすべりをよくすることによるもの，食後のマルメロのように便を押し縮めることによるもの，塩水[19]やさ

---

11) ディオスコリデス，プリニウスどちらも，マルメロは下痢や血性下痢，コレラなど腹部の疾患に効き，収斂作用をもつとしている（ディオスコリデス，1983, I, 160, p. 86）（プリニウス，1994, IV-100-102, pp. 216-217）。
12) ここではストマクスの語は食べ物の通路である食道と胃，両方を指すと考えられる。
13) MS1では記号で示されている。
14) アキノキリンソウは，キク科アキノキリンソウ属の草本の総称。
15) ギリシアの銀貨。1ドラクマ＝約3.4g。
16) ディオスコリデスは，エニシダ属の植物には収斂作用があって，潰瘍や不浄な分泌物，排尿障害などを解消するとしている（ディオスコリデス，1983, I, 19, p. 20）。
17) プリニウスによると，ゼニアオイ属の効能は多様で，「煎じ汁は爽快な便通をもたらす」他，あらゆる病気にかかりにくくなる，とある。『プリニウス博物誌　植物薬剤篇』I, 注84によると，ゼニアオイ属（malva）はギリシア語のmalassein（柔らかくする）に由来するmalacheから派生した。（プリニウス，1994, pp. 60-61）。ディオスコリデスは『薬物誌』の数箇所でアオイ科の植物に言及しているが，便通についての薬効には触れていない。
18) ディオスコリデスによると，「バターは便通を促す作用と油としての性質をもっている。……多量に服用すると腹を下し，油が手許にないときは，解毒にも用いて効果がある」（ディオスコリデス，1983, II, 81, p. 142）。
19) ディオスコリデスによれば，塩はもっとも役に立つ物質である。塩の薬効は，「収斂

らには甘い水のように腸をぬぐうことによるもの，酒石英[20]のように，流れ込んで孔を開くことによるもの，水銀[21]のように〔便を〕保持するのに働く神経を緩めることによるものもある。しかし，他にも，静脈の口を塞ぐとか，消化を妨げることによるものなど，無数の別の方法によって瀉下させうるのである。実際，かつて私はスペインのブドウ酒を飲んで通じがあったという経験をしたが，それは明らかに，ブドウ酒が血液の塊を温めることによって多くの蒸気が胃に下っていき，また甘い水のようなものが大量に便に混ぜ合わさされることによるものだった。このことは私には明白だった。なぜなら別の機会に，同じブドウ酒を朝早くに飲むと，蜜のように透明で味のない大量の尿が出たが，その時は，胃腸よりも膀胱において，通路が開いたためであることが明らかだったからである。

「数ヶ月経っても難しい胃腸の瀉下は，以下のように引き起こされる。728[22]。」新鮮な雄ウシの胆汁[23]，味のないバター，黒ヘレボルス[24]，コロシン

---

させ，清浄にし，散らす作用とともに，抑制し，減弱させ，痂皮を形成させる作用をもっているので多用される」（ディオスコリデス，1983, V, 126, p. 806）。

20) ブドウ酒をつくる際に沈殿する「酒石」（tartar）を再結晶させたもの。酒石酸水素カリウム。MS1では記号 ⌐ri で示されている。

21) MS1では記号 ☿ で示されている。

22) 表記は728。アニー・ビトボル-エスペリエス女史によれば，J.-L. Marion et P. Costabel, *Descartes, Règles utiles et claires*, H. Nijhoff, 1977, note 10, p. 212 やオカントの仏訳（Aucante, 2000, p. 207）はこの「728」を，「1628年7月」と解しているが，年月のこうした表記法はデカルトには見られない。「728」はここで語られている下剤の番号を意味するもので，デカルトが参照していたヨハンネス・シェンクの書物に典拠がある。Annie Bitbol-Hespériès, « Une source des textes biomédicaux latins de Descartes, AT XI: les Observationes de Johannes Schenck », in Liminaire III du Bulletin cartésien XLVI, *Archives de Philosophie*, 80, 2017, 159–161 参照。

23) ディオスコリデスによると，「すべての胆汁は刺激性で，温める作用がある」。「羊毛のふさに含ませて肛門に挿入すると，下痢しがちな人ならだれにでも効く」（ディオスコリデス，1983, II, 96, p. 151）。

24) クリスマスローズの学名。プリニウスによると，ヘレボルム（ヘレボルス）には黒いものと白いものがあり，「黒ヘレボルムは下痢によって，白ヘレボルムは嘔吐によって胃腸を洗浄することで，病気の原因となるものを排出する」。また黒ヘレボルムは腹から胆汁や粘液や水分を抜き取り，腹を緩くするためにスカモニウムを混ぜる人もいると紹介されている（プリニウス，1994, VI–47–61, pp. 319–324）。ディオスコリ

トウリの抽出エキス[25]，スカモニア[26]とクロックス〔＝サフラン〕[27]これらをいずれも同量とり，ひとまとめにして火で蜜の硬さにまで溶かし，イタリアのナッツの殻に入れ，臍の上に載せる。それがすぐに落ちないようにしばりつけ，殻を2つ，毎日この水薬で内側を満たし，順に載せる[28]。最初の数日は患者の波打つ動きと雑音以外は何も感じ取れなかった。3日目に激しい苦痛とともに排泄の欲求が起こった。しかし，便は硬く，続いて排便が起こらなかったので，新鮮な仔ウシの内臓を古いオリーブオイルとともに火にかけたものをふるいにかけて温めてから，胃に導き入れ，胆汁とバターを塗った指で肛門を刺激するしかなかった。

（安西なつめ・澤井 直・坂井建雄 訳）

デスは黒いヘレボルスを使用したヘレボルス酒のつくり方を述べて，「服用すると便通を促す作用があり，晩餐後に嘔吐するためにも用いられる」としている（ディオスコリデス，1983, V, 82, p. 782）。

25) B版の注によれば，コロシントウリとその他の混合物はガレノスによって Hiera の名前で知られている（B. 1218, 注11）。コロシントウリ（あるいはコロキュンティス）はウリ科のスイカに似た植物である。ディオスコリデスによれば，実の果肉には瀉下作用がある（ディオスコリデス，1983, IV, 178, p. 701）。Aucante, 2000 p. 215, note. 31 参照。

26) ヒルガオ科の植物。ディオスコリデスはスカモニア酒のつくり方を述べて，「下剤として役立ち，胆汁と粘液を排泄させる」としている（ディオスコリデス，1983, V, 88, p. 782)。

27) ヒルガオ科の蔓植物で樹脂は下剤として使われる。ディオスコリデスは利尿の作用とともに子宮薬や便通剤にもなると述べているだけだが（ディオスコリデス，1983, I, 25, p. 22)，プリニウスは，下痢によって胆汁を排出し通じをつける腹の薬として紹介している（プリニウス，1994, VII-59, pp. 382-383)。

28) この文章は，C版から語の読み替えなどいくつかの点が修正されている。ここではAT版とB版にならう。AT. XI, 644 注 c, B. 1219 注 14 参照。

# 動物の発生についての最初の思索

[AT. XI, 505-542]

　[1][1] 発生には二種類あると考えるべきである。ひとつは精液[2]や母胎[3]なしのもの[4]であり、もうひとつは精液によるものである。

---

1) 便宜上、AT版の（B版もそのまま採用している）段落に通し番号をつけ、括弧［　］内に示すことにする。ただし、AT版の新版の補注（AT. XI, 723）が注意を促しているように、AT版の本文は句読法などが現代化されており、そのため時によっては関連する代名詞の前で文章が切られたり、一文の途中で段落分けがされたりしている場合もある。また、AT版に見られる一行空きはいずれも1701年のアムステルダム版（以下「1701年版」）にはない。
2) semen, semina には「精液」という訳語を与えることにする。デカルトの場合、すべての「事物の種子」（semina rerum）といった観点は見られず、植物の semen について語ること（たとえば、『人体の記述』AT. XI, 253）もあるものの、この語はもっぱら医学生理学的な文脈で登場し、なによりもまず男性の semen が議論となっているからである。それは当時の用法の主流でもあった（この点はアニー・ビトボル－エスペリエス女史のご教示による）。ただし、デカルトは、すぐ後の［5］段落（AT. XI, 507）でも述べているように、男性ばかりではなく、女性も「精液」を産出すると考えている。こうした理解は、アリストテレス説（『動物発生論』第2巻第4章：『アリストテレス全集』9、島崎三郎訳、岩波書店、1969年、p. 165以下）に対立するものであり、デカルトの時代でも医学者の間で論争の的になっていた。しかし他方で、この理解は古くはヒポクラテス（たとえば、邦訳『ヒポクラテス全集』2、エンタプライズ、1987年、「生殖について」「子どもの自然性について」いずれも近藤均訳）にさかのぼるものであり、17世紀にも広く受け入れられていたともいえる。デカルトの著作全体でも、男性の精液と女性の精液が存在し、二つは混じり合うとまったく同じ役割を果たし、相互に種となるという説は恒常的に確認できる（たとえば、『解剖学摘要』AT. XI, 599；『人体の記述』AT. XI, 253）。
3) 当時の医学文献では「子宮」（uterus）よりも「母胎」（matrix）という語が多く用いられている。
4) 「精液や母胎なしのもの」ということでは、いわゆる自然発生説が念頭に置かれている。すぐ後の第［3］段落参照。

[2] さて，すべての動物には，自然に動く，栄養を摂るなどのように，共通しているものがある。それらがすべてのうちでまず第一に[5]考察すべきものである。次いで，見る，聞くなどといったように，ほとんどすべての動物に共通しているものを考察すべきである。これらは第二にとりあげ，なぜすべての動物にみられないのかを吟味すべきである。各々の類に特有のもの，たとえばすべての鳥は2足で，獣は4足であり，魚はひれをもち，昆虫は多足である等々については，三番目に考量するべきである。最後に第四として，もっとも下位の個々の種の特性に向かうことにしよう。

　[3] 母胎なしに誕生するすべての動物は次の原理のみを必要とする。すなわち，二つの基体が互いにさほど離れていないところにあって，同一の熱の力[6]によってさまざまな仕方で激しく動かされることによって，否応なしに，一方の基体からは微細な粒子（以後，「生命精気」と呼ぶことにする）を噴出させ，他方の基体からはより粗大な粒子（「血液」ないし「生命体液」と言うことにする）を噴出させるということである。そして，これらの粒子が同時に共働して，まず第一に生命を心臓にもたらす。次いで，心臓では血液と動物精気[7]が絶えざる闘争をすることになり，血液と精気が互いに馴致されて同一の本性の下に合致できるようになると，脳を産出する。したがって，動物を作るにはかくもわずかなものしか要しないのであるから，多くの動物，多くの蛆虫，多くの昆虫が腐敗している物質[8]のなかで自然に形成されるの

---

5) AT版（C. Adam）のprimaではなく，1701年版のprimoに従う。

6) 精液の膨張が発生の原動力であり，精液が加熱されることから生じるというテーゼは『人体の記述』（たとえば，AT. XI, 253；254など）でも主張されている。

7) 「動物精気（spiritus animalis）」は，デカルトの場合，「霊魂精気」と訳すべきガレノスとは異なり，完全な物質粒子として規定されている。注57および本書「解説Ⅱ」の「4. ガレノスの生理学説とデカルト」参照。

8) 自然発生説はギリシア以来（たとえば，アリストテレス『動物発生論』I, 1, 715a25, b5：『アリストテレス全集』9, 島崎訳，p. 94；同『動物誌（上）』V, 19, 552 a-b：『アリストテレス全集』7, 島崎三郎訳，岩波書店，1968年，pp. 160-161；アウグスティヌス『三位一体論』中沢宣夫訳，東京大学出版会，1975年，L. III, c. IX, p. 107）広く認められ，17世紀においても経験的事実と見なされていた。デカルトもそうした伝統的な自然発生説に従っている。後の［37］段落（AT. XI, 520）で，「カキやカイメンなどのような植虫類」に言及しているが，それらの例は自然発生説を説明する際

をわれわれが目にすることはまったく驚くにあたらない。ここで注目すべきは，肺と肝臓があらかじめ必要な二つの基体であって，一方〔の肝臓〕は空静脈〔=大静脈〕を通して，他方〔の肺〕は静脈性動脈〔=肺静脈〕を通して，物質を放出し，それらの物質が共働することで心臓に動きを生じさせることである。心臓を構成する実質そのものは同時にそれらの物質が混合して生み出され，その時ようやく動物が存在し始める。というのも，心臓が作られる以前にはまだ動物は存在しないからである。

　[4][9] 母胎内で動物は次のように形成される[10]。まず第一に，精液が子宮内に入るとき，もっとも純粋でもっとも完全に混じりあった精液が最初に入り，もっとも奥深い場所を占める。というのはすなわち，より微細なものがより早く[11]運動し，両親の身体からより容易に排泄されるからである。その後で，残りのやや粗大な精液がさらに子宮口に向かうことになる。実際，Dを子宮口とすると，より純粋な精液が基底部Aを占め，より粗大な精液は穴Bの方へと向かう。

　[5] しかしながら，精液が一人の親だけからくるとすれば，入ってきたの

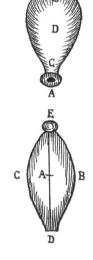

---

　　に伝統的に用いられてきたものである。
9)　1701年版では，段落[4][5][6]は一続きの段落であり，受胎について，デカルトの典型的な力学的・機械論的説明が与えられている。
10)　AT版（AT. XI, 506, n. c）が言うように，上の図は1701年版のものをそのまま採録したものであるが，あまりに大雑把でテキスト理解にはまったく役立たないように思われる。
11)　デカルトは物体を三次元的に無際限に延長する可分的な実体として捉え，その大きさと形で相互に区別されるとする立場をとった（Cf.『世界論』AT. XI, 24：『世界の名著　デカルト』神野慧一郎訳，中央公論社，1967年，pp. 92-93；『哲学原理』第3部49〜52節）。ここでも，その立場に沿って，胎児の形成を説明しようとしている。精液は，血液や精気と同じく，三次元に延長する物質の粒子から形成されており，粒子の微細さによって，異なる本性をもつことになるとされる。微細さという基準との関連で，『人体の記述』（AT. XI, 259）では，より空気的で動かないか，より粗大で重いかという対比がされている。

動物の発生についての最初の思索　　97

と同じ道を簡単に逆流してしまう。というのも，一人の親だけからきた精液をそこに留まらせるものは何もないからである。それゆえ親一人だけの精液では発生を起こすことはできない。

［6］しかし，両親の精液が同時に混合されると，その際，精液が結合するには子宮のなかでしだいしだいに熱くなるのに応じて希薄化しなければならないので，精液はよりいっそう膨張する。ところが，子宮の配置と構造は，子宮が拡張するとそれだけその穴は閉じ，しかし逆に，収縮するとその口は開くようになっている。このため，子宮口は交尾の際には開くが，しかし逆に，受胎すると精液が子宮内で膨張し，きつく閉じられる[12]。

［7］かくてこのように子宮内に閉じ込められた精液はしばらく時間が経つと幾分か発酵させられ，母親の熱によって煮られ，つまりは粒子が相互により細かく混ぜ合わされる。そしてまさにその時，それらの粒子はきわめて入念に混ぜ合わされ，調和させられて，今ある場所の中央に集まる。実際，こうして作り出されるもっとも大きな粒子はCに集まり，脳を作る。他方，AとBから引き出された粒子は集まって，脊髄を作る。こうして脊髄はいわ

---

[12]　子宮の収縮に関して，ガレノスは目的論的観点から子宮自体に収縮する力，胎児を保持する保持機能（および排出機能）を想定した。ガレノスは『自然の機能について』のなかで，「自然が子宮をして，胎児を包み込んで収縮し，これを保持しうるものに仕上げたのは，偶然にしたことでもなければ，理由もなくそのようにしたのでもないのであって，それは，胎児が適当な大きさにまで達するようにという目的のためだったのである。だから，子宮がまさにそのために保持機能を働かせた当の目的が果たされると，子宮はこの機能を停止させて，それが働かなかった元の状態に戻したのである。そして保持機能の代わりに，これまで働かせていなかった別の機能，すなわち娩出機能を発動させることになる」（『自然の機能について』種山恭子訳，京都大学学術出版会，1998年，第3巻第3章，p. 154）と述べている（Cf. 川喜田愛郎『近代医学の史的基盤』上，岩波書店，1977年，p. 102）。これに対して，デカルトは，子宮の乾湿の違いという機械論的説明を与えたヒポクラテス説を採用している。ヒポクラテスは，「女性が性交した後，さきゆき妊娠することにならない場合には，普通は男女両性からの精液が外に漏れる。しかし妊娠することになる場合は，外にはもれず，精液が子宮内にとどまる。というのは，子宮口が湿り気によって収縮したために，子宮が精液を受入れ，閉まって内部に精液を保持するからである」としていた（「生殖について」『ヒポクラテス全集』2，近藤訳，p. 500）。こうした臓器の運動についてのデカルトの立場は終始一貫したもので，心臓についても同様に説明されることになる。

ば水路のようになり，子宮口付近にあるより粗大な血液の粒子のうちから，そこにたまたま混じっている，より微細な粒子を脳へと運ぶ。さらに精液の残りの粒子はそれほど微細にではないものの，十分ほどよく，大きな対立もなく混合されて，皮膚に変わる。そのためそれら残りの粒子の大部分はB付近に見いだされる。そこに見いだされるこの物質からは，その後，腹部，すね，足が生じる。しかし，AとBはあたかも中心として留まる。すなわちAは主としてより微細な粒子の中心として留まり，対するBはより粗大な粒子の中心として留まる。

　[8][13] しかしながら，これらすべてが起こる間に，親のいずれか一方の精液があまりにも弱いために，たやすく，たいした軋轢もなく他方の精液と混合し，他方の精液に屈する[14]ようなときには，動物ではなく奇胎[15]が発生す

---

13) 1701年版では，段落[8][9]は一続きの段落である。
14) ヒポクラテスは，性の決定について次のように述べていた。「つぎのことも事実そのとおりである。女性から射出されるものが強性のものである場合と弱性のものである場合がある。男性から射出されるものも同様である。男性の体内には女性質の精液も男性質の精液も存在する。女性の体内も同様である。男性質の精液は女性質の精液よりも強性である。子どもは当然，強性のほうの精液から生まれる。つぎのことも事実そのとおりである。もし男女両性から，ともに強性の精液がやってくる場合は，男が生まれる。弱性の精液の場合は女が生まれる。どちらかが量的にまさっている場合は，そのまさっているほうの性が生まれる……」(「生殖について」『ヒポクラテス全集』2，近藤訳，pp. 500-501)。デカルトの場合も，「男性質の精液」と「女性質の精液」の対立，闘争を想定しており，適切な闘争がなければ，生命は誕生しないと考えられている。
15) (胞状)奇胎(mola＝石臼)については，古代から知られており，アリストテレスは熱の不十分さに原因を求めている。「いわゆる「石臼」〔石胎＝奇胎〕について述べなければならない。これはヒトの女においてたまにしか起こらないことであるが，或る女では妊娠すると起こる。すなわち，彼女たちはいわゆる「石臼」を産むのである。……ところで，この状態の原因については『問題集』に述べておいた〔現在の『問題集』には見当たらない〕。すなわち，母胎内の胎児は煮物のなかの半煮えの肉と同じ状態にあるのであって，或る人々のいうように熱によるのではなく，むしろ熱の弱さによるのである。……なぜなら，硬さの原因は調理不全〔未熟〕にあるからで，ちょうど肉の半煮えが一種の調理不全であるようなものである」(『動物発生論』第4巻第7章 775b25：『アリストテレス全集』9，島崎訳，pp. 276-277)。これに対してデカルトは精液の欠陥に原因を求めた。オカント (Descartes, *Ecrits physiologiques et médicaux*, Présentation, textes, traduction, notes et annexes de Vincent Aucante, Paris,

る。これに対して，もしどちらの親の精液も強壮であるなら，精液のすべての粒子が同時に混合することはできず，一部の粒子はきわめて強固に抵抗し，その結果，残りの粒子と分離されることになる。ところで，精液の粒子には二種類ある。すなわち，部分 A からくるより微細な粒子と，部分 B からくる粒子である。これら二種類の粒子が区別されず，同時に集まり，たやすく一致してしまうと，また奇胎となる。すなわち，これは脳 A が肉 B から正しく分離されなかった証拠であり，そうした奇胎は場合によっては長時間育てられ，臍帯[16]をもつことさえある。しかしながら，相互に分離されていると，より微細な粒子は A の付近で肺を作り，肺が静脈性動脈〔＝肺静脈〕の起点となり，より粗大な粒子は肝臓を作り，肝臓が空静脈〔＝大静脈〕の起点となる。言い換えると，一方のより微細な粒子は動物精気であり，他方のつねにより粗大な粒子は血液である[17]。こうして，どうして肺と肝臓はわれわれが見ている場所を占めるのかが分かる。実際，肺と肝臓は他の場所に集まるようなことは起こりえないのであって，肺は首の下の脊椎の近くに，肝臓は殿部の上の同じ脊椎のそばにあり，それぞれの場所に配列されるのでなければならない。

[9] とはいえこれらがすべて形成されたとしても，まだ動物ではない。ところで大量の精気は，脳のさまざまな場所から肺に集まると，そこで一塊になり，静脈性動脈〔＝肺静脈〕を唯一の通路として肝臓へと運ばれる。というのも，脳から来る精気は反対の場所へ向かわなければならない以上，大量の精気が他の場所へ行くことは不可能だからである。それに対して，血液はよ

---

2000, p. 167, n. 11. 以下同書は Aucante と略記する）によれば，デカルトはここでフランスの医師フェルネル（Jean Fernel, 1497-1558）の説に従っている。

16) 『動物発生論』では，『解剖学摘要』と同様に，umbilicus（臍）は一般に「臍帯」の意に用いられているが，デカルトは，臍帯を流れる血管を指す場合にもこの語を用いている。そうした両義性は，デカルトが参照したイタリアの解剖学者ファブリキウス（Fabricius ab Aquapendente, 1533-1619）など，当時の医学書一般に認められるという（A. ビトボル－エスペリエス女史による）。

17) ここの動物精気を運ぶ肺・静脈性動脈〔＝肺静脈〕系と血液を運ぶ肝臓・空静脈〔＝大静脈〕系との対比はいうまでもなくガレノスに由来するが，デカルトは次の段落で二つの系が出会うことで心臓が形成され，精気と血液とが混じり合うという説明を展開する。

り後方の場所にある塊から来るので，空静脈〔＝大静脈〕を共通の通路として肝臓に集まり，肺へと運ばれる。こうして空静脈と静脈性動脈〔＝肺静脈〕とが出会い，まずそれらの線維が混じり合い，いわば元に巻き戻り，心臓の実質ができる。次いで精気と血液が同時に心臓内で混じり合うが，精気の活動はより早く，より精妙なので，肝臓の方へ盛んに降下し，その降下する部分で心臓の形を尖らせる。他方，血液の活動はゆっくりで，身体のなかで大きな塊を成すので，心臓の上方の部分に留まり，その部分を膨張させる。しかし，心臓のなかで血液と精気が混じり合うと，そこで継続的な闘争が始まる。その闘争にこそ動物の生命は成り立つ。その点では，ランプのなかの火の生命[18]となんら変わらない。その後，血液と精気は心臓全体に拡散されるので，新たに続く血液と精気に場所を空けるために心臓から逃れる出口を見つけようとする。とはいえ，入ってきた場所の傍ら以外には容易に道を作れる部分があるわけではない。というのも，残りの肉はすべて発生する際に，血液や精気によってたたかれるので，はるかに圧縮されているからである。こうして，血液と精気が一方には静脈性動脈を，他方には大動脈をくり抜く。これら静脈性動脈と大動脈はその後近接すると接合するものの，そのすぐ後にま

---

18) ランプを使った蒸留器に心臓をなぞらえる比喩は古代からあり，ガレノスからヴェサリウスを経て近世初頭の医師たちにも多用された（Cf. Annie Bitbol-Hespériès, *Le principe de vie chez Descartes*, Paris, 1990, p. 148）。デカルトは『人間論』でも同じ比喩を用いている（「そして，ご承知おき頂きたいのは，心臓の肉は，その小孔の内部に，私がすでに述べたような，一種の光のない火を持っているということである。そのために，心臓の肉はたいへんあつく熱しているので，血液はこの二つの心室のどちらかにはいると，急速にふくらんで膨張する」（AT. XI, 123：『増補版　デカルト著作集』4，伊東俊太郎・塩川徹也訳，p. 227）。なお，人間の場合，「心臓」として今日であれば二心房二心室のものを思い浮かべるであろうが，この『人間論』の引用に見られるように，デカルトの時代，「三つの腔所」を考えたアリストテレス（『動物誌』第1巻第17章，496a8：『アリストテレス全集』7，p. 28）を修正したガレノス以来の伝統を受けて，「心臓」として理解されるのは「二つの心室」のみであった（Cf. 『人体の記述』AT. XI, 228 & 231）。「心房」については，静脈性動脈〔＝肺静脈〕と大静脈の「二つが心臓に入る前に膨らんで，心臓の耳（心耳）と呼ばれる二つの袋のような形になっており，心臓の肉と似た肉でできている」（『方法序説』第5部，AT. VI, 48）と考えられている。

た分離する。というのは，かなり粗大な血液の粒子は空気の排出[19]によってすでに空になった肺に栄養を送るために肺へと向かうのに対して，純粋な精気は大動脈を通って全身に行き渡らされるからである。

　［10］ここに動物は存在し始める。というのも生命の火が心臓のなかにともされたからである。しかし，これらすべては熱の力によって膨張する精液のみから（栗が火のなかで膨らむのと同様な仕方で）生じるものの，精液はつねに膨らむことができるわけではない。膨張は，一日，二日であったり，一時間であったり，短い時間で生じるが，それは事実の問題であって，理性的に定義されえない[20]。さて本題に戻ると，精液が膨張するのを止めても，それにもかかわらず血液と精気は心臓の方へ集まり続ける。というのも，血液と精気には激しい勢い[21]がすでについており，導管が用意されているか

---

19) 胎児の肺には空気があるとするのは，ヒポクラテス以来の伝統的見解であり（「また生まれる前の空気と体液は，当然母体内にいるときにずっとなれ親しんできたように，子供の性質に合っているのに対し，……」，ヒポクラテス「八か月児について」小林晶子訳，『ヒポクラテス全集』2, p. 492），17世紀でも一般に認められていた。デカルトの場合も，同じテーゼが，この『動物発生論』の後の［10］［19］［29］段落（AT. XI, 510 ; 514 ; 517），および『人体の記述』（AT. XI, 271-272 et 259）にも見られる。

20) デカルトの「発生論」は理性的綜合による試みであって，事実の確認とはレベルを異にするものとして構想されていた。「それは事実の問題だ（c'est une question de fait; est quaestio facti）」という言い方は，1640年のメルセンヌ宛書簡（4月1日，AT. III, 49,『デカルト全書簡集』第四巻，津崎良典訳，知泉書館，2016年，p. 52 ; 6月11日，AT. III, 85, 同，武田裕紀訳，p. 81）で「狂人の尿」と「磁石の針の偏角」についてされている。

21) 血液をはじめ体液に「勢い（impetus）」という一種の慣性を認める考え方は16世紀の解剖学者たちの間に認めることができる。Aucante（pp. 12ff.）によると，フェルネルの著作 *Physiologiae libri VII*（1602）（「人間の生殖と精液について」，Cf. *The Physiologia of Jean Fernel (1567)*, translated and annotated by John M. Forrester, Philadelphia, 2003, pp. 522ff.）はデカルトが解剖学に手を染めはじめた1630年から1632年にかけて参照したと思われるものだが，そこでも発生時の精液の「勢い」が語られている。デカルトは血液や精気の運動にそうした「勢い」を認める。同じ言葉はこの『動物発生論』の後の［35］段落，「しかし，われわれには容易なのに，動物にはそれをする衝動（impetus）が欠けているものも多い。というのも，動物は，そうしたことをするようには，いかなる感覚や自然本性による運動によってもなんら駆り立てられないからである」（AT. XI, 519）にも出てくる。一見したところ，この用法は意味

らである。こうして肝臓は消耗するので、必然的に他の場所から栄養を引き出すことになる。かくて、肝臓は臍帯の穴をあける。臍帯は肝臓の下部近くにあるが、主にその臍帯を通して肝臓は栄養を引き出すことになる。他方、肺は、時間が経過しても消耗することはない。肺は血液によって栄養を与えられるからである。また、母胎内にある熱の力によって、血液のみからきわめて微細な精気は生じることができる。こうして、胎児には、きわめて微細な精気が不足しているどころか、むしろ最初から満ちあふれていることになる。そのため、肺は粗面動脈〔＝気管〕の穴をあけるが、粗面動脈はおのずと環形となる。というのも、毎回、たとえば毎日あるいは肺の拡張期[22]ごとに、肺からあふれ出て粗面動脈を満たす空気によって粗面動脈〔＝気管〕は環を増やしていき、ついには口蓋にまで達するからである。しかし粗面動脈は脳があるために穴をあけることができないので、口や耳やさらには鼻からも出ようとする。この点は、口蓋が一種の環形を保持していることから明らかである。そして口の細長い形が口蓋の下に置かれていることもその点を確証するものである。ただし、口の穴をあけることがただちにできるわけではない。

［11］[23] こうして生命の火が心臓のなかでともされるや否や、大動脈と空静脈〔＝大静脈〕が身体全体に血管を伸ばし始める。その大動脈と空静脈が進むのは出入りがもっとも自由な道だけなので、ともに同じような血管を作ることになる。しかし、だからといって二つの血管が結合するわけではない。というのも、大動脈と空静脈がそれぞれ含んでいるのは、血液と精気という本性的にあまりにも異なるものだからである[24]。ただし、一方の血管が物質

---

が異なるものにも思われるが、デカルトの生理学からすれば、「衝動」さらには「本能」といえる場合でも、精気の「勢い」が最終的に問題になることでは変わりがない（注61参照）。

22）拡張期（diastolem）はもともと量の増大を意味する。収縮期（systolem）との対比で心臓だけではなく、脈拍や呼吸に関しても語られていた（Cf. A. Bitbol-Hespériès, *Le principe de vie chez Descartes*, pp. 62–63）。

23）1701年版では、段落［11］〜［16］は一続きの段落である。

24）A. ビトボル－エスペリエス女史によれば、血管と精気がそれぞれ大動脈と空静脈〔＝大静脈〕に含まれているというこの箇所の記述は、『動物発生論』（の多くの部分）

を分割して道をつけた場合には，他方の血管はその道をより容易に通過する。さて，他の血管のうちには，脳にまで上がっていき，ヘロフィルスの圧搾機[25]で脳と結びつく血管もある。というのも，物質は長い経路を運ばれ，煮詰められると容易に混合され始めるが，そうして混合されると脳に栄養を与え，脳を大きくするからである。そうして大きくされている間に，脳が神経の対[26]を伸ばすとともに，すべての四肢が〔以下のようなさまざまな〕分泌物から形成され始める[27]。

［12］まず第一に肝臓の分泌物から脾臓，胆嚢，門脈が生じる[28]。肝臓は臍帯を介して母親の血液を自らの方へ吸い寄せる。同時に，臍帯の分泌物である水と精気が肝臓に到来する。だが，肝臓は純粋な血液は引き寄せない。こうして，水が尿膜管を通して下へ下がり，膀胱を形成し，陰茎に穴をあけることになり，それを通して子どもは子宮内に小便をする。ただし，この点に

---

がデカルトがハーヴィの血液循環論を読む1632年末よりも前に書かれたことを証するものである。デカルトは1632年末にメルセンヌに宛ててハーヴィの『心臓の運動』（*Exercitatio anatomica de motu cordis et sanguinis in animalibus*）（1628）を読んだことを報告している（AT. I, 263）。

25) デカルトがここで言及している脳の解剖学的特徴，「ヘロフィルスの圧搾機」は当時の解剖学者たちにはよく知られていた。たとえば，リオランは，「ヘロフィルスが"圧搾機"と名づけたのは，それが血液を圧搾機のように脳の底部に送るからである」（J. Riolan, *Anthropographie*, Paris, 1. IV, c. II, 1629, p. 572）といった説明をしている。なお，『解剖学摘要』（AT. XI, 579）ではヘロフィルスの圧搾機はラムダの圧搾機となっている。

26) Aucante（p. 168, n. 21）はここでデカルトが神経形成について，アンブロワーズ・パレに見られるような当時流通していた医学的説明を基本的に繰り返しているとして，パレ（A. Paré, *De la génération de l'homme*, c. X, *De la formation du cerveau et de la tête*, in *Œuvres complètes*, Paris, 1. XXIV, t. 3, p. 925）をあげている。しかし，パレの説明の枠組みは，自然が「建築家や石工や大工」のように，「いわく言いがたい，驚嘆すべき比類なき技巧をもって」「古代人たちが小宇宙と呼んだこの偉大な作品」を作成したというところにある。デカルトの説明の仕方とは根本的に異なっていることには注意すべきである。

27) 1701年版ではここで文が終わっておらず，AT版では改行されている次の段落の冒頭の文に続いている。

28) facit を fiunt とする AT 版に従う。

ついて医師たち[29]は反対のことを言っている。さて，精気は臍動脈を通って移動し，私が間違っていなければ，陰茎の実質を作る。というのも，腸骨動脈に植え付けられている真の動脈が，存在している心臓がまだごく小さくてあまり活発ではないために，大動脈を大きくするからである[30]。

[13] 第三に，分泌物が空静脈〔＝大静脈〕から出て腎臓に向かい，腎臓から尿管を通って膀胱へ向かう。ただし，子どもがすでに大きくなっていて，分泌物が膀胱に穴をあけないようになっている必要がある。実際，胎児が小さい時には，汲尽静脈〔＝腎静脈〕[31]を通して引き寄せられるのは粘っこい尿であり，それが腎臓の実質を組みたてることになる。

[14] 第四に，肺の分泌物が，先述のように[32]，粗面動脈〔＝気管〕を膨張させ，心臓の分泌物が静脈性動脈〔＝肺静脈〕のなかに入る。

[15] 第五に，脳の分泌物は多様である。まず一番目として，脳の実質全体からかなり湿ったある種の気息が口蓋を通って飛び出し，初めは頬を膨らますが，まだ頬に穴をあけることはない。次いで，食道から滑り落ちて，胃を膨らます。と同時に，同側の6番目と7番目の神経の対[33]がその気息とともに下に下がる。注目すべきは，食道と胃を形成している実質全体が口蓋から，あるいはむしろ脳の分泌物から下がってきた物質であることである。そ

512

---

[29] Aucante (p. 168, n. 22) は，デカルトが念頭に置いている医学者として，ファブリキウス (*De formato foetu*, prima pars, cap. VII, 1625, p. 15) をあげている。なお，*De formato foetu* および *De formatione ovi et pulli* については，Howard B. Adelmann による，ラテン語原文および英訳本，*The Embryological Treatises of Hieronymus Fabricius of Aquapendente*, New York, 1942 があり，以下では Adelmann と略記する（ここは同書 p. 269）。

[30] 1701 年版はこの後に欠落があるのではないかという注をつけている。

[31] 「汲尽静脈〔＝腎静脈〕(veines émulgentes)」については，『人体の記述』(AT. XI, 272) 参照。

[32] 第 [10] 段落 (AT. XI, 510)。

[33] 第6と第7の「対」(conjugations) という言い方はガレノスに由来する。Aucante (p. 168, n. 24) によると，それぞれ「腸と内臓全体」と「舌全体」に振り当てられ，現代の用語では，第6対は第 IX，第 X，第 XI 脳神経に対応し，第7対は第 XII 脳神経に対応する。『解剖学摘要』(AT. XI, 559) 参照。なお，デカルトが重視した心臓の「小さな神経」は6番目に属す (Cf.『人間論』AT. XI, 164-165, 169-170:『増補版デカルト著作集』4, 伊東・塩川訳, pp. 258 et 261)。

のため，胃は大きいにもかかわらず，厚い膜をもつことになる。その脳からくる体液は，肝臓の下にある場所へ至ると，そこに溜まり，そうして膨れることになる。というのも，それよりも下部にある物質に妨げられて，さらに下がることはできないからである。しかし内部に閉じ込められた気息は絶えず飛び出そうとし，少しずつ幽門から出て行くことになる。こうして十二指腸とその他の腸が頻繁な回転によって発生し，気息はついには肛門に穴をあけ，出ていくことができる。ところで，穴があけられるのは幽門であって，胃の他の部分ではない。というのも，胃の線維はそのいかなる部分も，最後に作られる部分に比べると，簡単には伸びないように配置されているからである。すなわち，幽門は胃全体のなかで最後に発生する部分なのである。さて，これらすべては中央の脳室の分泌物から生じる。二番目に，気息が下部あるいは小脳の両側から出てきて両耳に穴をあける。その気息は量は多くないものの，硬く厚い物質から成るので，渦巻き状の経路をたどる。三番目に，脳の内部中央の脳室から，木から出てくるゴムのように粘り気があるが透明な二種類の物質が両側にあふれ出す。それが両側から滴り出て，眼を形づくる。眼が，その後，骨の腔に含まれるのは驚くにあたらない。というのも，眼は，どの骨も硬くならないうちに，発生するからである。脳の前方部分から生じる他の分泌物は，より乾いている。より湿った分泌物は眼を通るが，それこそが鼻に二つの穴をあける気息にほかならない。

　[16]　ところで，これらすべてはただちに最初に生じる。皮膚と肉，肉と骨，それに皮膚・肉・骨と四肢・脳・脊髄が分かれるのは，それよりも前，あるいは少なくとも分かれると同時に生じることは確かである。しかし，いかなる骨も，小児が陰茎を通して小便をし，気息を肛門から出し，まぶたと唇が分かれるようになってからかなり経たないと，硬くならない。というのも，小児は膀胱の能力が限られているので間隔を空けてでなければ小便をしないので，膀胱の口を締める筋肉[34]が自然に生じるからである。

　[17]　ところで，まぶたは，もっとも微細な体液が両眼の角それぞれから落下し，まぶたの中央から少しずつ蒸発することによって徐々に分離されて，

---

34)　「膀胱の口を締める筋肉」とは膀胱尿道口の尿道括約筋を考えているのであろう。

まぶたの皮膚が形成される間に，その裂け目全体が少しずつ出来上がることになる。同じことは唇と処女膜でも起こる。しかしとりわけこうした分離によって口の亀裂は作られるのであって，下あごは上あごとは違う運動をする。処女膜に関しては，亀裂はより早く形成される場合もあれば，より遅く形成される場合もある。また場合によっては，性交や，ままあるように外科医の手に拠るのでなければ，口が決して開きえないこともある[35]。

　[18] 心臓[36]の血管の弁は私が述べたことを証している。実際，弁は，静脈性動脈〔＝肺静脈〕と空静脈〔＝大静脈〕では，体液が下降することではなく，戻ることを妨げ，逆に大動脈と動脈性静脈では，心臓から出ることではなく，戻ることを妨げる。実際，最初に弁は次のようにして生み出される。すなわち，心臓のなかにある体液が出ようとすると，入ろうとする体液と出ようとする体液に膜が挟まれて，弁に置き換わるのである。ちょうど，二本の指が反対の方向から皮膚をつまむと，皮膚が両方から押されてしわになるのと同じである。こうして他の弁が他の血管のいたるところで発生する[37]。

　[19] 身体全体のうちで顕著な弁は喉頭蓋であるが，その起源は明らかである。すなわち，先に述べたように[38]，空気は粗面動脈〔＝気管〕を通ってもっぱら上昇するだけで，下降しないのに対して，その同じ道を通って柔らか

---

35)　アリストテレス『動物発生論』の「現に，或る女たちでは子宮の口が癒着したままになっていて，いよいよ月経の時期になり，痛みが起こると，ひとりでに裂けるか，さもなければ，医師によって切開されるかしたことがある」（IV, 4, 773a18：『アリストテレス全集』9，島崎訳，p. 269）という記述は，当時の医学書ではしばしば引き合いに出されていた。また，パレは人間の発生を論じた著作のなかで処女膜をとりあげた際に，この外科手術を若い女性に結婚前に勧めている（A. Paré, *De la génération de l'homme*, c. L, *De l'hymen*, in *Œuvres complètes*, 1. XXIV, t III, p. 980）。
36)　伝統的な心臓の理解では２つの心室のみを心臓と考え，心耳は心臓の血管の一部と考えられていた（Cf. A. Bitbol-Hespériès, *Le principe de vie chez Descartes*, pp. 57-60）ので，ここでも心室の弁のみが問題とされている。
37)　したがって，身体全体のなかに，腸のなかにも神経のなかにおけるのと同様に，弁があることになる（Cf.『人体の記述』AT. XI, 278, et 279）。なお，デカルトは，以下の第 [73] 段落（AT. XI, 533）では，「弁が発生するのは，体液が一方向から流れ込み，別方向に流れることには抵抗するものの，逆流はしない場所においてである……」と別種の説明も与えている。
38)　第 [10] 段落（AT. XI, 510）。

な物質と気息が脳から食道に下降する。そうすると，膜が両側から挟まれて，喉頭蓋の弁に変化させられる。実際，軟骨は楯のような形となる。というのも，食道内を下降する物質が粗面動脈に含まれている空気を動かすからである。ただし，別々の水泡としてはっきりと区別されて動脈の輪を作るわけではなく，多数の水泡が同時に混ぜ合わされ，喉頭蓋の下にある裂を通って徐々に落下する。その時の喉頭蓋の震えは，歌う最初の手ほどきとなる[39]。

515 [20][40] ところで，大動脈と静脈性動脈〔=肺静脈〕が合流するのは横隔膜の下ではなく，上である。というのは，肝臓には粘っこい粒子がさらさらした粒子よりも多いので，肝臓の素材全体がただちにしっかりとした実質に変化し，粒子のうちでより可動的なものだけがもちろん大動脈を通って出て行き，そうして横隔膜を通過するからである。しかし逆に，肺ではさらさらした粒子が粘っこい粒子よりも多いので，精気はただちに静脈性動脈を通って出て行くことはなく，むしろ肺の実質そのものを膨張させる。そのため，静脈性動脈はあらかじめ大動脈によって刺激されていなかったとしたら，おそらくはけっして出現することはなかったであろう。ところで，静脈性動脈がその勢いによって肺をつつむ膜をいわば分割すると，その分割されたところから精気は出始める。それとともに，そこをめがけて精気が肺全体から集まるので，通路[41]が出来あがる。

---

39) デカルトは肺のなかに空気があることから出発して，その後の二つの肺と発生器官の形成についても説明しようとする。そうなると，生まれる前であっても，叫んだり，さらには歌うことができることにもなろう。Aucante（p. 168, n. 31）によれば，同じことはリオランが主張し，この主張をアルベルトゥス・マグヌスやソリヌスのような古代や中世の学者たちも認めてきた事実であると語っている（J. Riolan, *Antbropographie*, I. VI, c. 8, 1629, pp. 953–954）。しかし，言及されている学者たちが胎児が母親の胎内で泣き声をあげると主張していたとする解釈には無理がある。なんといっても，アリストテレスは『動物誌』で「新生児は外に出てくるまでは声を出さない」（『動物誌』第7巻第10章587a：『アリストテレス全集』7，島崎訳，p. 247）と述べているからである。

40) 1701年版では，段落[20][21]は一続きの段落である。

41) クーザンの指摘（*Œuvres de Descartes*, Paris, 1826, tome 11, p. 391, n. 1）を引き継いだAT版（C. Adam）に従って，vita を via と読む。

［21］さらに私は次のように信じたい。すなわち，心耳[42]は，大動脈と静脈性動脈〔＝肺静脈〕の二つの血管が出会うと，心臓の実質内で一緒になるよりも前に，いわばしわがよることから生じるものにほかならない。そのしわこそが心耳と呼ばれているものである。しかし，私の推測が正しいかどうかを知るには，肉眼をもって注視することが必要である。

［22］腸間膜が形成されるのは，腸が胃の下に自らの場所をうがつ際，胃はすでに後ろがわの肉に到達しているためである。そうして腸に多少の肉，すなわち，腸間膜が付け加えられるのである。

［23］注目すべきは，骨はより微細で，肉よりは脳に似た性質をもつ実質から構成されることである。それゆえ胸郭には腹部よりも骨が多い。すなわち肋骨である。

［24］[43] 胎児は，母親と運動が共感[44]しているために，陰茎をあたかも母親の背から発生させる。すなわち，その根元が母親の背の方にあるので，先端は母親の臍のあたりになる。このため，胎児の頭が母親の臍の方にあると，逆に殿部は背骨の方になるので，胎児は男性となり，陰茎を外に伸ばすことになる。もし逆に胎児の頭が背骨の方にあり，殿部が腹の方にあると，胎児は女性となる[45]。実際，陰茎は母親の臍のあたりで胎児の内がわへと曲げら

---

42) 心耳は今日の言い方だと心房といった方が適切であろうが，当時の理解に従って，血管の一部としてデカルトは考えている（注18参照）。ちなみに，フランス語のoreillette（心房）はoreille（耳）に由来する。なお，その点および心耳の運動については，『人体の記述』（AT. XI, 231）で説明されている。

43) 1701年版（p. 9）は，この第［24］節全体が線を引かれて消されていると注記している。

44) 身体部分相互間の「共感」によって病気や身体的変化について説明することは，17世紀の医学では一般的に行われていた。さらには錬金術的思想が加味され，共感関係が宇宙全体に拡大されて想定される場合もあった。デカルトの場合にはそうした「錬金術的」色彩は認められず，「共感」はあくまでも物質的作用として理解される。Jacques Roger, *Les sciences de la vie dans la pensée française du XVIIIe siècle — La génération des animaux de Descartes à l'Encyclopédie*, Paris, 1993 (1963), p. 143は，「共感」が1619年の『音楽提要』（AT. X, 90）に登場していることに注意を促している。

45) 胎内における位置によって胎児の性が決定されるというテーゼはヒポクラテス以来のもので，ガレノスを経て，16世紀に受け継がれていた。ただし，中世には，アルベルトゥス・マグヌスなどの激しい批判もあった。デカルトは，後段（［49］AT. XI,

れている。ここから，なぜ男性の方が有能であるのかを推測できよう。というのも，精液のより純粋な部分はより力をもつために，より高い部分へと運ばれうるからである。同様に，なぜ男性がより頑強であるのかといえば，胎児の背骨が母親の背骨の近くにあるからである。また同様に，なぜ女性がより豊かな殿部をもつのかといえば，その殿部は背骨よりも柔らかな母親の腹部近くに位置しているので，容易に大きく広がりうるからである。

　[25][46) 胎児の発生には三つの時期が区別されるべきである。第一は，精液が膨張させられている時期である。この時期に肺，肝臓，心臓が作られる。次の時期は，精液の塊の希薄化が止まる時期で，この時期には……[47)。臍帯，脳の実質，骨，四肢，肉，皮膚が区別され始める。第三の時期は，臍帯を通して栄養が与えられ始め，栄養があまりにも多いために，排泄物の粒子が作られる。〔この時期には〕まず門脈が発生し，次に脾臓と胆嚢が発生する。

　[26] 肝臓は，表面に散在するものをわずかな例外として，動脈も神経ももっていない。というのは，動脈と神経が身体中に広く分散するよりも前に，肝臓は作られたからである。

　[27] だが後で作られる脾臓は，卑しい臓器[48)といわれているにもかかわ

---

524；[60] 527-528；[75] 534)では，この削除された節のテーゼを捨て，女性はまず尿を出すのに対して，男性は息 (flatus) を出し，同時に陰茎と生殖器（睾丸）を出すとする説を採用している。

46) Aucante は，この[25]段落から[36]段落（AT. XI, 520）までを1637年の断片に分類し，1630-1632年の断片の途中に挿入されたものと見なしている。その理由は，以下に述べられている発生の順序についての説明が，先の第[12]段落（AT. XI, 511）で，「まず第一に肝臓の分泌物から脾臓，胆嚢，門脈が生じる」と言われていたのとは異なっていることに求められている。「解題」で触れるように，この『動物発生論』をめぐって『学芸雑誌』（*Journal des savants*）などが問題にしてきた発生の順序についての説明の違いは，Aucante によれば，断章の執筆時期によるもので，デカルト以外の人間が執筆に関わったわけではないということになる。A. ビトボル-エスペリエス女史は，近年，この点に関してハーヴィの読書がデカルトに与えた影響が決定的だとする解釈を提示している。その解釈は，ガリマール社から刊行中の新しい『デカルト全集』に収録予定の『動物発生論』の仏訳の解題・注に示される予定である。

47) 1701年版（p. 10）はここに脱落があるように思われると注記している。

48) この「卑しい」という言い方は，ガレノスの解剖学が肝臓，心臓，脳の主要臓器と，

らず，肝臓よりも多数の動脈をもっている。その点では，胆嚢も同じである。実際，脾臓と胆嚢は，大動脈がまず血管を産出すると作られ，その後により離れたところにある脳から神経が出てそこまで到達する。そのため，脾臓と胆嚢は，外がわに散在するものを除いては，神経をもたない。

[28] しかしながら，腸と胃は，脳そのものの分泌物からその後ゆっくりと産出されるので，卓越した神経をもち，ほぼすべてが神経である。

[29] 肺も神経をもっていない。というのも，肺は最初の時点で産出されるからである。だが，肺は空静脈〔＝大静脈〕からも大動脈からもいかなる血管も受け取らない。なぜなら，肺は空静脈と大動脈よりも先に作られ，永久に運動しているからである。もちろん，医師たち[49]がたわけたことを言ってはいるものの，肺が胎児のときに動かされることは確かである。

[30] 注目すべきは，動脈と静脈の血管が身体中に広がったときに，静脈がより自由に運動しやすい場所を占めたことである。こうして，静脈は腎臓の下で動脈の上を通る。というのも，背中が硬いので静脈の運動が妨げられるからである。またこうして，皮下静脈は身体全体にわたって動脈の上にあることになる。というのも，胎児では皮膚がつねに増大し続けるためにぴんと張りつめているからである。他方，動脈が伸びていきやすいのは骨のくぼみや肉と筋肉の間である。

[31] さらに注目すべきは，上行する動脈の運動によって，静脈が自ら産出した血管をその場所から押し出し，時間の経過とともに，血管がより高い方やより低い方にあるようにすることである。このため，胎児では汲尽静脈〔＝腎静脈〕[50]は静脈本幹の同じ部分から産出されたと考えるべきである。しか

---

必ずしも生命にとって必要ではない脾臓のように卑しい臓器を区別していることに従っており，この区別はスイスの博物学者ガスパール・ボアンの『解剖劇場』（*Theatrum Anatomicum*, 1605）にも受け継がれていた（Cf. A. Bitbol-Hespériès, *Le principe de vie chez Descartes*, p. 100）。

49) ここで批判の対象として，Aucante (p. 176, n. 100) はガレノスの『部分の有用性について』(*De usu partium*, l. XV, e. VI) 以来のガレノス派の主張をあげているが，A. ビトボル－エスペリエス女史によれば，特に胎児の肺の運動を否定したファブリキウス (*De formato fetu* 第 II 部 2 章および 8 章) を考えるべきである。

50) 汲尽静脈〔＝腎静脈〕については，『解剖学摘要』AT. XI, 591–592 参照。

しながら，空静脈〔=大静脈〕は，その左側から上行する動脈の運動によって徐々に，汲尽静脈から引き出されるようにして作られるのであって，空静脈本幹の左側から引き出されるわけではない[51]。

[32] 心臓の運動が身体全体の共感を作り出すことは確実である。そのため，もし心臓の運動が何かを足の一つに送ると，それに釣り合う形で別の何かを別の足に送ることになる。もし何かを頭に送ると，別の何かを生殖器に送ることになる。なぜなら，睾丸は脳に，陰茎や子宮は髄膜に，尾をもつ動物の尾は……[52]と角[53]に，そしてさらには，陰嚢は皮膚に対応しているからである。しかしながら，母親の心臓の運動が臍動脈を通して胎児の心臓の運動を制御することは決してない。とはいえ，母親の心臓の運動は外がわの四肢すべてを形成する。そのため，母親の想像に傷があると，胎児に怪物的な四肢〔=奇形の四肢〕が生じることになる[54]。

[33] 動物の運動に関して次の点に注意すべきである。すなわち，動物精気は，たとえ身体中にはなんらの運動も引き起こさない場合でも，つねに一

---

51) 『人体の記述』（AT. XI, 272）参照。
52) ここは原文に欠落がある。
53) 1701 年版の *carnibus* を *cornibus* とする AT 版（C. Adam）に従う。
54) デカルトは，メルセンヌに宛てて，1630 年 5 月 27 日の書簡で「母親の想像によって子どもに刻印される印等については，検討される価値のあるものだと認めなければなりませんが，しかし私はまだそれに満足しておりません」（メルセンヌ宛書簡，AT. I, 153,『デカルト全書簡集』第一巻，曽我千亜紀訳，知泉書館，2012 年，p. 143）と述べているが，後の 1640 年 7 月 30 日付書簡では，母親と子どもの四肢との間に「機械論的理由によって証明可能な」対応関係を認め，この『動物発生論』の部分と同様，母親の想像による影響について一歩踏み込んだ説明を行っている（AT. III, 120-121,『デカルト全書簡集』第四巻，津崎良典訳，pp. 106-107）。17 世紀には，母親の想像が胎児に影響を及ぼし，像を刻印するという考え方が広く認められており，デカルトも繰り返し言及している。デカルト以後も，たとえば，マルブランシュは『真理の探究』の 1 章をこのテーゼの検討にあてている（Malebranche, *Recherche de la vérité*, Livre II, Partie I, Chapitre VII, *Œuvres complètes*, tome I, édité par Geneviève Rodis-Lewis, Paris, 1991, p. 232）。また，当時，母親の想像が胎児に及ぼす作用は，怪物（奇形）が生まれる原因のひとつだとされていた。たとえば，その原因を 13 にわたって列挙したパレは「第五番目の原因すなわち想像」としている（A. Paré, *Des monstres et prodiges*, chap. I, second livre, in *Deux livres de chirurgie*, 1573, p. 367）（注 86 参照）。

定の速さで運動するのであり，身体のすべての運動はそうした動物精気が他ならぬある特定の方向に運動させられることのみによって生じる。したがって，動物精気を一定の方向に運動するように決定するには，最小の力で十分なのである。それは，ちょうど中心Aの上でおもりEが釣り合っていると，そのおもりがBあるいはCの方へ落ちるようにするには，最小の力で十分であるのと同じことである。ここでそのおもりに筋肉Dが結びつけられているとしてみよう。そうすると，筋肉Dをまずある方へ，そしてすぐに反対の方向へと強く押し動かすには，最小の力で十分であることになる[55]。これはそれほどかけ離れた比較なのではない。というのも，重さの力[56]は物体的な物質粒子の振動でもあるが，動物精気も物質粒子だからである[57]。

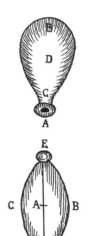

[34] 動物があれほど多様に運動するのをわれわれは目にするのであるから，動物の脳にじつに多様な配置があることはなんら驚くべきことではない。実際，動物のすべての運動は，個々の部分の自然本性あるいは全体の自然本性にとって，都合が良いか悪いか[58]という，ただ二つの要素のみから生じる

---

55) この節は身体運動と動物精気の運動とを関係づけるデカルトにとって重要な考え方を述べているが，筋肉のメカニズムに関する説明は，『人間論』で展開されたもの（AT. XI, 133-137：『増補版　デカルト著作集』4，伊東・塩川訳，pp. 234-237）と基本的に同じである。

56) 「重さの力（vis gravitatis）」という言い方は，『哲学原理』第3部62節（「実際，自由な大気中を落下する石をまっすぐに地球の中心に向かわせる重さの力が，その石のまっすぐな運動がなんらかの斜面によって妨げられる場合には，その石を斜めに落としもすることをわれわれは目にするが，……」『デカルト　哲学の原理』小林道夫・平松希伊子ほか訳，朝日出版社，1988年，p. 130）に見られる。

57) 動物精気が物体であることは，『情念論』第10節（「ところで，これらのきわめて微細な血液の粒子が動物精気を構成する。……というのも，ここで私が精気と名づけるのは物体にほかならず，たいまつから出る炎の粒子のように，ごく小さく，きわめて早く運動する物体であるということ以外には，なんらの特性ももっていないからである」AT. XI, 334-335）でも強調されている。

58) 都合が良い，都合が悪いという対比はデカルトの著作でもしばしば登場する（『省

からである。こうして，感覚が何か全体にとって都合の良いものを示すと，引き続いてすぐに感覚を産出する運動が，他の四肢のうちにその都合の良いものを享受するために必要なすべての運動を産出する。もし感覚がただある部分だけに都合が良く，他の部分には都合が悪いものを何か示すとすれば，感覚された運動が動物精気を決定して，そのある部分が都合の良いものを享受し，他の部分が都合の悪いものを避けられるようにするあらゆる運動を産出させる[59]。

[35] それゆえ，われわれは，動物は決して過ちを犯すことがない，と言う。それゆえまた，動物のなすことは，ミツバチや鳥の作る巣に見られるように，多くのことがらに関して，われわれよりも完全である[60]。しかし，われわれには容易なことなのに，動物にはそれをする衝動[61]が欠けているもの

---

察』6末尾，『哲学原理』第1部71節，『情念論』92, 138, 141, 147, 207, 208節）。

59) 身体の運動の原因をプネウマに求めたガレノスの考え方は17世紀にも広く認められていたのに対して，デカルトは運動をあくまでも物体的次元においてとらえ，その原因についてもプネウマといった概念を徹底的に退けようとしている。

60) 特にミツバチについては古来から詳しく観察されており（たとえば，アリストテレス『動物誌』第9巻第40章），動物の能力の完全さを示す例としてもあげられてきた。また，その能力の完全さについてはモンテーニュも『エセー』第2巻第12章「レーモン・スボンの弁護」のなかで集中的に論じている。しかし，デカルトは，人間の能力は動物に比べあまり特化されておらず，動物に劣るように見えることがあるものの，逆に予見しえないあらゆる種類の状況に対応することができるという特色をもっており，その点に動物との決定的な違いを見出していく（Cf. *Discours*, AT. VI, 57：『方法序説』山田弘明訳，ちくま学芸文庫，2010年，p. 87；ニューカッスル侯宛書簡1646年11月23日，AT. IV, 575，『デカルト全書簡集』第七巻，長谷川暁人訳，知泉書館，2015年，pp. 202ff.）。

61) ここの「衝動（impetus）」をクーザンは「本能（instinct）」と訳している（*Œuvres de Descartes*, 1826, tome 11, p. 597）。デカルトは1639年10月16日のメルセンヌ宛書簡で，本能に二つの意味を区別している。「私は二つの本能を区別します。ひとつは，人間であるかぎりにおいてわれわれのうちにあって，純粋に知性的なものです。これは自然の光あるいは精神の直感であって，このみをわれわれは信用するべきであるとしております。他方は，動物であるかぎりにおいてわれわれのうちにあるもので，われわれの身体を保全しようとしたり，肉体的快楽を享受しようとする，自然の衝動（une certaine impulsion de la nature）であります。これには必ずしも従うべきではありません」（AT. II, 599，『デカルト全書簡集』第三巻，武田裕紀訳，知泉書館，2015年，p. 262）。この「衝動」は，デカルトの場合，いうまでもなくまったく物体

も多い。というのも，動物は，そうしたわれわれには容易なことをするようには，いかなる感覚や自然によって与えられた運動によってもなんら駆り立てられないからである。

　[36] 動物は，われわれと同じく，物質的事物の記憶[62]をもつ。しかし，動物は思惟ないしは精神はもっておらず，身体中に感覚の衝動によるのとは異なる運動を産出することはない。

　[37][63] カキやカイメンなどのような植虫類[64]では，石が肝臓の代わりとなり，水や空気が肺の代わりとなって，生命に火がともされる。こうして，植虫類がもつのは心臓と肉，それとおそらくは脳，すなわちカキでは貝を閉じる働きをする神経であり，それら以外には何ももたないことになる[65]。さらに，植虫類は前進運動をすることはできない。なぜなら，前進運動をしたりすると，植虫類は肝臓と肺を置き去りにし，その結果，消滅してしまうからである。しかし，波によって運ばれることは可能であって，カキにとっては付着している貝殻が石にあたるが，カキはその貝殻とともに運ばれる。というのも，カキが運ばれる場所には，どこでも水の波があるからである。

　[38][66] 動物は都合の良し悪しについてなんらの概念ももっていない。ただ，動物には，子宮内にいるときに，ある種の抵抗が現れ，その作用によっ

---

的な「勢い（impetus）」にほかならない（注21参照）。

62) 記憶について，デカルトは脳のなかにある記憶の「しわ（plis）」と，そうした「しわにはまったく依存しない」「知性的な記憶（mémoire intellectuelle）」とを区別しており（たとえば，メルセンヌ宛書簡1640年6月11日，AT. III, 84,『デカルト全書簡集』第四巻，武田裕紀訳，2016年，p. 80），動物の物質的事物は前者のみに関わると考えられている。

63) Aucanteは，この[37]段落から[54]段落（AT. XI, 525-526）までは冒頭の第[1]段落から第[3]段落までの部分（AT. XI, 505-506）に対する説明から始まっていることから1630-32年の断片に分類している。ただし，たとえば段落[34]と[38][39]との関連性に見られるように，こうした分類はあくまでも一つの解釈の試みと位置づけるべきであろう。

64) 注8参照。

65) カキとカイメンは「あまりにも不完全な動物」である（ニューカッスル侯宛書簡1646年11月23日，AT. IV, 278,『デカルト全書簡集』第七巻，p. 204 ; Cf. A. Bitbol-Hespériès, *Le principe de vie chez Descartes*, p. 101）。

66) 1701年版では，段落[38][39]は一続きの段落である。

て動物は成長し，一定の運動へと駆り立てられるために，後になって類似のものが動物に生起するたびごとに，つねに同じ運動が引き起こされることになるのである[67]。

［39］確かなことは，動脈の運動は反対の方向に同じ仕方で進むので，つまりは頭と陰部へと同じ仕方で進んでいくことである。この理由から，女性はこの運動に男性よりもはるかに大きく影響を受ける。それゆえ，女性は月経[68]をもつことになるが，月経はこの運動の原理からして乳房ときわめて類似している。この運動は，とりわけ，子宮の底で明らかであり，そこには短い静脈が空静脈〔＝大静脈〕本幹，というよりもむしろ下腹部の血管から広がっている。私としては，人間の場合，男性の方が女性よりも多くの精液をもつと信じたい[69]。なぜなら，通路がより長くなれば，それだけ精液がよりよく準備されるからである。これに対して，女性が月経の血液を多くもつのは，通路がより短いからである。

［40］なぜ心臓は左側にあるのかという理由が示されたのだから，なぜ脾臓は左側にあり，胆嚢は右側にあるのかということも容易に理解できる。すなわち，血液はより熱い場所では，陽の光にさらされている酢のように，より酸っぱくなる。しかし，より冷たくて心臓からより離れている場所では，血液はより酸味を増して胆汁となる。同じ理由によって，胆嚢は肝臓の下部から出てくる。

［41］門脈は肉の後に発生したことは明らかである。なぜなら門脈は肉の硬い部分には入り込まないからである。こうして空静脈〔＝大静脈〕と同様，門脈は胆嚢，脾臓，腸間膜，腸と同時に発生する。

［42］大動脈は，成長し始めると，肝臓の下を通って，肝臓が臍帯を引き寄せる場所へ進む。その場所で，肝臓は血液以外には何も引き寄せないので，精気が大動脈に入り込む。というのは，その時点では，大動脈を覆っている

---

67) 伝統的に動物に認められてきた魂という概念は，動物の行動を純粋に機械的な運動によって説明するデカルトでは最終的に捨てられることになる。
68) 月経については，以下の第［60］段落（AT. XI, 527）でも説明される。
69) 「男性の方が女性よりも多くの精液をもつ」というのは，ヒポクラテスとガレノスがともに認めていた古典的なテーゼである。

皮膜は，厚くなくて，水面にある泡のように，ごく薄いからである。そこから臍動脈が発生するが，最初は一つだけである[70]。しかし，大動脈が成長すると，その臍動脈が植え付けられている場所が下方へと動かされ，それにともなって臍動脈が回腸[71]まで引っ張られる。そこでは，大動脈全体が二つに分かれるので，必然的に臍動脈も二つに分割される。ところで，大動脈は肝臓に随行する。というのは，大動脈は成長すると，それにともなって最適と思われる場所をただちに占めるのに対して，肝臓は柔らかくなり，それとともに大動脈とそれを覆う被膜に場所を与え，その被膜が内がわにやや曲げられていき，ついには臍帯になるからである。

[43] また，漿液性のある種の体液[72]が肝臓由来の塊全体の下部から引き寄せられると考えるべきである。この体液は臍が貫通すると，臍帯を通ってくる血液と精気が混じった漿液[73]を自らの方へと引き寄せる。こうして，臍帯を通して集められた水が膀胱を形づくる。

[44] しかし，腎臓が発生するのは，臍帯が引き寄せられるよりも前の時点，すなわち空静脈〔＝大静脈〕を進む血液と大動脈を進む精気[74]が肝臓が柔

---

70) Aucante (p. 170, n. 46) によると，この説明はリオランの説明（*Anthropographie*, l. VI, *L'histoire du fœtus humain*, c. 4, *Les vaisseaux du nombril*, 1629, p. 920）ときわめて似ているが，リオランが臍帯の血管は胎児から出てくるとするのに対して，デカルトは，アランティウス（Arantius, *De humano foetu libellus*, c. V et VI, 1579, resp. pp. 16 et 32）と同じく，臍帯は胎児の肝臓に引っ張られると主張していることになる。
71) 「回腸」については，『解剖学摘要』AT. XI, 588-589, 613 参照。
72) 漿液性の体液（humor serosus）については，『人体の記述』(AT. XI, 274) および『治療法と薬の効能』(AT. XI, 642) 参照。
73) 「漿液（serum）」という語は，当時，腎臓内で血液と分かれて尿を作るものと，血液中の透明な部分という二つの意味をもっており，その存在は実験的に確かめられるものであった（Cf. メルセンヌ宛書簡 1640 年 7 月 30 日, AT. III, 140,『デカルト全書簡集』第四巻，大西克智訳，p. 121）。デカルトの言明は解剖による知見とファブリキウス（*De formatio foetu*, II, cap. II et cap. VII）に基づいている（この項は，A. ビトボル-エスペリエス女史のご教示による）。
74) ここでは，ガレノスの体系に従って，血液が空静脈〔＝大静脈〕に，精気が大動脈に振り当てられている。そのことは，A. ビトボル-エスペリエス女史によると，この部分がまだハーヴィの血液循環説を知る以前に書かれ，『解剖学摘要』に見られる胎児の心臓の解剖学的観察もまだ行われていないことを示している。

らかいために沸騰がおさまり始める時である。したがって，血液は空静脈のその部分にはそれほど早く到達せず，漿液が到達する。その漿液は肝臓の下に集まり，二つの方向に広がっていき，その双方にそれぞれ一つ，合わせて二つの腎臓を生じさせる。そこに動脈が植えられて，内部で絡み合う。それゆえ，腎臓の肉は肝臓の肉よりも赤くないし，ぎっしりと詰まっている。こうして通過するのは，血液ではなく，漿液のみとなる。だが，空静脈と大動脈がここで両側に広がり，かなりの間よどみ，そうして腎臓が生じた後に，空静脈と大動脈のうちでもっとも活発な血管が中央から前部へと進むが，そこでは動脈がきわめて活発なために，静脈よりも上にくる。その少し後に，臍帯が引き寄せられ，水が尿膜管を通って進み，膀胱が膨張する。膀胱は，腎臓に隣接しており，体液が類似しているために，尿管で腎臓に結びつけられる。

　[45] 肉腫[75]と肉の異常な増殖物は自然なもの[76]ではないにもかかわらず，静脈と動脈を産出する。このことは，身体の形成力としては，われわれが提示したもの以外にはないことを証明している。

---

75) 肉腫は肉の異常増殖物で「自然に反する」ものといわれていた（Cf. B. Castello, *Lexicon medicum*, Basilae, 1628, pp. 324–325）。
76) ガレノス医学の基礎は自然なものと自然に反するものとを体系的区別にすることにある。「自然なもの」としては，身体の構成要素が考えられており，ヒポクラテスの四体液（血液，黄胆汁，黒胆汁，粘液）説に関連している。四体液説はアリストテレスの四元素（水，空気，地，火）説に通じるものだが，四つの体液はそれぞれ固有の性質をもつとされている。血液は熱くて湿っており，粘液は冷たくて湿っており，黄胆汁は熱くて乾いており，黒胆汁は冷たくて乾いている。他方，身体の固形部分は同質な部分（骨，神経，筋肉……）と複合された部分（臓器，肢体……）に区別され，補足的な説明原理として息ないし精気が考えられる。体液の調和に健康は依存しているが，決して完全なものではなく，個人差があり，優越している体液の違いによって，多血質・胆汁質（ないし憂鬱質）・粘液質・糊癇質という四つの気質が定義される。「自然ではないもの」は周囲の空気を指し，身体の栄養失調と肥満，食べ物と飲み物，運動と休息，睡眠と覚醒，情動ないし情念があげられる。季節と場所を考慮することがとりわけ重要である。それらが身体の異なる部分の平衡，つまりは健康か病気かを条件づけているからである。最後に「自然に反するもの」は病理的状態を指し示し，3つの異なる群に分けられる。第一類の病気は身体部分の変形による間違った「構成」に由来する。第二類はきわめて広範に見られるもので，体液の組み合わせの不均衡に由来する。外傷と激しい事故が第三類を構成する。

［46］<sup>77)</sup> 脇腹は心臓からもっとも離れているので自然本性的により強く，よりしっかりしている。というのは，そこにはより多くの血液と神経が集まることができるので，それだけ動脈は拍動することが少ないからである。そのため，心臓から離れている右手は左手よりも使いやすくなる。

［47］胎児が，子宮内にいる間，尿と便を作って排泄し，それらの尿と便が汗と混じり合って再び口に戻ってくることによって栄養を得ていることは確実である。実際，胎児が三日の間もっぱら母親の粘っこい血液によって栄養を与えられながら，何も排泄しないようなことが，どうして起こりうるであろうか。八ヶ月の間<sup>78)</sup>，子宮のなかで口を開けたままでいて，何も口に入ってこないようなことが，どうして起こりうるであろうか。口に何かを入れられて，それを飲み込まないことが，どうしてできるであろうか<sup>79)</sup>。というのも，新生児には口に筋肉があって，口にものが入れられると内がわに取り込まないわけにはいかないようにしつらえられていることが分かっているではないか。さらには，なぜ穴の空いた肛門と陰茎をもったりするだろうか。かくて，こう言わなければならない。胎児はまず精液のみから作られる。次に（それどころか，最初から口に近づくものは何でもがつがつと食べる。と

---

77) 1701年版では，段落［46］［47］は一続きの段落である。

78) 妊娠期間については七ヶ月から十ヶ月の間でさまざまな意見があった。デカルトはヒポクラテス「八か月児について」（『ヒポクラテス全集』2，小林晶子訳，pp. 489ff.）を念頭に置いている。

79) Aucante (p. 171, n. 51) によれば，ガレノスの伝統に対する批判 (Cf. Galenus, *De foetuum formatione*, cap. II et VI, Kühn, t. IV, resp. pp. 657 et 688 ; A. Paré, *De la génération de l'homme*, c.VIII, Des vaisseaux, in *Œuvres complètes*, 1. XXIV, t. 3, p. 924)。なお，以下の第［68］段落 (AT. XI, 531) では，ガレノスの名をあげて批判がされている。16世紀には，たとえばフェルネルは消化の残りとしての大便と実際に胎児の形成に役割を果たす便とを区別し (J. Fernel, *Physiologia*, 1. VII, *De homine procreatione*, cap. XV, in *Universa medicina*, 1567, p. 317)，パレは肝臓によって作られるものと脾臓によって引き出されるものと身体全体の感知されないような発汗によって排出されるものとを区別する議論を行っている (A. Paré, *De la génération de l'homme*, c. XII, Des excréments naturels, in *Œuvres complètes*, livre XXIV, t. III, p. 932)。デカルトはそうした区別を引き継ぎ，飲み込まれるのは本当の大便ではなく，「粘液性の分泌物・膿汁（pituita）」であるという言い方をしている。胎便については，本論の第［69］段落 (AT. XI, 532) でも言及される。

いうのも，喉がすべてに先立って生み出されるからである），臍帯は母親の血液を少し，精気と漿液とともに，引き寄せる。その際，より強い栄養が少し必要であれば，尿膜管と動脈が臍帯から離される。そして，より滋養に富む栄養がさらに不足していると，胎児は口の近くにあるものは何でも飲み込むことになる[80]。

[48][81] さてこうして，なぜ肛門から陰部にかけて裂があるのか，なぜ脚が二つの部分に分かれているのかが，きわめてよく説明される。同様に，なぜ皮膚は陰嚢ではよりたるんでいるのか，なぜ縫合線が肛門と陰茎の間にあるのか等々も，きわめてよく説明される。実際，多くの尿と便[82]は，まず恥骨へと集まり，次いで大きな孔を恥骨のなかに作り，皮膚をその部分で，穴が開くようになるよりも前に，膨らませる。だが，皮膚に肛門や恥部のところで穴が空けられると，すべての便は排出され，皮膚はたるんでしわが寄る。こうして，あの縫合線と陰嚢が作られ，脚は二つの部分に分かれたままとなり，恥骨に穴が開く。

[49] 注意すべきこと[83]。この便は気息と尿であって，それ以外の糞便ではない（なお，気息は他の便と同等か，あるいは，はるかに固い便を生じさせる）。実際，胎児が本性的により健壮でより強ければ，固い糞便よりも尿を多く排出する（その時，一つの腺が身体から生じ，それが次に包皮の柔らか

---

80) 胎児は口から栄養をとると考えたエピクロスの意見（Censorinus, *De die natali*, 4, 9）とは反対に，ガレノスは胎児は何も吸い込まないと信じていた（Galenus, *De foetuum formatione*, cap. II et VI, Kühn, t. IV, resp. pp. 657 et 688）。これはすべてのガレノス主義者が従った見解であった（たとえば，J. Fernel, *Physiologie*, I. VII, *De la génération de l'homme et de la semence*, c. XI, 1655, p. 753 ; A. Paré, *De la génération de l'homme*, cap. VIII, in *Œuvres complètes*, vol. III, p. 924 ; J. Riolan, *Anthropographie*, 1. VI, *L'histoire du fœtus humain*, c. 6, *Les facultés naturelles du fœtus*, 1629, p. 936）。したがって，デカルトはここで当時主流だった見解を批判していることになる。
81) 1701年版では，段落［48］［49］は一続きの段落である。
82) ここで「便（faex）」とは，いわゆる「胎便（meconium）」に相当するものが考えられていると思われる。
83) 1701年版は，ここでaと振り，［50］段落末尾（p. 524）にbと振って，自筆原稿ではaからbまでが削除され，［48］段落の後は［51］段落につながっていると注記している。

い皮膚によって覆われる)。こうしてまず陰茎に穴が空けられ，陰茎が突出すると，胎児は男性となる[84]。これに対して，もし胎児がより固い分泌物〔＝便〕を出し，体内に湿った体液〔＝尿〕を保持していると，より柔らかな本性をもつことになる。その後，肛門に穴が開き，そこから出て行く固い便が鼠蹊部を押すが，外陰部は外に突き出るのを妨げられて，内がわへ押し戻され，胎児は女性となる[85]。最後に，これはまれにしか起こらないことだが，もし便と尿の温度がまったく等しくて，陰茎と肛門の二つのいずれにも同時に穴が開くと，両性具有者となる。

[50] これに対して，まず膀胱が空になると，陰部の皮膚が広げられ，その後に来る気息が皮膚を外に押し出すと言うべきである。逆に気息が膀胱よりも先に緩むと，陰嚢と睾丸が膀胱によって外に押し出され，肛門のところにあった皮膚が広がり，陰嚢の方へ及ぶのである。そしてこれらのことがこの通りであることは明らかである。

[51] 人間の生殖といったかくも重要なことがらがこれほど軽い原因によって生じるとするのは馬鹿げていると，眉をしかめて言う人がいるのではないかと私は懸念している。だがしかし，自然の永遠なる法則よりも重い原因として何を望むというのだろうか。ひょっとしたら，なんらかの「精神」によって生み出されるということだろうか。だが，いかなる精神によってなのか。それとも，直接神によってなのか。だとすれば，どうして時に怪物が生じるのか[86]。それとも，かの最高に知恵のある自然によってなのか。だがそ

---

84) これは性別の発生について，上の第[24]節とは異なる説明である（注45参照）。ここと同様な説明はリオランにある。リオランは陰茎と睾丸が外に出るのは「なかに閉じ込められた精気が出口を求めて」男性の胎児の外に押し出すからだとしている (J. Riolan, *Anthropographie*, l. II, c. 29, 1629, p. 368)。

85) このように，デカルトは，当時流通していたガレノスのテーゼに従って，女性にも睾丸が存在すると考えていた。デカルトがこのテーゼを訂正することはなく，この後の第[54]段落 (AT. XI, 525) でも繰り返している。

86) 怪物（奇形）は16世紀，17世紀に盛んに論じられたテーマであるが，伝統的に，神学的な観点を抜きに議論されることは医学的な場面でもほとんどなかった。例として，1573年に初版が刊行されたパレの『怪物と驚異』(*Des monstres et prodiges*) をあげておこう。その第1章は「怪物の諸原因」と題され，「怪物の13の原因」を列挙している。その全文は次のようなものであった。「怪物の原因は数多くある。第一に，

んな自然など，人間の思惟の知恵のなさを起源としているものにほかならないのではないか[87]。

[52] 心臓の運動[88]は明らかに以下のようにして生じる。すなわち，ある量の血液と精気が空静脈〔＝大静脈〕と静脈性動脈〔＝肺静脈〕を通じて，一滴一滴，滴るやいなや，心臓のなかでともに同時に燃え上がり希薄化し，それと同時に心臓が，すべての動脈と動脈性静脈とともに，膨張する。だが，このように拡張期[89]に膨張している間は，弁[90]があるために，何もそれ以上そこに入ることはない。しかし，沸騰がおさまるやいなや，動脈の弁が引っ込

---

神の栄光である。第二に，神の怒り。第三に，精液の量が多すぎること。第四に，精液の量が少なすぎること。第五に，想像。第六に，母胎の狭さや小ささ。第七に，母親の座る姿勢が不適切なこと。たとえば妊娠しているときに長時間にわたって組んだり締め付けたりして，脚が腹にあたったまま坐っているような場合である。第八に，転倒や殴打によって子どもを妊娠中の母親の腹に打撃が加わることによって。第九に，遺伝性や偶然の病気によって。第十に，精液の腐敗や汚染によって。第十一に，精液の混合や混交によって。第十二に，乞食の邪悪な物乞いの策略によって。第十三に，悪霊や悪魔によって」（原文は Ambroise Paré, *Des monstres et prodiges*, Edition critique et commentée par Jean Céard, 1971, Droz, p. 4 による）。

87) Aucante (p. 172, n. 58) によると，同じ議論は 16 世紀スペインの医師で哲学者のホアン・ウアルテ（Juan Huarte de San Juan, 1529–1588）（*Anacrise*, c. 4, 1580, fol. 38）に見られ，ウアルテによれば，神は発生の主たる原因ではなく，自然の不完全さの存在が証明しているように，「中間的で二次的な原因」である。

88) 心臓の運動については，『人体の記述』（AT. XI, 231 et 233）および『方法序説』第 5 部（AT. VI, 49–50）参照。

89) このデカルトの説明は心拡張期を心臓が鼓動する瞬間におけるものとする当時広く認められていた考え方に従っている（なお，『人体の記述』, AT. XI, 267 ; 280 も参照）。たとえば，フランスのルイ・ヴァッセ（Louis Vassé, 1500–1580）は「まっすぐな繊維が収縮し，それ以外の繊維すべてが弛緩すると，その時心臓は拡張し，その拡張はギリシア語で diastole（心拡張）といわれる。そして，その際，心臓は空気，あるいは精気を肺から静脈性動脈〔＝肺静脈〕を通して引き入れる」（*Tables anatomiques*, Paris, 1555, p. 97）と述べている。

90) 心臓の左房室弁（二尖弁）と右房室弁（三尖弁）のこと。デカルトは『人間論』で「脈拍，すなわち動脈の鼓動は，心臓の二つの心室につながっている四本の血管の入り口を，ちょうど小さな戸のように開閉する十一の小さな弁に依存している」と述べ，弁の働きについて詳しく説明している（AT. XI, 124–125 ;『増補版　デカルト著作集』4, 伊東・塩川訳, p. 228）。ここでの説明も同じ内容をもつ。

み，再度，空静脈と静脈性動脈は通行可能となる。そして，一滴ずつ，交互に血液と精気が心室内に流入し[91]，あたかも水を熱い煉瓦に落としたときのように，沸騰する，云々。

[53] ところで心耳は，空静脈〔=大静脈〕と静脈性動脈〔=肺静脈〕の弁が閉じられると満たされ，開くと空になる。そのため，心耳の運動は心臓の運動とは逆になる。実際，熱くなっている間は，心臓と動脈はちょうど拡張期となる。その後，熱がおさまり，新しい体液が流れ込んでいる間は，収縮期[92]である。

[54] どうして精巣はひげを生じさせるのに寄与するのか，またなぜ宦官はひげをもたず，弱々しく，声が甲高いのか，それらの理由を知るためには，次の点に注意すべきである。精巣は脳に栄養を与える静脈と動脈に照応する静脈と動脈によって栄養を与えられており，そのため精巣内に莫大な量の精気がつねに生じ，その多量の精気が陰嚢を通じて大気中に蒸発している。他方，女性の精巣[93]は，身体内に閉じ込められていて，何も蒸発させることはできないので，それほど湿った栄養は必要としない。そのうえ，精巣から蒸発するのは液体なので，身体の体質をかなり乾燥したものにする。実際，熱は乾燥するとより激しく上昇するが，その体質こそがひげを生じさせるために必要である[94]。しかし，そうした体質は女性にも宦官にも存在していない。それゆえ，かりに女性や宦官にそうした体質が見いだされれば，ひげもまた

---

91) この説明は『人間論』や『方法序説』での説明に近い。しかし，血液と精気が交互に心臓内に入るとされており，この説明はデカルトがハーヴィの血液循環説を受け入れる以前のものだと考えられる。
92) デカルトは伝統的定義に従って心拡張期を脈拍，心収縮期を脈拍と脈拍の間としている。この伝統的定義を覆すのがハーヴィである（Cf. A. Bitbol-Hespériès, *Le principe de vie chez Descartes*, pp. 62–63）。
93) 注2で触れたように，デカルトはヒポクラテスに倣って男性にも女性にも精液を認めており，精巣についても「女性の精巣（testes mulieris）」を想定していた。
94) ひげと乾燥を結びつけることはガレノスに起源がある。男性は女性よりも多くの熱をもち，より乾燥しているので，ひげが生えるとされたのである。逆にヒポクラテスは，「ほどよく液体を栄養分にもっている」ことが必要だと考えた（「子供の自然性について」『ヒポクラテス全集』2, 近藤訳, pp. 516–517）。

あるはずである。現に，私は男性自身と少しも劣るところのないひげを蓄えた女性を見たことがある。娘たちにも，老人となってより乾燥が進むと，しばしばひげが生えることになる。

　[55][95]　腸はつねに背骨に向き合い，膀胱は腹部に向き合う。というのは，気息は尿よりも乾燥しており，そのため骨質をもっとも多く備えた部分にもより容易に入り込むからである。

　[56]　妊娠の始めに，肝臓は胎児の腹腔全体を占める。だが，心臓が発生し，空静脈〔＝大静脈〕が肝臓の中央から右側へと上がっていくと，肝臓は右側面が収縮し始める。それに続いて，肝臓が臍帯を引き寄せ，母親の血液によって十分に満たされると，肝臓は肝臓から脾臓へ向かう血管を左側面の腔へと飛び出させるが，その血管はあたかも肝臓の付属物であるかのように，脾臓のなかへと入り込む[96]。しかし，脾臓は肝臓とはかなり実質が異なる。というのは，脾臓は母親の血液のみによって生じるのに対して，肝臓は精液から生じるからである。そのうえ，脾臓は動脈の後に発生するので，動脈を受け入れる。その動脈の熱によって脾臓のうちにある血液の力が引き出されるが，幾分か弱められる。というのも，肝臓とは違って，間断なく乳糜(にゅうび)と対立して興奮させられることはないので，含まれている体液は酸っぱくなるからである。

　[57]　肝臓は，身体の中央から右側に退き，そこで，臍帯を引き寄せるとすぐに，急速に大きくなる。その間，かくもすばやく成熟するうちに，胆汁が発生し，それが胆嚢に集められるのは，なんら驚くにあたらない。

　[58]　脾臓は平たく，細長い。それは脾臓が作られた（その時には，肝臓

---

95)　Aucante（p. 177, n. 113）は，この第［55］段落から第［67］段落（AT. XI, 531）までは，一貫した一種の小論となっており，その最後の［67］段落（AT. XI, 530–531）が1637年の日付をもつ『解剖学摘要』（AT. XI, 587–594）の章句と同じように，ボアン（Institutiones anatomicae）を意識したものであることから，同じ1637年に書かれた断片だと推定している。

96)　脾臓の形成については，以下の第［64］段落（AT. XI, 530）では，別の説明が与えられている。

が残した場所をともかくも占めるために，別の形をしているのではあるが）その後に，そこにやってきた胃によってただちに肋骨のそばに追いやられ，そうした平たく，細長い形に引き伸ばされるからである。あるいは，脾臓は胃の後に発生するのかもしれない。

［59］[97] もし肝臓が臍帯を通して栄養が与えられるよりも前に作られていなかったとすれば，胎児の時に肝臓の肉が臍帯の上に溢れ出ることはなく，胎児の成長に合わせて成長したはずである。それどころか，そのように溢れ出ることから明らかになるのは，肝臓はともかくもその末端を臍帯の皮膚にまで伸ばすことによって，臍帯を自分のところに引き寄せたということである。肝臓の末端は，その後，臍から分かれて，溢れ出る脱出物〔＝ヘルニア〕を作ったのである。このことは，肝臓を吊るしている靱帯が，ちょうど肝臓の中央で，臍静脈[98]につながっていることから，いっそう明らかである。肝臓と臍帯のどちらも二つの腔をもたないのは，いずれも胚の時に，直接，直腸と膀胱の働きによって，その形を徐々に受け取ることになったからであるにすぎない。

［60］同様に，同じ原因から，子宮口と呼ばれる裂は陰部にある裂と反対方向にあることになる。後者の裂は，実際，両腿に押されて肛門から臍へと続いているのに対して，前者の裂は直腸と膀胱に押されて逆に続いている。ところで，これらの裂には体液によって穴が空けられており，その体液はその後月経の際に濃くなる。その体液は，男性では，感知されない蒸発によって，時には睾丸から，また時には陰茎から消失する。というのも，睾丸と陰茎は外にあって，その裂は逆方向についているからである。子宮頸には厚み

---

97） 1701年版では，段落［59］［60］は一続きの段落である。
98） 臍帯は養分を供給する母親の血液を受け取るものであるので，デカルトの説明でも，胎児の形成において主要な役割を果たす。デカルトは，当時の多くの医学者たちと同じく，二つの臍動脈と尿膜管（urachus）に加えて，この段落で臍帯の唯一の静脈について言及している。ガレノスの伝統では二つの静脈が認められてきたが，その誤りをヴェサリウスが指摘しており，当時の多くの医学者たちもその指摘を受け入れていた。デカルトは自ら解剖を行い，臍帯の静脈が一つしかないことを確認している（Cf. 『解剖学摘要』AT. XI, 554–555）。

があるために，しわが寄り，子宮小丘と呼ばれる小さな隆起[99]が生じる。さて，陰核は，胎児が最初に小便をしたときにすでに出現していた陰茎に対応する部分である。小陰唇はおそらく男性の包皮の皮膚に対応している。他方，大陰唇は陰嚢の対応物である[100]。ところで，男性では包皮と亀頭が生じるのは，胎児の最初の排尿よりも前に皮膚から亀頭全体が出てくるから，というよりもむしろ亀頭全体が発生し，陰茎そのものが大いに伸びるからである。だが，ひとたび膀胱が空になると，陰茎は収縮するので，皮膚が二重になって亀頭を覆い，収縮して包皮となる。というのも，胎児では亀頭がその皮膚の外には伸びないからである。実際，膀胱はもはやいっぱいになることはない。それどころか，子どもは子宮内で頻繁に小便をする。その点は，生まれたばかりの新生児は小便を我慢することがほとんどできないし，新生児の膀胱の括約筋は，他の身体の部分と同じく，成人ほどしっかりしていないことから明らかである。また，このことは，膀胱が尿でいっぱいのときには，陰茎が性的な刺激がなくとも勃起することからも確証される。

　［61］静脈性動脈〔＝肺静脈〕について上で述べたこと[101]は，粗面動脈〔＝気管〕についても認めるべきであって，疑いもなく粗面動脈は心臓よりも前，あるいは少なくとも同時に発生する。だが，すべてがどのように作られたかというと，私は次のように推測する。始めに，肺の素材は球体の姿をとって胸郭の中央にあり，肝臓が別の球体の姿で腹部の中央にあった。これらの球

---

99) A. ビトボル – エスペリエス女史によれば，ここの原文の「spondylos」（椎骨）は1701年版以来のものだが，ファブリキウスに「小丘」という意味での用例が見られる sponzuoli ないしは sponzolos の明らかな間違いである（Cf. A. Bitbol-Hespériès, « Sur quelques errata dans les textes biomédicaux latins de Descartes, AT XI », Bulletin Cartésien XLIV, Archives de Philosophie, 2015, 78（1）, pp. 162–163）．

100) 16世紀から17世紀の医学では，男性と女性の生殖器との間に対応関係を認めるのが一般的で，ファブリキウス（Fabricius, De formato foetu liber, tab. I, fig. I, 1624, p. 21 ; Adelmann, p. 491）はクリトリスとペニス，小陰唇と包皮，大陰唇と陰嚢を対応させているが，ジャン・リオランは自らの解剖学的観察を根拠にそうした対応関係をまったくのフィクションだと主張していた。「男性と女性の生殖器の形成について，ガレノスの見解と検死による知見には違いがある。……両者間に適切な平行関係を認めることはきわめて難しい」（J. Riolan, Anthropographie, 1. II, c. 35, 1629, p. 466）．

101) 第［10］段落（AT. XI, 514–515）．

体が母親の熱によって加熱されて希薄化し，相互に接触し，その相互接触によって心臓に火をつけた。だが，この火はすぐにその熱の分泌物，すなわち精気を，肝臓のなかにではなく，肺を通じて動脈性静脈〔=肺動脈〕のなかに放出した。ところで，肝臓と肺は，接触した際に，あたかも粘り気をもつ二つのもののように，互いに接合した。その後，肝臓と肺は心臓の運動によって分離されたものの，それでも，一方では空静脈〔=大静脈〕によって，また他方では動脈性静脈によって，一カ所で結合したままに留まった。肝臓と肺がいずれも他の起源はもたないことは疑いない。このきわめて微細な血液は肝臓から肺へ静脈性動脈を通って上昇し，そこからすぐに心臓に逆流していた。他方，肺は，心臓から来る精気や空静脈から来る血液の運動によって，激しく動かされ，自らのうちからより微細な粒子，すなわち中央に留まり，粗面動脈を満たしている大量の気息を排出した。次いでより強固な素材から作られていたものが，粗面動脈そのもののうちのいたるところにからみ合った。その粗面動脈は胸郭の中央を占めており，胸郭を二つの空洞に分けたが，粗面動脈を取り囲んでいたものから分離する膜が作られた。というよりも，背骨と胸骨にくっついている膜が，にかわの役目を果たして，胸膜を生み出した。こうして肺の二葉が作られた。

　[62] 首は胸郭よりも細い。それは首の湾曲のためであるが，この湾曲は身体全体が横方向よりも縦方向に成長していく間に生じる。さて，このようにして，身体全体，とりわけ首が生み出され，その間，粗面動脈〔=気管〕は大きくなり，食道は下がる。粗面動脈が首を通り抜けるのは，肉と骨が多いために，胸郭を通り抜ける場合よりも難しい。そのため，首はさらに伸びるのである。

　[63] 胆嚢は胃の後に形成されなければならない。というのは，そうでなければなんらかの血管が胃に下がっていったはずだからである。しかし胃が大網の上に留まり，膨張するので，胆嚢もまた形成される。そのため，胆嚢は血管を胃の下方の開口部に，つまりは十二指腸の方へ送る。その血管の助けで，胃は内容物を小腸にすっかり降ろすことができる。門脈と大動脈の枝である腹腔動脈は胃と同時に下降する。そのため，胃は門脈と腹腔動脈からの血管をもつことになる。しかしおそらく胃が下降することが門脈と腹腔動

脈が下降する原因であって，実際，胃は下降しているときに大動脈を開通させ，腹腔動脈がその重みで肝臓に圧力をかけることで，肝臓から血液を絞り出す。こうして，静脈は諸部分へと下降し，また同時に6番目の神経対[102]が胃とともに頭から下降する。

　[64] 脾臓は胃の後に形成されるが，その点でその血管がかなり短いことは妨げにならない。というのも，ここでその血管が脾臓の血管枝から出て胃に向かうのは，血管枝が集まって脾臓を形成するよりも前だからである[103]。もしそうでなかったとしたら，脾臓から出る血管はごく近くにあるのだから，もっと多くの血管が胃に向かったに違いない。

　[65] 神経が反回することからすれば，粗面動脈〔＝気管〕は胃が〔形成された〕[104]後に肺から喉へ引き上げられることは明らかである。すなわち，まず6番目の神経対が胃とともに下降し，そこから出た神経分枝が粗面動脈に接合し，同時に粗面動脈とともに上昇した。しかしながら，この事態は目によって確かめられなければならない。というのは，粗面動脈が生み出された後に，肺の横で反回する神経が自然に成長して喉頭にまで達するといったことも起こりえたからである。さらに検討すべきなのは，その反回する神経が胃から生じる蒸気を口と頭に上昇させる助けになっているかどうかである（注意すべき点：しかし，この点を確かめることは，必ずしも必要ではない。というのは，精気は神経を通って下降するだけではなく，上昇することも確かだからである[105]）。

　[66] 粗面動脈〔＝気管〕は鎖骨の下で完全な輪状に形成される。それらの

---

102)　注33参照。
103)　先の第[56]段落参照。
104)　この部分の原文には欠落があり，1701年版に従って，括弧内のformationemという語を補った。
105)　デカルトは『人間論』(AT. XI, 200：『増補版　デカルト著作集』4, 伊東・塩川訳, p. 285)で神経のなかに「弁」があることは「疑いえない」とし，それが「逆流」を防いでいると述べている。同じ考え方はレギウス宛書簡（1641年12月(?), AT. III, 459, 14 b：『デカルト全書簡集』第五巻，持田辰郎訳，知泉書館，2013年，p. 60）にも見られる。したがって，その立場からすると，ここで述べられているような「上昇」と「下降」がともに可能だとは考えられないことになる。逆にいえば，この部分は『人間論』の執筆よりも前だったと考えられる。

輪は鎖骨の上の後ろの部分で消失し，そこで食道とくっつき，一体となる。こうして，粗面動脈は食道の後に形成されたことが明らかとなる。

　[67] 横隔膜，すなわち横中隔が形成されるのは，食道などの後であることは明らかである。その時には，口が貫通し，胸が残りの身体と別個に動かされ始めている。そうなると確かに，より濃厚なものはすべて，この運動によって鎖骨から腹部へと，下の方に追いやられ，そうして横隔膜が形成される。このことは，横隔膜がただ頸椎から来る神経だけをもつということから明らかである。それは，鎖骨の下にあるすべての部分のうちで，横隔膜だけに特異な点である[106]。そうなるのは，横隔膜が胸膜と腹膜の二つの膜をもつからでもあれば，横隔膜の周りが肉付きがよく，その肉が肋骨にくっついている素材からでなければ発生しえなかったからでもあるし，横隔膜が肺や心臓や肝臓に線維を出している6番目の神経対からくる神経をまったくもたないからでもある。最後に，横隔膜が食道と空静脈〔＝大静脈〕を通過するためにきわめて適切に配置された孔[107]をもっているからでもある。この最後の場合は，もし横隔膜が最初に発生し，その孔の膜が他の場所での膜よりもはるかに薄かったとしたら，起こらなかったはずである。同様にして，脊椎の傍らの大動脈の両側に，あたかもそこに集まってくるより大量のしずくによって生み出されるかのように，産出物が作られる。というのも，その産出物は大動脈によって中央に入るのを妨げられているために，大動脈の両側を下降するからである。そして，その産出物は細長いままにとどまることになった。というのも，背骨の傍らでは，運動は肋骨のところよりも少ないものの，大動脈の拍動のためにより細かったからである[108]。

---

106) この神経について，AT版（XI, 531）はボアン『解剖劇場』（II, cap. XI, p. 365）の参照を指示している。なお，『解剖学摘要』（AT. XI, 558）も参照。
107) 食道を通す食道裂孔と大静脈を通す大動脈孔。
108) AT版（C. Adam）は，デカルトはここでボアン（*Institutiones anatomicae*, 1609, pp. 107-108）を念頭に置いているものと推測しているが，A. ビトボル-エスペリエス女史によるとさらにボアンの『解剖劇場』II, cap. XI, pp. 365-366 も参照すべきである。

[68][109] 書物に見られる，ガレノス由来と思われる見解はじつに奇っ怪なものである。すなわち，胎児は尿膜管を介して尿を出すが，肛門からは何も出さない[110]，また，子どもはすべての運動を止めており，その口は開いているのにそこからは何も内部に取り入れない，さらに，胎児の個々の部分はただそれぞれの部分だけにしか関わっておらず，（あたかも個々の部分はそれぞれ他の部分なしに生じうるかのように）全体に関係する役割は果たさない[111]，というのである（ここで，心臓は鼓動せず，臍帯を通して精気を利用する等々[112]の，確実な実験と解剖に矛盾していることを言うのは政治家たちではな〔く，ファブリキウスたちにほかならな〕い）。これらをヒポクラテスは著書『肉質について』[113]で申し分なく論駁したために，彼らは，これがヒポクラテスの考えであったと認めるよりもむしろ，これが彼の意見である

---

109) Aucante はこの第［68］段落以降第［75］段落までを再び 1630–1632 年の時期に分類している．

110) これが当時の多くの医師の見解だった．「胎児は自分の腹からは大便を一切出さない」(J. Fernel, *Physiologie*, 1. VII, *De la génération de l'homme et de la semence, c.* XI, 1655, p. 752 ; Cf. The *Physiologia of Jean Fernel (1567)*, p. 584, «Nullum excrementum ex aluo foetus deponit...»). 注 79 参照．

111) 「全体に」と訳したのは，publicus．ファブリキウス (*De formato foetu*, II, cap. I et II ; Adelmann, pp. 276–296) に見られる主張で，ファブリキウスはガレノスが人間の身体の部分に「ただそれぞれの部分だけにしか関わらない」もの (privatae, quae communes etiam dicuntur) と「全体に関係する」(proprias, seu publicas) もの，私的なものと公的なものとを区別していると述べている．

112) これもまたファブリキウス (*De formato foetu*) の主張が念頭に置かれている．

113) 「肉質について」今井正浩訳，『ヒポクラテス全集』2, pp. 863ff. 参照．そこでデカルトが論じている問題との関連では，「子宮のなかの胎児は口を閉じたまま，母胎から栄養と空気とを吸収して心臓のなかに取り入れる．空気は，母親がちょうどそれを吸い込むときに，胎児の体のなかでもっとも熱を帯びたものとなる．この熱分は，胎児，母体，その他のすべてのものを動かす働きをする．一方，胎児が母体のなかで栄養を吸収し，取り入れていることがどうしてわかるのかという問いについては，つぎのように答えればよい．子供は腸のなかに糞便を入れたまま生まれ，生まれるとすぐ，それを排泄する．この点は人間も家畜も同じである．ところで，母胎のなかで栄養を吸収することがなければ糞便を入れているはずはないし，母胎のなかで栄養を吸収することがなければ，生まれてすぐ乳房を吸うこともできないはずである」とされている（同訳書，p. 869）．

ことを否定するほうを選んでいる[114]。

[69] しかしながら，私が思うに，一度子どもの口から入り，胎児の胃のなかで消化されたものは，肛門の括約筋にまで至ると，より濃くなっているのでそこに留まるのであり，括約筋は出産時になって初めて収縮するので，それまでは肛門からは何も出されない[115]（だが，尿については同じことは言えない）。とはいえ，幼児は，ちょうどヒナが生まれるまで卵白を食べるように[116]，羊膜[117]の内部に最初に放出された分泌物を食べるのである。とこ

---

[114] これもヒポクラテスの「肉質について」がヒポクラテスにそぐわないとしたファブリキウス（*De formato foetu*, p. II, c. VII, 1624, p. 134 ; Adelmann, p. 316）が念頭にある。

[115] 「臍帯は体にただ一つついている物質の通路である。それは母体とつながっており，それを通して胎児は母体の取り入れたものにあずかるのである。それ以外の部分は閉じていて，胎児が子宮から外へでるまで開くことがない」（ヒポクラテス「八か月児について」小林訳，『ヒポクラテス全集』2, p. 493）。デカルトは出産時に排出される胎児の便すなわち胎便に言及しているが，リオランと同様の見解を採用している。リオランは「この便は胎児が9ヶ月の間閉じ込められている盲腸の突起物に集まる」としていた（J. Riolan, *Anthropographie*, l. VI, *L'histoire du fœtus humain*, c. 7, p. 939）。

[116] デカルトは卵内でのひなの成長を観察するために自ら「卵を割った」と述べている（『解剖学摘要』AT. XI, 614-616 ; 619-621 ; メルセンヌ宛書簡1646年11月2日, AT. IV, 555,『デカルト全書簡集』第七巻，長谷川暁人訳, p. 187）が，ここではファブリキウスの観察に基づく考察ではなく，ヒポクラテスの説に従っている。

[117] 羊膜は人間の胎児を取り巻く二つの膜の一つである。Aucante（p. 174, n. 81）によると，羊膜をガレノスはかなり正確に記述しており，それが広く受け入れられてきた（Cf. Galenus, *De uteri dissectione*, cap. 10, Kühn, t. II, p. 909 ; Fabricius, *De formato foetu liber*, p. 1, cap. I, cap. VIII, *De amnio*, 1624, resp. pp. 2 et 16 ; J. Fernel, *Physiologie*, 1. VII, *De la génération de l'homme et de la semence*, c. XI, 1655, p. 752 ; A. Paré, *De la génération de l'homme*, cap. VI, in *Œuvres complètes*, vol. III, p. 923 ; J. Riolan, *Anthropographie*, I. VI, *L'histoire du fœtus humain*, c. 3, *Les membranes du fœtus*, 1629, p. 912）。しかし，多くの医師は胎児が羊膜のなかで排尿する事実を証明しえないと考えており，たとえばフェルネルは，羊膜は胎児の汗しか受け取らないとしていた（J. Fernel, *Physiologie*, I. VII, *De la génération de l'homme et de la semence*, c. XI, 1655, p. 752 ; Cf. *The Physiologia of Jean Fernel (1567)*, p. 587）。ガレノスは胎児を取り巻くもう一つの膜として絨毛について述べており，当時の医学文献でもしばしば言及されていた（Galenus, *De usu partium*, XV, 4, Kühn, vol. IV, p. 224 ; cf. Fabricius, *De formato foetu liber*, p. 1, cap. V, *De chorio*, 1624, pp. 9 ff. ; J. Fernel, *Physiologie*, 1. VII, *De la génération de l'homme et de la semence*, c. IX, 1655, pp. 736-737 ;

ろで，この排出物は脳の粘液に由来するもので，子どもはすっかり飲み干してしまう。もちろん，吐き出したりはしない。

　[70] 動脈，静脈，それに神経は，木々の枝のように[118]，全身に広がっている。そのため，多数の枝が同時に身体の同じ部分に集中することは決してないし，逆にほとんど枝のないような場所もないということも驚くにはあたらない。というのは，動脈，静脈，それに神経は相互にある種の仕方で妨げあっているからである。そのため，多くの枝は同時に集中することはないし，場所が空いているのを見つけたところならどこであろうと，枝は成長する。また，そのため，木の枝に見られるように，枝のないような部分は見あたら

---

A. Paré, *De la génération de l'homme,* cap. VI, in *Œuvres complètes,* vol. III, p. 922 ; J. Riolan, *Anthropographie,* 1. VI, *L'histoire du fœtus humain,* c. III, 1629, pp. 906–908）。しかし，デカルトは絨毛についてはいっさい言及していない。尿膜に対するデカルトの立場は，ガレノスを批判してそれが動物特有なものであることを主張したイタリアの医師ガブリエーレ・ファロッピオ（Gabriele Falloppio Fallope, 1523–1562）に近い（Cf. G. Fallope, *Observationes anatomicae,* 1561, fol. 199A ; R. Colombus, *De re anatomica,* 1. XII, 1559, p. 246 ; Arantius, *De humano foetus libellus,* c. X, 1579, p, 59 ; Galenus, *De semine,* 1, 7, Kühn, t IV, p. 538）。デカルトは『解剖学摘要』（AT. XI, 589, 8–11）のなかで，人間の胎児はより湿っており，したがって排尿せざるをえず，そのためにそうした膜の形成が妨げられると述べている。デカルトは膜を区別せずに一つの全体として述べていることが多い（『解剖学摘要』AT. XI, 616）。尿膜と絨毛をコロンボ（Realdo Colombo, 1510–1559）のように混同した可能性がある。デカルトが解剖したウシの胎児は母胎からすでに引き出された状態で届けられることが多く（たとえば，『解剖学摘要』AT. XI, 583），観察する機会がなかったと思われる。その点で，デカルトはヒポクラテスの線に戻ったともいえる。ヒポクラテスは，「精液も，熱くなってすっかり空気でいっぱいになると，外側を皮膜が取り囲み，その精液の中央に沿って空気出入り口ができて皮膜を貫く。そこでは皮膜から細いものが突き出ており，そこでは精液はもっとも少ない。残りの精液は皮膜のなかでまるくなっている」（「子供の自然性について」近藤訳，『ヒポクラテス全集』2, p. 508）といった説明を与えているだけであった。

118）　ヒポクラテス以来，動物の発生は植物の場合とのアナロジーで説明され，血管や神経の形成過程が木が枝をのばすことになぞらえて語られてきた（ヒポクラテス（「子供の自然性について」近藤訳，『ヒポクラテス全集』2, pp. 505ff. 参照）。デカルトも「枝」という言葉を多用している。こうしたアナロジーは，ハーヴィの血液循環論の登場以降すたれていく（Cf. A. Bitbol-Hespériès, *Le principe de vie chez Descartes,* pp. 169–173）。

ないし，もしたまたま枝がまばらであったとしても，その周りの場所はすべて枝で一様に十分に満たされている。

[71] ところで，重要な枝は身体全体で完全に類似していることが見いだされる。というのは，それらの枝は主要な四肢と骨に対応しており，四肢と骨は幾つかの理由から身体全体で同じ仕方で発生するからである。だが，動脈は静脈よりも数が少ない。というのは，動脈は，脈動するときに，静脈よりも相互に妨げ合うからである。そのため，動脈はよりまばらに分散している。

[72] 脈拍が繰り返されることによって，上部と下部の枝は似たものになる[119]。そこに，生殖に役立つ部分の起源がある。というのはすなわち，それら生殖に役立つ部分は頭に対応し，輸精管は頸動脈に対応するからである[120]。輸精管の始まりは，頸動脈のように，大動脈の分岐点にあるのではなく，より上部にある。というのも，輸精管は，大動脈が脚に向かう下部の部分で分岐するよりも前に生み出されるからである。下腹部は頸に，外陰部は上顎骨に，上腹部は乳房に向き合って対応している。同様に，（ヘビの胎児において明らかなように[121]）睾丸は目に対応する。というよりおそらくは，乳頭のこぶ[122]が次に陰門に対応し，陰門が臭いによって動かされる[123]。こ

---

119) 『人体の記述』（AT. XI, 254）では別の説明が採用されている。
120) ヒポクラテス以来，精液は脳から来ると考えられていた（「大部分の精液は頭から耳をよぎって脊髄に進んでいく」。ヒポクラテス「生殖について」近藤訳，『ヒポクラテス全集』2, p. 498）。デカルトは『人間論』のなかで，「体内における血液の運動が永続的な循環」であることを説明しながら，「血液のうちもっとも活発でもっとも強力，かつもっとも微細な粒子」が心臓から「脳の空室」へと向かい，「脳にはいる血液の粒子の次に強くて活発な粒子は，生殖にあてられた管に行く」と述べている（AT. XI, 127-128；『増補版 デカルト著作集』4，伊東・塩川訳，pp. 229-231）。
121) ファブリキウス（*De formato foetu liber*, tab. XXXIII, fig. 9, 1624, p. 107; Adelmann, p. 577）の説。
122) この「乳頭のこぶ」ないし「乳頭の突起」と呼ばれているのは，脳の前部の端の下の部分，前低部回の眼窩部を指す。『解剖学摘要』（AT. XI, 579）参照。
123) 『人間論』は，「《嗅覚》もまた，脳の底から，解剖学者が女の乳首になぞらえているくぼんだ二つの小さな部分のすぐ下を通り，鼻に向かって延びている，多数の細糸に依存している」（AT. XI, 147，『増補版 デカルト著作集』4，伊東・塩川訳，p. 244）と述べている。

れらの腺に脳と子宮は対応し，そこから妊娠と性欲が生じる。

　[73] 弁が発生するのは，体液が一方向から流れ込み，別方向に流れることには抵抗するものの，逆流はしない場所においてである。そこでは弁の腔は必然的に体液が逆流しない部分に現れる。心臓の弁はすべて，そのようになっている[124]。

　[74] 静脈と動脈の被膜は，内がわを流れる体液が横に真っ直ぐに進むために，横に真っ直ぐな線維を内がわにもつ。外がわでは線維は縦に走っている。というのは，線維のある場所が横に真っ直ぐな運動に完全に抵抗していたからである。そうでなければ，その運動自体が静脈や動脈のなかで方向を変えていたはずであるし，静脈と動脈の線維の径は，もし周囲にある物質が線維を横に真っ直ぐにするよりも縦にすることにより大きな力で抵抗したのでなかったなら，制限されなかったはずだからである。さらに，被膜の中間部分には斜めに走る線維が，両方の端から加わる形で存在する。腸についても同様に言うべきである。

　[75] 女児は男児よりも短くて，巾の広い尿管をもつ。このことは明らかに，私が上で述べたこと[125]，すなわち女児が母親の子宮に尿を男児よりも早く出すことを証している。実際，女児の尿管は巾が広い。それは，女児の尿量の方が多いためである。これに対して，男児では尿管はより長くなる。というのは，最初に[126]出される気息が腹部内部に空所を残し，そこを湾曲させて，必要以上に長くなるからである。

---

124)　この区別は『人体の記述』で詳しく論じられ，三尖弁と僧帽弁を一方に，他方に二尖弁を区別することが行われている（AT. XI, 278–280）。また，『解剖学摘要』における心臓の弁の観察も参照（AT. XI, 551–553, 567, 569–570, 571–572）。なお，注90参照。

125)　第 [49] 段落（AT. XI, 523–524）。

126)　生殖器の発生については，本論考でも何度か取り上げられ，それぞれ別種の説明がされている（[24] AT. XI, 516；[60] 527）。

[76][127] 植物と動物の形成[128]は，熱の力によって円形に回転する[129]物質の粒子から生じる点で，一致している。しかし，植物が発生する物質の粒子はただ円形にのみ回転するのに対して，

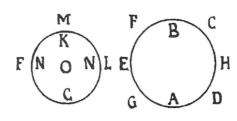

動物が発生する物質粒子は球状に，すべての粒子が回転するという点で違いがある。というのは，たとえば，もし物質の粒子がA[130]からBそしてAへと回転し，それによって他の粒子がCFからDEC，GHFへ行くと，その物質の粒子はCFに植物の根を，DGに枝と葉を，ABに幹を作る。だがもし物質の粒子IIが球状に回転すると，丸い被膜が出来て，胎児全体[131]を包み，ついでこの胎児は，植物のように，大地にくっついていることができないので，以下のようにして形成される。第一に，この球形の被膜に包まれた物質

---

127) この［76］段落（AT. XI, 534-535）は図も含め，『解剖学摘要』にも登場する（AT. XI, 595）。Aucanteはこの段落を，主張の内容の類似性から，1630-1632年の時期のものと考えるべきであろうとしている。なお，以下の『動物発生論』の［77］（AT. XI, 595），［78］（AT. XI, 595），［79］〜［82］（AT. XI, 608），［83］（AT. XI, 603）の各段落も『解剖学摘要』に登場する。（　）内には各段落の『解剖学摘要』のAT版第XI巻の該当頁を示したが，それでも分かるように，『解剖学摘要』では，［77］，［78］，［79］の段落は連続していないし，［83］段落は段落［79］〜［82］よりも前に登場する。

128) 動物の発生過程と植物の場合のアナロジーは，注118で述べたように古来からのものだが，デカルトの説明は，ここに示されるように，徹底して機械論的であり，伝統的な説明とは完全に趣を異にしている。

129) デカルトにとって宇宙の運動は，真空が存在しない以上，すべて円環的にならざるをえないものであった。「宇宙に起こる全運動はなんらかの仕方で環状である……すなわち，一つの物体は，自分がいま占めている場所を去るとき，他のある物体が占めていた場所にいつもはいるのである。そしてこの後者は，また別のものの占めていた場所を占め，以下同じように最後の物体，つまり最初の物体の残した場所を，その瞬間に占める物体にまでおよぶのである」（『世界論』第4章，AT. XI, 19：『世界の名著　デカルト』神野訳，p. 88）。その点では生物の発生についてもまったく同様に考えられている。

130) 以下，原文ではアルファベットは小文字だが，図に合わせて大文字で示す。

131) 注117末尾のヒポクラテス「子供の自然性について」の引用を参照。

DMが，そこで円環状に回転して，LからKへと移動し，次いですべての部分が，KPLやKQLのように，円形に回転し，管LKを作り，食道を出現させる[132]。さらに，物質中のより微細な粒子は管LKをいつもそれほど容易に通過できるわけではないのでMの方へ遠ざかり，そこで脳を出現させる。他方，より粗大な粒子は，より激しく動かされるので，Nの方へ遠ざかり，そこで肝臓と脾臓を作る。第二に，脳からあふれ出す精気[133]が粗面動脈〔＝気管〕を作り，それに続いて動脈性静脈〔＝肺動脈〕を作る。他方，肝臓からあふれ出す精気は腔を作り，空静脈〔＝大静脈〕と動脈性静脈の結合によって動物の身体の中央のOのあたりに心臓が発生する。こうして，すべての動物にある三つの胴体[134]と，その他の四肢すべての形態が容易に演繹できることになる。

[77][135] われわれは健康であるときには，食事をするとすぐに寒けを感じる。というのは，その時，食べ物の汁がまっすぐに静脈を通して入り込み，

---

132) 注127で触れたように，この段落はテキスト的に『解剖学摘要』と共通しているが，Aucante（p. 169, n. 36）は，『解剖学摘要』の図（17, 18：AT版では22と22bisに対応．AT. XI, II-712）の方がはるかに明確だとして，以下の図を掲げている．

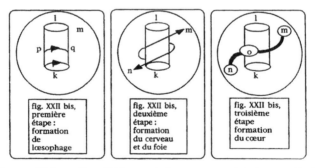

133) この断章では単に「精気」と呼ばれているが，本論考の他の箇所では生命精気と生命体液（［3］：AT. XI, 506），動物精気と血液（［8］：AT. XI, 508；［61］：529）あるいは精気と血液（［9］：AT. XI, 509；［11］：511）として区別されている．
134) 「三つの胴体」という言い方は伝統的な解剖学の用法に従ったもので，「頭，胸，腹」を指す．
135) Aucanteは，この［77］段落と次の［78］段落の二つを1637年の断片に分類している．

その血液の塊全体を冷やすからである。その際，その血液の塊は，占めている場所がより小さいので，心臓の方に集まり，四肢の末端から離れ，そのため四肢はいっそう冷たくなる。同様のことが熱がある際にも起こる。というのは，熱の原因となる体液は血液と混じり合い，心臓へと入り，心臓の火を冷ますからである。しかし，その後，火を大きくし，かくて四肢全体を熱くする[136]。ちょうど水を炭にかけるといったんは火は消えるものの，ただちに再度発火して炭がもっと熱くなるようなものである。しかしわれわれは食事するとつねにすぐに寒けを感じるわけではない。というのは，食物の汁はつねにそれほど速やかに静脈に入り込むわけではないし，つねに血液を冷やすわけではないからである。そのうえ，汁によっては，酢のように，汗を特に額にかかせるものもある。というのも，そうした汁は心臓に入り込むと，そこで激しく発火させられ，ただちに頭の方へ上っていくからである。こうして，食事をすると，額に汗をかくと同時に四肢の末端に寒けを感じることが起こりうるのである。

[78] 血液には，粒子[137]の主な種類として四つある。酒精のように微細でなめらかな粒子，オリーブオイルのように微細で枝分かれした粒子，水や塩のように粗大で[138]なめらかな粒子，それに，土や灰のように粗大で枝分かれした粒子である。微細でなめらかな粒子は，感知できないほどの蒸発もし

---

[136] 1701版では欠けているが，ライプニッツとチルンハウスが筆写したデカルトの手稿（MS）ではここに「この液がいわば点火されることが必要だが，それは難しい」という注記がある。

[137] デカルトは，1632年4月5日付書簡で，メルセンヌに宛てて，「私はこの数日のすべてを，そのことで楽しみました。なぜなら，私はさまざまな実験に取り組んで，油，酒精つまり蒸留酒，普通の水と酸味のある水〔硝酸〕，塩などの間にある「本質的差異」を知ろうとしているからです」（AT. I, 243,『デカルト全書簡集』第一巻，久保田進一訳，p.212）と述べている。また，『世界論』は「われわれがある物体を感覚しうるのは，その物体がわれわれの感覚器官の中に起こるなんらかの変化の原因だからである……すなわち，その物体をなんらかのしかたで動かすからである」（AT. XI, 21-22,『世界の名著 デカルト』神野訳，p.90）と述べている。

[138] 『人体の記述』AT. XI, 258参照。

ないので，血管の末端で保持され，腐敗することによって，「一時的な熱」[139]を作る。粗大でなめらかな粒子は，胃と腸で腐敗することによって，「毎日熱」を作る。微細で枝分かれした粒子は，胆嚢で腐敗することによって，「三日熱」を作る。粗大で枝分かれした粒子は，脾臓で腐敗することによって，「四日熱」を作る。ところで，体液の腐敗[140]はあまり離れていない粒子と粒子の結合と反発であり，この腐敗は心臓の火によって消滅させられる[141]が，そうして体液が静脈に達すると，熱の増大が起こり，徐々に腐敗は消滅させられる。ところで，胆嚢は胆汁を胃と腸，次いで静脈に一日おきに注ぐ。これに対して，脾臓は二日おきに注ぐ。

[79]　　　　　　　　　　　　　　　　　　　　　　　1648年2月[142]

　胎児の四肢は精液のみによって作られ始め，しかる後に血液が臍帯を通して流れ込むことは確かである[143]。そうでなければ，すべての固体部分は，心臓が右側よりも左側に大きく傾いているのだから，歪んでしまったはずである。

　[80]　動脈は運動法則[144]に従っていればどこへでも進むのであって，静脈の位置に合わせて進むわけではない。これに対して，静脈は動脈によって許容されるところだけを進む。こうして，動脈は皮膚では静脈の下にあること

---

139)　「熱」については，体液説に立つフェルネル『病理学』（プレンピウス宛1638年2月15日付書簡（AT. I, 532-533；『デカルト全書簡集』第二巻，久保田進一・政井啓子訳，知泉書館，2014年，p. 103，参照）の記述に従っており，ここでの熱の分類は18世紀初頭に登場する「悪い空気」を原因とする「マラリア」の病態論とは必ずしも重ならない（この項，A. ビトボル－エスペリエス女史のご教示による）。

140)　体液の腐敗，劣化はヒポクラテス的伝統のなかでは医学的に重要な問題であった。

141)　この部分のテキストは1701年版とは大きく異なっており，1701年版（p. 22）では，「ところで，腐敗はあまり離れていない粒子に対する粒子の結合と反発であり，この腐敗は心臓の火を消滅させるが，そうして体液が静脈に達すると，熱の増大が起こり，徐々に腐敗は消滅させられる……」となっている。

142)　この日付はこの第[79]段落から第[82]段落（AT. XI, 538）までの執筆時期を指すと考えられる。Aucanteも1648年の断章として分類している。

143)　[25]段落（AT. XI, 516）および『人体の記述』（AT. XI, 273）参照。

144)　物体の運動法則については『世界論』第7章（AT. XI, 38ff.；『世界の名著　デカルト』神野訳，p. 104以下）および『哲学原理』第二部（art. 37, 39, 40）参照。

になる。というのは，動脈が当初受ける抵抗は，内部の粒子による方が外がわの粒子によるよりも少ないからである。

　[81] 右側の脂肪静脈〔＝副腎静脈〕が腎静脈から出，左側の脂肪静脈〔＝副腎静脈〕が空静脈〔＝大静脈〕本幹から出るのは，肝臓が左側に傾いているためである。

　[82] 母親によって注意深く考えられたことは胎児のうちに刻印されるという私の判断[145]を理解するためには，次のように想定すべきである。すなわち，胎児は子宮内で頭を母親の頭に，背中を背中に，右の脇腹を右の脇腹に向けるように位置しており，血液は母親の頭から子宮の周り全体に均等に行き渡り，次いであたかも中心に集まるように臍帯に集まり，そこから同じ理由によって今度は胎児の全体に広がるのである。

　[83][146] 人間では三つの炉に火がともされている。第一の炉は心臓にあり，火は空気と血液による。第二は脳にあり，火は同じく空気と血液によるが，はるかに弱い。第三は胃にあり，火は食べ物と胃そのものによる。心臓には乾燥した隙間のないものを燃やしたときのような火があり，脳には酒精[147]を燃やしたときのような火がある。胃には生木を燃やしたときのような火がある。胃では，食べ物が，なにもしなくとも，湿った干し草のように，自然

---

145) Aucante（pp. 162–163：p. 189, n. 210）はAT版（およびB版）の «Ad ratiocinationem intelligendam,…» を1701年版の «Ad radiationem intelligendam,…» に戻し，ratiocinatio（判断）をradiatio（放射）とする修正を提案している。「像は……小さな腺に向かって放射する（rayonner）」（『情念論』第35節）といわれているように，光線のイメージはより一般的な文脈で感覚器官によって生み出される像の形成を説明するために用いられていることを基にした提案だが，ここではradiatioという言葉がデカルトの他の著作等に登場しないこともあって，AT版およびB版に従っておく。
146) この最後の[83]段落は『解剖学摘要』（AT. XI, 603）にある。これは，「同様の粒子，分泌物，病気」と題され，1631年の日付をもつ紙片に記されている。その1631という年号はこの文章が書かれた時期を示している可能性があり，Aucante（p. 69）は1630–1632年の断章中に分類している。フーシェ・ド・カレイユの『デカルト未刊著作集（Inédits）』では，t. II, p. 70にこの断章が収められている。
147) 注137の1632年4月5日付メルセンヌ宛書簡，参照。

に腐り，熱くなることがある[148]，云々。

(香川知晶・竹田扇訳)

---

[148) 乾ききっていない干し草の例をデカルトはしばしば用いている。『人間論』(「そして食物の方でも，ちょうど，乾ききる前に納屋にしまい込まれた新しい干し草と同様に，普通は，ひとりでに分解し，熱を出すようになっている」AT. XI, 121,『増補版デカルト著作集』4, 伊東・塩川訳, p. 226),『方法序説』(「干し草をまだ乾かないうちに密閉するときにそれを熱する火」AT. VI, 322, 14, 山田訳, p. 74),『気象学』(「しばしば二つの異なる物体が混じりあうだけでそれらを燃やすには十分なのであって，石灰に水をかけたり，あるいは干し草を乾く前にしまったり，あるいは化学において毎日見られる数かぎりない他の実例に見られるとおりである」AT. VI, 322, 11–16,『増補版　デカルト著作集』1, 赤木昭三訳, 白水社, p. 290), さらには『哲学原理』第4部92節,『人体の記述』(AT. XI, 254)。

# 味覚について[1]

[AT. XI, 539–542]

[1][2] 味覚には，舌の神経をさまざまな仕方で刺激する粒子の違いに即応して，違いがある。主要な味覚には九つある。すなわち，「不味い」ないし「薄い」，「濃い」，「甘い」，「苦い」，「痛い」，「酸っぱい」，「塩辛い」，「辛い」，「えぐい」ないし「きつい」[3] である。

[2]「不味い」ということで考えているのは，味を単純に欠いているものではない。かりにそうであったとしたら，「不味い」は味覚のうちに数えあげられるべきではなかったであろう。味覚にとって不快であるのは，舌の神経を動かすのがあまりにも力なく，弱々しいからである。実際，物が全体としてきわめて硬く，絞まっているために，その粒子が口の中で溶けないようなものは，味覚を欠く。たとえば，金属や石などである。さらに，穀粉などのように，見た目にはかなり細かく挽いてある多くのものも同様である。そしてこの「不味い」という味覚の類には，毒や下剤など，あらゆる種類の性質が隠れていることがある。たとえば，穀粉には，さまざまな発酵・蒸留・料理によって顕わにできるように，酸っぱい粒子や強烈な精気[4]がある。ヒ

---

1) AT 版と 1701 年の *Opuscula Posthuma* との違いは印刷上の違いのみである。（AT. XI, 725, n. p. 539）
2) 便宜上，AT 版の（B 版もそのまま採用している）段落に通し番号をつけ，括弧 [ ] 内に示すことにする。
3) 参考までに，各味覚の原語をあげておく（括弧内はヴィクトール・クーザンが与えている仏語訳）。「味気ない」*insipidus* (insipide)，「薄い」*mollis* (faible)，「（脂っぽくて）濃い」*pinguis* (gras)，「甘い」*dulcis* (doux)，「苦い」*amarus* (amer)，「痛い」*urens* (brûlant)，「酸っぱい」*acidus* (acide)，「塩辛い」*salsus* (salé)，「辛い」*acris* (âcre)，「えぐい」*austerus* (âpre)，「きつい」*acerbus* (欠)。
4) 「強烈な精気」とは錬金術（化学）の用語で腐敗した野菜を蒸留することで得られるものを指し，燃えやすいとされる。

素には甘く，渋く，苦い粒子が隠れている。スカモニアやゴム[5]の滴にも同様の粒子が隠れているが，隠れ方は異なる。さらに，不味い粒子のなかには，それ以上分割されない粒子や[6]，密度からして，その物全体と同じく味覚を刺激しないようなある種の灰の粒子がある。実際，そうした粒子は確かに味覚の感覚器官に達するものの，十分には感覚器官を打たないので，不快で，不味いのである。私が淡水〔＝甘い水〕に割り当てている粒子がこれにあたるが，私はその粒子をロープやウナギになぞらえている[7]。とはいえ，ロープは固定されていなくてかなり曲げにくかったりすることもあれば，擦り切れていて柔らかかったりすることもありうるのであるから，よい味のする淡水〔＝甘い水〕もそうして運動させられる粒子から成るのではあるが，不味い水の方はいちじるしく擦り切れた粒子から成ると，私はいうのである。たいていの蒸留された水がそれにあたり，これは蒸留を行う化学者たち[8]が「留出

---

[5] スカモニアはヒルガオ科の植物で薬として用いられていた。ゴムも薬用であった。
[6] AT版は1701年版のetをutと訂正する提案をしているが，ここでは1701年版に従う。
[7] デカルトは『気象学』で「しかし塩の微小部分も淡水のそれもどちらも丸いに違いない。すなわち後者はロープのように，前者はシリンダーか棒のように。なぜならば，さまざまな仕方で長いあいだ動いているすべての物体は丸くなるのを慣わしとするからである」(AT. VI, 263；『増補版　デカルト著作集』1，赤木昭三訳，白水社，2001年，p. 247) と述べ，またその冒頭では，最初の仮定の一つとして，「水を構成する微小粒子は小さいウナギのように長く，なめらかで，つるつるしており，それらはつながりあい，組みあってはいるが，そうかといって結び目ができるほどにはけっして絡みあったり，ひっかかりあってはいないので，容易に分かれることができる」と述べている（AT. VI, 233；赤木訳，p. 226)。ウナギという喩えについては，根拠のない想定ではないことを1637年10月3日プレンピウス宛書簡で主張している (AT. I, 422-423,『デカルト全書簡集』第二巻，山田弘明訳，知泉書館，2014年，pp. 13-14)。デカルトは「水の分子は，私が思うに，小さなウナギのように，長くてつるつるしている」（ニューカッスル侯宛書簡1646年11月23日，AT. IV, 571,『デカルト全書簡集』第七巻，長谷川暁人訳，知泉書館，2015年，p. 201）という立場を一貫してとっている。その喩えはもっとも小さな穴でも入り込むことのできる水の浸透性を表現するものであった（Cf. メルセンヌ宛書簡1640年7月30日，AT. III, 140,『デカルト全書簡集』第四巻，大西克智訳，知泉書館，2016年，p. 121)。
[8] この大文字の「化学者たち（Chymici)」という言葉は，アニー・ビトボル－エスペリエス女史のご教示によれば，狭義の錬金術師を指すものというよりも広い意味をもち，薬の調剤師のことが念頭に置かれていると考えるべきである。

物」と呼ぶものと同じである。

　[3] ところで，こうした不味い粒子が細長いロープのような形であることは，必ずしも必要ではない。ただ，粒子が擦り切れたロープ，あるいは，ロープの材料となるクッション用の詰め物や麻くずのように，柔らかなままであって，枝を伸ばすようなことさえなければ，十分である。というのは，粒子が枝を伸ばしている[9]と，そうした枝は，相互に接着してまったく別の仕方で味を感じる感覚器官に働きかけるので，「濃い」味覚を作り出すことになるからである。「濃い」味覚が成り立つのは，そうしたもっとも柔らかくて，枝の多い粒子をおいてほかにはない。

　[4]「甘い」味は，時に，たとえば淡水〔＝甘い水〕のように，ほどよく美味であるために食される。その際，味覚とは別の種類のものになるわけではない。これが食されるのは，蜂蜜や糖などに見いだされるように，快い刺戟のあるこの味があるためなのである。その際，この味覚が成り立つのは，幹と枝をともにもつか，あるいは鳥のように羽と胴体をともにもち，その幹や胴体の中央によって舌の孔にかなり強く作用するような粒子なのではなくて[10]，小さな枝や羽のみによって神経の端に達するので，不快にすることなく，もっぱら快く刺激する粒子なのである。

　[5]「苦い」味覚は濃厚で，石や岩の形に似た粒子から成る。そのため，舌の孔に十分深く入り込み，不快な感覚によって舌の神経を刺激する。ただし，酒精のような「痛い」味覚の刺激とは別である。また，「酸っぱい」と「塩辛い」については，私は別のところで[11]十分に説明した。こうして，な

---

9）『気象学』の冒頭（注7参照）で「長くて，つるつるした」「小さなウナギのような」水の粒子について述べた後，それとの対比でデカルトは枝があってたがいにからみ合う土などの粒子について次のように述べている。「土のほとんどの微小部分はもちろん空気の微小部分も，また他のほとんどの物体の微小部分も，きわめて不規則で，一様でない形をもち，したがってそれらはちょうど生垣にいっしょに生い茂っている灌木のさまざまな枝のように，非常に強くからみあっていて，互いにひっかかりあい，つながりあっている」（AT. VI, 233 ; 赤木訳, pp. 226-227）。

10）　クーザンは ; et tunc non consistit in... を non を削除して解釈すべきだと註をつけている（Cousin, t. 11, p. 424, n. 1）が，ここでは原文通りに読む。

11）『気象学』「第三講　塩について」（AT. VI, 249ff. : 赤木訳, pp. 237ff.）を指す。

ぜほとんどすべての甘いものが簡単に苦くなり，胆汁に変化するのかということが容易に理解される。実際，時間が経ったり，料理されたりして枝が取り去られても，幹はなお残るのである。

　[6]　粒子が脂っこい味の粒子ほど柔らかくもなく，精気や甘い味の枝ほど微細でもなく，さらには味をまったく欠く粒子ほど密でもなくて，しかも苦いものや塩辛いものの粒子とは違う形をもっていると，「辛い」味覚となる。その形は実に多様でありうるので，渋さは多種多様でありうる。だがここで私は舌をひっかくものを渋さと呼ぶことにする。これは時に，ブドウの房とともに長い間煮立った（熟成していない）赤ワインのように，「えぐい」とされる。注意すべきは，この渋さの粒子は精気と混じり合っており，その精気が舌の孔に入り込んで孔をきわめて素早く刺戟することによって，ジョチュウギクやトウダイグサ[12]などのような「きわめて渋く，痛い味」を作り出すことである。実際，渋さの粒子はたいていサンゴに似た枝の多い形をもつので，そうした精気によって容易に刺戟される。

　[7]　「えぐい」ないし「きつい」といった収斂薬の味覚は熟していない果実の味覚である。この味覚が生じるのは，熟していない果実などでは，その孔を満たす物質がもっぱらごく素早く孔から出て行けるように配置されており，孔も十分に開いていて舌の粒子そのものが入ることができるようになっているからである。そのため次には，舌の粒子は実際にその孔に入り，物質が出て行った後の場所を占める。また，この孔は実に多様でありうるので，「えぐい」味覚もまたさまざまである。

　[8]　さて，「味覚」についてここでは単純なものだけを検討した。だが，他の複合された味覚はこれら単純なものから無数生じるのである。

終わり

（香川知晶・竹田 扇 訳）

---

[12]　ジョチュウギクもトウダイグサも薬用植物であり，特に後者は下剤として用いられていた。

# 人体の記述

および精神に依存するその全機能と，
まったく依存しない機能についての記述。
そしてまた，その四肢形成の主要な原因。

[AT. XI, 223-286]

## 第一部

### 序文

(1 医学はわれわれの身体の機能を認識するためにきわめて有益である)[1]

自己自身を知ろう[2]と努力することにもまして，それに携わって多くの果実が得られるものはない。自己の認識から期待される効用は，多くの人がまずそう思うように道徳にかぎったことではなく，とりわけ医学にも関わる。われわれが自己の身体の本性を知ることを十分に学び，身体とその器官の配

---

1) 節の番号はデカルト自身のものと思われる（AT. X, 13-14 に，最初の二つの節について番号とともに本文の抜き書きがある）。だが見出しはおそらく編者クレルスリエのものであり，しかも必ずしも本文に対応していない。AT 版は番号のみ採用しているが，B 版はクレルスリエ版に従って見出しを欄外に付している。『哲学原理』や『情念論』も同じスタイルであるので，われわれはB版に従った。ただしローマ数字の番号はアラビア数字にした。
2) 自己自身を知るとは，本来は自分の精神を知ることであった。ところが，ここではそれは自分の身体を知り心身の区別を知ることである。精神から身体へと視点が移されている。A. ビトボル－エスペリエスによれば，これは身体研究の正当化だが，自己や神を知るという伝統とは切れており，人間をミクロ・コスモスとマクロ・コスモスとの対比において捉えようとするものでもない（A. Bitbol-Hespériès (éd.), *René Descartes Le Monde, L'homme*, 1996, pp. XIV-XVIII, A. Bitbol-Hespériès, «Cartesian physiology», in Gaukroger (ed.), *Descartes' Natural Philosophy*, 2000, pp. 371-372)。

置³⁾にのみ依存する諸機能を、決して精神⁴⁾に帰属させないならば⁵⁾、医学においては、病気を治療するためにも予防するためにも、また老化を遅らせる⁶⁾ためにさえも、たいそう確かな多くの教訓を見出すことができたであろうと思われる。

(2 その機能をふつう精神の機能に帰属させたのはどうしてか)

しかし、われわれはみな子供のころから、身体の運動の多くが、精神の能力の一つである意志に従うことを経験しているので、精神はすべての原理である⁷⁾と信じるようになっている。われわれが解剖学や機械学⁸⁾に無知であることも、それに大きく寄与している。というのは、われわれは人体の外部だけしか考察しないので、身体が、われわれが普段見ているその動きと同じほど多様な仕方で、自分自身で動くための十分な器官つまりゼンマイ〔原動力〕⁹⁾をその内に宿しているとは、想像だにしなかったからである。そしてわれわれが、死んだ身体は精神を欠いているのみで、生きている身体と同じ器官を持つが、死んだ身体にはいかなる運動もみられない¹⁰⁾と判断したため

---

3) 身体「器官の配置」(disposition des organes「臓器の置かれた状態」)は、「精神の思考」に対する重要な概念である。デカルトの身体観の特徴の一つで、『人間論』(AT. XI, 120) や『方法序説』(AT. VI, 57, 59) 以来、しばしば登場する。
4) ここでの âme は古代・中世的な「魂」や「霊魂」ではないので、以下「精神」と訳す。
5) 身体の本性を知り、精神と身体との機能の違いを知る。両者を区別することによって身体を統御し、よりよく生きることを目指す。この考え方がデカルトの基本であり、医学や道徳の基礎になっている。心・身の機能の区別は『情念論』第2-3節でも指摘される。
6) 老化を遅らせることについては、『方法序説』(AT. VI, 62) やホイヘンス宛書簡1637年12月4日 (AT. I, 507)『デカルト全書簡集』第二巻、知泉書館、pp. 51-52 などにもその言及がある。
7) 精神は身体の運動そのものに関っておらず、運動の原理はむしろ身体であるというのがデカルトの主張である。伝統的な医学思想によれば、精神は身体と結びついて生命などすべての活動の原理であったが、それに反対していることになる (A. Bitbol-Hespériès (éd.), *René Descartes Le Monde, L'homme,* 1996, p. XIX)。
8) 人体は物理・化学的な仕組みによって機械的に動いている、という考えが背景にある。
9) 身体はゼンマイ仕掛けの時計がそうであるような自動機械(オートマット)である、という認識に基づいている。『方法序説』AT. VI, 55, 59 を参照。
10) 同じことは『情念論』第6節でも主張される。

に，この誤りは強固なものとなったのである。

(3　なぜそれらの機能は精神に帰属させるべきではないのか)

これに対して，われわれの本性をもっと判明に知ろうと努めるなら，われわれの精神は，それが身体から区別された実体であるかぎり，ただ思考することだけからしか知られない，つまり理解し，欲求し，想像し，想起し，感覚すること[11]——これらの機能はすべて思考の種類であるので——だけからしか知られないことが分かるであろう。そして，ある人たちが精神に帰属させている他の機能，たとえば心臓や動脈を動かし，胃で食物を消化する機能や，その内にいかなる思考も含まない同様の機能は，単に身体的運動にすぎず，身体は精神よりも他の身体によって動かされるのが普通であるので，それらの機能を身体ではなく精神に帰属させるのには，あまり理由がないことが分かるであろう[12]。

(4　同じことを証明する他の理由)

われわれはまた，以下のことが分かるようになるだろう。すなわち，身体のある部分が傷つけられたとき，たとえば，ある神経が刺激されたとき，その部分は，普段そうであったようにわれわれの意志にもはや従わなくなり，しばしば意志に反した痙攣を起こすことさえある。この例が示すように，精神が身体において運動を引き起こすことができるのは，その運動に必要な身体の器官のすべてがうまく配置されている場合にかぎるのである。しかし，まったく反対に，ある運動をするように身体のすべての器官が配置されているなら，その運動を生み出すのに精神は要らないのである。したがって，思考に依存しないことをわれわれが経験しているあらゆる運動は，精神にではなく単に器官の配置に帰されるべきである。そして，「随意的」と呼ばれる運動でさえも，基本的には器官のこうした配置に由来する。なぜなら，運動を決定するのは精神であるにしても，どれほどわれわれがその意志を持って

---

11)　これらは「精神」の定義になっている。「第三省察」(AT. VII, 34)，「第三答弁」(AT. VII, 176) を参照。

12)　サブタイトルが示すように，心身の機能を正しく区別することが本論の意図である。本論の第一部末尾 (p. 149–150) を参照。この区別は『方法序説』(AT. VI, 46) や『情念論』第 2–3 節でも言われている。

いようと，運動は器官の配置がなければ起こりえないからである．

（5　死ぬと運動の機能は止まるが，だからといって運動が精神に依存することにはならない）

身体が死んで精神が身体を離れると，これらの運動はすべて身体における活動をやめるにせよ，そのことから，運動を生み出しているのは精神であると推論してはならない。そうではなくてただ，身体が運動を生み出すのにもはや役立たなくなるのも，また身体において精神が不在になっているのも，同じ一つの原因によると推論すべきである[13]。

実際，決して思考によって決定されないすべての運動をわれわれのうちに生み出すには，器官の配置だけで十分であるとはなかなか考えにくいであろう。それゆえ，私はここでそれを証明し，われわれの身体という機械全体[14]を以下のように説明しよう。すなわち，われわれの精神こそが，意志に依っていることが決して自覚されない運動を身体に引き起こしているのだと考える理由がないのは，ちょうど時計のうちに精神があってそれが時を示すように仕向けているのだと判断する理由がないのと同じである，と。

（6　この書を理解するために解剖学を深く学んでおく必要はない）

だれしも，人体のさまざまな部分について，すでになにがしかの知識を持っているだろう。すなわち，身体が無数の骨，筋肉，神経，静脈，動脈から構成され，それに加えて心臓，脳，肝臓，肺，胃があることをだれしも知っている。さらに，だれしも，ときとしてさまざまな動物の切開を見た際に，われわれ〔人間〕のものとほとんど同じである内臓の諸部分の形や位置を考察することができただろう。この著作を理解するためには，それ以上に解剖学を学ぶ必要はない。なぜなら，もっと詳しく知らねばならぬことはすべて，私はそれを話す機会があるのに応じて説明するよう留意するからである。

（7　この書が含むべきことがらの要約）

私が記述しようとしている〔身体という〕機械全体の一般的な概念をまず

---

13）『情念論』第5節にも同じ主張がある。
14）　人間身体は機械であるという思想は『人間論』（AT. XI, 120）や『方法序説』（AT. VI, 56）でも表明された。『哲学原理』（第四部第188節）では，この世界全体が一つの機械とみなされている。

得るために,ここで私は次のことを言っておく。心臓のなかにある熱こそが,あたかも大きなゼンマイであるかのように,機械のうちなる全運動の原理[15]である。静脈は,身体の全部分の血液を心臓へと導く管であり,血液は心臓でその熱を維持するのに役立っている。それはまた,別のもっと太い管である胃と腸にたくさんの小さな小孔がちりばめられていて,それらの小孔から食物の汁が静脈のなかを流れて心臓へとまっすぐに運ばれるのと同じである。動脈はさらに別の管であり,心臓で熱せられて希薄になった血液は,動脈を通って身体の他のすべての部分へと流れ,その部分を維持するために熱と物質〔栄養〕とをそこへ運ぶ。そして最後に,この血液の最もよく動き,最も活発な粒子は,心臓から出る動脈のなかでも最もまっすぐな動脈によって脳に運ばれ[16],「動物精気」[17]と呼ばれる空気あるいはきわめて微弱な風のようなものを構成する。動物精気は脳を膨張させて,脳が外的対象の印象や精神の印象をも受け取れるようにする。つまり,脳を,「共通感覚」,「想像力」および「記憶」[18]の器官ないし座にするのである。次いで,この同じ空気つまり同じ精気は,神経を介して脳からすべての筋肉へと流れる。それによって精気は,これらの神経を外的感覚の器官として役立つようにし,筋肉をさまざまに膨らませて,すべての四肢に運動を与えるのである[19]。

　以上が,私がここで記述しようとしたことすべての概略である。その目的は,われわれが各々の行為において身体にのみ依存するものと,精神に依存するものとが何であるかを判明に知ることによって,われわれが身体を精神と同様によりよく用い,心身の病気を治療したり予防したりすることができ

---

15) 人間身体という「機械」を動かす原理が心臓の熱ないし火にあるとする点に,デカルト医学の基本理念がある。『情念論』第8節を参照。
16) 最も強い粒子は弱い粒子を押しのけて,それだけが大脳へ行く(『人間論』AT. XI, 128)。
17) 動物精気(esprits animaux)については『人間論』(同129以下)で詳述されている。『動物発生論』についての「解説Ⅱ」,p. 229-230を参照。
18) 共通感覚,想像力,記憶については『人間論』(AT. XI, 174〜),『方法序説』(AT. VI, 55)を参照。
19) この第7節は『方法序説』(AT. VI, 54-56)と重なるところが多い。

ることである[20]。

# 第二部

## 心臓および血液の運動について

〔8　心臓には熱があるが，それはどういう性質のものか〕

　心臓に熱があることは疑いようがない。なぜなら，何らかの動物を生体解剖すると，その熱を手で感じることさえできるからである。そしてこの熱は，一般のあらゆる熱，つまり何らかの体液すなわち酵母との混合から引き起こされ，それが宿る身体〔の部分〕を膨張させる熱，とは別の性質であると想像する必要はない。

〔9　心臓の諸部分の記述〕

　しかし，この熱が引き起こす血液の膨張こそは，われわれ〔人間〕という機械全体の最も重要で主たるゼンマイ〔原動力〕であるので，解剖学をまったく学んだことのない人は，何らかの〔見るに足る〕十分に大きな陸生動物の心臓を観察する労を惜しまないようにしていただきたい（というのも，それはみな人間の心臓とほぼ似ているからである）[21]。そして，まず，その心尖部[22]を切開して，その中には血液をたくさん蓄えることのできる二つの空洞，すなわち心室があることに注意していただきたい。その後で，それらの心室に指を入れ，心臓の底〔=心底〕の方に，そこから血液を受け取ったり，そこに入っていた血液を排出したりできる開口部を探すなら，それぞれきわめて大きな二つの口が見出されるであろう。すなわち，右心室には，指を空静脈

---

20)　精神と身体との相違をきちんと弁えることによって病気の治療がより効果的になされる。この考え方は『情念論』では，精神がいかに情念を統括するかというメンタルな次元に関連することになる。

21)　以下の記述は『人間論』（AT. XI, 123～），『方法序説』（AT. VI, 47～）と重なる。しかし心臓の記述については本論が最も詳しい。

22)　心室の尖端部分で，最もよく鼓動する。

〔=大静脈〕に導く口と，動脈性静脈〔=肺動脈〕に導くもう一つの口がある。次に，この心室〔の長軸〕に沿って心筋をこれら二つの口まで切開すると，空静脈〔=大静脈〕の入口[23]に（一般に「弁膜」と呼ばれる）三枚の小さな被膜[24]が見出されるであろう。それらの被膜は，心臓が拡張し，そして腫れが引くとき[25]，（死んだ動物がいつもそうであるように）被膜はその静脈血がこの心室に〔逆流して〕流れ落ちることを決して妨げないようになっている。しかしまた，これら三枚の被膜は，心臓が血液に満たされ膨張しているために，腫れ，そして収縮することを強いられると，起き上がって空静脈〔=大静脈〕の流入部を閉じ[26]，血液がもはやそこを通って心臓に下降できないようにするはずなのである。

また動脈性静脈の入口には，空静脈〔=大静脈〕の入口とはまったく別の仕方で配置されている三つの弁膜もまた見出されるであろう。それらは，動脈性静脈の血液が心臓に〔逆流して〕流れ落ちないようにしているが，右心室から出て行こうとする血液があるなら，まったくその流れを妨げないようになっているのである。

同様にして，左心室に指を入れるなら，その底の方[27]に二つの開口部が見出されるであろう。その一つは静脈性動脈〔=肺静脈〕に，他の一つは大動脈に指を導くのである。そして，この心室をすべて切開するなら，静脈性動脈の入口に二枚の弁膜〔=僧帽弁（二尖弁）〕を見出すであろう。それらは空静脈

---

23) 厳密には右心房の入口である。右心房の大部分は静脈洞が取り込まれたもので，デカルトはそれを意識していたか（「解説Ⅴ」を参照）。
24) 弁膜は被膜が折りたたまれて出来たものと考えられている。この被膜は現代医学では三尖弁のことであるが，三尖弁は空静脈〔=大静脈〕とは無関係である。
25) 原文の désenfler は「腫れが引く」という意味であるが，ここでは，心臓そのものの腫れが引くことではなく，心臓が拡張する際に心筋の腫れが引くこと，つまり心壁が薄くなることを意味すると思われる。筋肉が収縮することを「腫れる」(enfler)，筋肉が弛緩することを「腫れが引く」(désenfler) という表現を使うのはデカルトが記述する医学の特徴かもしれない。同様の表現はこれらを他動詞として使用した文 (enflant diversement les Muscles, 第7節，本書 p. 149) や，心耳の収縮を記述した第11節 (p. 154) にも見られる。本書「解説Ⅴ」を参照。
26) 心臓の拡張期において，心室側に引き下げられていた弁膜の弁口を閉じること。
27) 心基部（心底）を指しており，左心室の流出入孔を指す。

〔＝大静脈〕の弁膜ときわめて似ており，同じ仕方で配置されている。ただ一つの違う点は，静脈性動脈は一方で大動脈から，他方で動脈性静脈から圧迫されているので，その流路が細長いことだけである。したがって，入口を閉めるにはこのような二枚の小さな弁膜だけで十分である。これに対して，空静脈〔＝大静脈〕の流路を閉めるには三枚の弁膜〔＝三尖弁〕が必要である。

大動脈の入口には，動脈性静脈の入口にある弁膜とまったく同じ〔形の〕他の三枚の弁膜〔＝大動脈弁（半月弁）〕[28]もまた見られるであろう。それらは，左心室にある血液がこの大動脈を上ることはまったく妨げないが，この動脈から心臓へと〔逆流して〕下ることを妨げるようになっている。

そして，これら二つの血管，すなわち動脈性静脈と大動脈は，空静脈〔＝大静脈〕や静脈性動脈よりもはるかに固く，はるかに厚い膜からできていることが認められるであろう。このことは，前の二つは後の二つとはまったく別の機能を持っていることを示している。静脈性動脈は実際は静脈である。それはちょうど，われわれが動脈性静脈と呼んでいるものが逆に動脈である[29]のと同じである。しかし，昔の人たち[30]が「静脈」と呼ぶべきものを「動脈」と呼び，「動脈」を「静脈」と呼んだ理由は，すべての静脈は心臓の右心室から，すべての動脈は左心室からくると信じていたからである。

最後に，「心耳」[31]と呼ばれる心臓の二つの部分は，空静脈〔＝大静脈〕と静脈性動脈の末端にほかならず，私が後に述べる理由で[32]，それらはその場所で拡張され，折りたたまれていることが認められるであろう。

---

28) これで弁は11あることになる（『方法序説』AT. VI, 47-48）。デカルトが弁を11と表現しているのは弁膜1枚を1つと数えているからであろう。そうすれば2つの動脈弁で6枚，房室弁で5枚なので合計11になる。

29) 同じことは『方法序説』（AT. VI, 47）でも指摘されている。

30) たとえばガレノス，ヴェサリウス，ボアンがそうである。ちなみにガレノスは，すべての動脈の源は心臓であり，静脈のそれは肝臓であると考えた。

31) 心耳（les oreilles du cœur）は発生学的には静脈洞が心臓に取り込まれた部分（心房）である。『方法序説』（AT. VI, 50）にも登場する。この時代の医学では心臓には心室のみがあるとされ，心房は認められていなかった。デカルトはこの伝統に従って，心耳を心臓とは独立した血管の一部と考えている。本書「解説V」を参照。ハーヴィ『心臓の運動』（*De motu cordis*, 1628）第IV章，『動物発生論』注42を参照。

32) 第10節の終わり（本書 p. 154）に対応する。

(10 心臓と動脈はいかに動くか)

　心臓の解剖をこのように観察して,動物が生きている間,心臓それ自身が身体の他のどの部分よりも多くの熱を持つこと,そして血液はふだんよりも少し熱せられるだけで,あっと言う間に膨張する性質を持つことを考慮するなら,心臓の運動,そして脈すなわち動脈の鼓動は,私がこれから述べるような仕方でのみ生じることは疑いえないであろう。

　心臓が拡張し,そして腫れが引く時には,これら二つの心室には,以前にそこで希薄になった血液がわずかに残っているのは別として,血液はまったくない。それゆえ,二つの大きな血液の滴[33]が心臓に入る。その一つは空静脈〔=右心房〕から右心室のなかに落ち,もう一つは静脈性動脈と呼ばれる静脈から左心室のなかに落ちるのである。また,心室に残されていた微量の希薄な血液は,新たに入ってくる血液とすぐに混じり合って一種の酵母のようになり,心臓を再び温めすぐに膨張させる。こうした仕方で,心臓は腫れ,硬くなり,そして少し収縮するのである。他方,空静脈〔=右心房〕と静脈性動脈との入口にある小さな弁膜〔=三尖弁〕は起き上がり,入口を閉じる。その結果,心臓のなかの二つの静脈の血液はそれ以上,心臓に下りることができず,心臓のなかで膨張している血液は,これら二つの静脈の方に〔逆流して〕再び上ることができない。しかしながら,血液は,それらの入口にある小さな弁膜〔肺動脈弁と大動脈弁〕に遮られることなしに,右心室から動脈性静脈と呼ばれる動脈へ,そして左心室から大動脈へと容易に上るのである。

　そして,この希薄化された血液は,心室のなかに入る前よりもはるかに多くの容積を必要とするので,これら二つの動脈のなかに努めて入ろうとする。このような仕方で,これらの動脈は心臓と同時に腫れ,盛り上がる。このような心臓と動脈の運動こそわれわれが脈と呼ぶものである[34]。

---

33) デカルトは粒子説をとっており,血液もすべて粒子からなると考えた。血液の滴とは血液を構成する粗大な粒子のことであろう。心臓には光のない火がつねにあり熱い。血液の滴が心臓に落ちると,熱せられた容器に動物の血液一滴をしたたらせたときのように,血液は瞬間的に膨張すると考えている。『人間論』(AT. XI, 123) を参照。

34) 脈(拍動)については以下を参照。プレンピウスからデカルト宛書簡 1638 年 1 月 (AT. I, 497-499),『デカルト全書簡集』第二巻, pp. 70-72. プレンピウス宛書簡

このように希薄化された血液が動脈へと流れ出した直後には，心臓は腫れが引き，柔らかくなり，そして拡張する。その理由は心室にはほとんど血液が残っていないからである。また，動脈もまた腫れが引く。その理由は，一つには，外気が心臓よりもその分枝に近く存在するので，分枝の血液が冷却され濃縮されるからである。また一つには，心臓は動脈に入ってくるのとほとんど同じ量の血液を，絶えず外に流出させているからである。そして，血液が心臓から動脈にもはや上ってこなくなったときは，動脈のなかにある血液は心臓へと〔逆流して〕下降するはずだと思われるが，心臓の入口〔動脈口〕にある小さな弁膜がそれを防いでいるので，心室への逆流はまったくない。しかし血液は，他方で，空静脈〔＝大静脈〕と静脈性動脈とから心臓に流入する。それは前と同じようにそこで膨張し，ふたたび心臓と動脈を鼓動させる。かくして，それらの鼓動は動物が生きているかぎり，いつまでも続くのである。

（11 心耳の運動とはどのようなものか，その造りの原因は何か）

「心耳」と呼ばれる部分については，それは心臓そのものとは異なる運動をするが，心臓の動きにほぼ従う。というのも，心臓は腫れが引くや否や心室に血液の二つの大粒の滴を落とすからである。その一つは空静脈〔＝大静脈〕の末端にある右心耳から，もう一つは静脈性動脈の末端にある右心耳からである。こうして心耳の腫れが引く。そして，その後すぐに腫れる心臓と動脈は，それらの運動によって空静脈〔＝大静脈〕と静脈性動脈の分枝にある血液が心耳を満たすのを少し妨げるのである。その結果，動脈が腫れはじめるのは，心臓の腫れが引きはじめるときに限るのであり[35]，これに対して，心臓は一度に腫れ，徐々に腫れが引いたのちに，心耳はそれが腫れるときよりもより速く腫れが引く。さらに，それによって心耳がこのように腫れたり腫れが引いたりする運動は心耳に特有なものであり，その両極にある空静脈〔＝大静脈〕と静脈性動脈の残りのものにまでは及ばない。そのため，それは二本の静脈の残りのものよりもより広く，さまざまな仕方で折りたたまれ，よ

---

1638年2月15日（AT. I, 521-525），同，pp. 92-96.
[35]『方法序説』（AT. VI, 50）を参照。

り厚く肉付きがよい被膜[36]からできている。

(12 空静脈〔=大静脈〕の記述)

　しかし，これらのことがよりよく理解されるためには，心臓に通じる四本の血管の構造をここで特に考察しておかねばならない。まず空静脈〔=大静脈〕に関して注意すべきことは，それは肺を除く身体の全部分に伸びており，その結果，他のすべての静脈は空静脈〔=大静脈〕の枝[37]にすぎないということである。というのも，脾臓や腸などいたるところに拡がっている「門脈」〔=肝門脈〕[38]でさえも，たいへん明瞭な管によって肝臓で空静脈〔=大静脈〕につながっている[39]ので，それを枝の一つに数えることができるほどだからである。それゆえ，これらすべての静脈は，ただ一つの血管であると考えなければならない。この血管は，最大かつ体内の最も多くの血液をいつも含んでいる場所では空静脈〔=大静脈〕と名づけられ，血液をおのずから心臓へと運ぶのである。したがって，血管が三滴ほどの〔わずかな〕血液しか含まなくても，静脈は〔身体の〕他の部分から離れて，右心耳に向かって流れるであろう。その理由は，空静脈〔=大静脈〕はここでは他のすべての場所〔静脈〕よりも太く，そこから枝の末端にいたるにしたがって少しずつ細くなるからである。また，静脈の枝を構成している被膜は，そこを流れる血液の量によっ

---

36) 心耳の「櫛状筋」を指すものと思われる。
37) ここではbrancheを敢えて「分枝」ではなく「枝」と訳した。デカルトの記述では静脈は心臓に血液を還流させる管という認識なので，からだのすべての静脈は空静脈〔=大静脈〕に戻るわけであり，空静脈〔=大静脈〕からおのおのの静脈に血液が流れるわけではない。そのニュアンスを表現するためにこのような訳語を採用した。
38) 通常血流は動脈（A）－毛細血管（C）－静脈（V）という形で流れる。一方，門脈は，A－C－V（門脈）－C－Vというかたちをとる。すなわち肝臓で一度毛細血管になって再び静脈につながるという特異な様式である。これは主に腸から吸収された栄養分を肝臓に送って貯蔵，分解を行い，そのあとで体循環に還流させるためである。デカルトがここでわざわざ門脈を引用したのは，このような特殊な静脈でさえも大循環に還流することを強調したかったこと，ならびにその周辺分野に関する知識を持っていたことを示唆する。
39) 門脈は肝臓に入った後，毛細血管の一種である類洞を形成する。その後，肝動脈からの血液と共に肝静脈に流入し，肝静脈は空静脈〔=大静脈〕に還流する。胎児循環では肝臓をバイパスする静脈管（アランティウス管）があって門脈血が空静脈〔=大静脈〕に流れ込むが，出生後は閉じるので，デカルトのこの記述は誤りである。

て伸縮可能であり，おのずからつねに少し収縮〔内腔を狭く〕するので，それによって血液が心臓へと流れるようにしているからである。そして，最後に，これらの分枝の多くの場所に弁膜があり，それらは次のような仕方で配置されているからである。すなわち，その自身の重さや他の原因から血液が末端に向かって押される場合，それらの弁膜はその管〔静脈〕を完全に閉じることで，血液が分枝の末端に流れるのを妨げ，かくして血液が心臓から遠ざかるのを妨げるが，逆に，その末端から心臓へと流れることはまったく妨げないようになっているのである。その結果，それらすべての血管網〔静脈網〕もまた，血液は心臓に向かっては容易に流れるが，逆方向には流れないようになっている，と判断しなければならない。

(13 動脈性静脈，静脈性動脈，肺について)

動脈性静脈および静脈性動脈については，次のことに注意しなければならない。すなわち，これら二本の血管もまた心臓に合流する場所においてきわめて太いが，しかしそれらは心臓の近傍でさまざまな枝に分かれ，これらはその後またさらに細い枝に分かれること。そして，それらはすべて心臓から離れるにしたがって次第に細くなってゆくこと。これら二本の血管のうちの一方の枝のそれぞれは，つねに他方の枝のそれぞれ一つを伴っていること，である。そして，三本目の管の何らかの分枝（その入口は「咽頭」あるいは「喉笛」〔＝気管〕と呼ばれる）もまたそうである。これら三本の管の分枝は肺へ行く以外にはない。肺はそれらの枝のみから構成されるが，それらは一緒になってかなりもつれ合っているので，肉眼では十分に大きい肺実質のどの部分〔を構成している〕かを示すことができないほどである。肺実質においては，これら三本の管はそれぞれが，その分枝になっていくにすぎないのである。

これら三本の管は，次の点でそれぞれ相違していることにも注意しなければならない。すなわち，その入口が喉笛にある管は，吸気以外のものをまったく含まず，小さな軟骨と，他の二つの血管を構成している血管よりもはるかに硬い被膜とから構成されていることである。それはまた，動脈性静脈と呼ばれる血管が，静脈性動脈の被膜（それらは空静脈〔＝大静脈〕とまったく同じように柔らかく薄い）よりも，明らかにより硬く厚い被膜から構成され

ているのと同じである。そのことは，これら二本の血管は，そこにおいて血液しか受容しない〔点では同じである〕が，しかし静脈性動脈にある血液は，動脈性静脈の血液ほどには，激しく動かされたり強い力で押し出されたりしない点で，違いがあることを示している。というのは，職人の手〔の皮膚〕が道具を扱うために硬くなっているのと同様に，咽頭を構成する被膜や軟骨が硬い原因は，呼吸するときにそこを通る空気がもたらす力と〔壁に伝える〕振動であると考えられる。もし血液が，動脈性静脈に入るときに，静脈性動脈に入るときほど強く動かされなかったなら，動脈性静脈の被膜は静脈性動脈のそれよりも厚くも硬くもならなかったであろう。

〔14　肺の機能〕

しかし，血液が右心室で熱せられて希薄になるにつれて，いかにして努めて動脈性静脈に入るかは，私がすでに説明したところである。ただ残すところは，ここで，この血液が動脈性静脈のすべての小枝に分配されるとき，それが吸気によって冷やされ，濃縮されることを述べるのみである。その理由は，この空気を含んでいる管〔気管〕の小枝が，肺のどの部分においても，動脈性静脈の分枝と交わっているからである。他方，心臓の右心室からこの動脈性静脈に入る新しい血液は，何らかの力〔弱い鼓動〕をもってそこに入るので，凝縮しはじめる血液を押し出し，それらの枝の末端のすみずみまで通らせ，静脈性動脈の分枝へと送り出す。かくして血液は心臓の左心室へときわめて容易に流れるのである。

肺の主要な機能は，吸気によって心臓の右心室からくる血液を，左心室に入る前に，濃縮し，穏やかにすることのみにある。さもなければ，血液はあまりにも希薄で微細になり，それが心臓で維持している火[40]に栄養を提供することができないであろう。肺のもう一つの機能は，発声に使われる空気を含んでいることである。それは，よく見受けられるように，魚や，心臓に一つしか心室がない他の動物にはすべて肺がなく，そのため発声ができず，そ

---

[40]　「神は……あの光なき火の一種を人体の心臓に焚きつけた」(『方法序説』AT. VI, 46)。同じことは『人間論』(AT. VI, 123)，ニューカッスル侯宛書簡 (AT. IV, 189)『デカルト全書簡集』第六巻，p. 232 にも登場する。デカルトは心臓を一種の熱機関（ボイラー）だと考えている。

の結果いずれも鳴くことができないのと同様である。ところで，これらの動物はみな，心臓に心室が二つある動物よりも，はるかに冷たい体質を持っている。なぜなら，かれらの血液は右心室のなかですでに一度熱せられ希薄化されているので，すぐ後で左心室のなかに落ち，そこで，空静脈〔＝大静脈〕から直接やってくる場合よりもずっと勢いのある，強烈な火をかきたてるからである。この血液は肺のなかで冷却され，濃縮されるにせよ，しかし，肺にはほとんど留まらず，どんなより大きな物質とも混じり合わないので，心臓に入る前よりも，より容易に膨張し，熱せられるのである。それは，油が蒸留器に何度も通ると，二度目には一度目よりもより簡単に蒸留されることを，われわれが経験的に知っているのと同様である。

　そして，心臓の形は，血液が右心室よりも左心室にある方がいっそう熱せられ，より力強く膨張することをおのずから示している。なぜなら，左心室は〔右心室よりも〕はるかに大きく，丸味をおび，それを作る筋肉はより厚いことが知られているからである。しかし，左心室を通る血液は，右心室を通って肺に栄養を補給しているために減少している血液と同じ血液にほかならない。

　（15　子供の心臓にある孔）

　心臓につながっている血管の開口部もまた，呼吸が肺にある血液を濃縮するために不可欠であることをおのずから示している。なぜなら，母の胎内にいる間は呼吸できない子供は，心臓のなかに二つの孔を持っているからである[41]。それは年長の子供の心臓にはまったく見当たらないものであるが，一方の孔を介して，空静脈〔＝大静脈〕の血液は，静脈性動脈の血液とともに左心室に流れこむ。そして他方（それは細い管のようになっている）を介して，右心室からくる血液の一部は動脈性静脈を通って，肺に入らずに大動脈に入るのである。これら二つの孔は，子供が生まれて肺呼吸するようになると，少しずつ自然に閉まることもまた知られている。他方，ガチョウやアヒルな

---

41）　胎児の血液循環を言っている。二つの孔とは卵円孔と動脈管である。『人間論』（AT. XI, 124），『方法序説』（AT. VI, 53）にも同様の記述がある。ハーヴィ『心臓の運動』第Ⅵ章を参照。

ど呼吸せずに長く水中に留まることができる類似の他の動物においては、それらの孔は決して閉まることはない。

（16　大動脈および血液循環）

残るところは、ここで大動脈に注目することである。それは心臓に出入りする四本目の血管であり、身体の他の動脈はすべてそれよりも小さな分枝にすぎない。そしてこれらの分枝によって心臓から受け取られる血液は、きわめて迅速に四肢の隅々へと運ばれる。そして大動脈のすべての枝は、動脈性静脈の枝が静脈性動脈の分枝につながっているのと同じ仕方で、空静脈〔＝大静脈〕の分枝につながっている。このようにして、自らを維持するためであれ、他の用途のためであれ[42]、それらの枝は、血液から受け取るべきものを全身に限なく配分した後で、残りのすべてを空静脈〔＝大静脈〕の末端に運び、その末端から血液は心臓へと再び流れるのである。

このようにして、同じ血液が、空静脈〔＝大静脈〕から右心室へ、次にそこから動脈性静脈を介して静脈性動脈へ、そして静脈性動脈から左心室へ、そこから大動脈を介して空静脈〔＝大静脈〕へと、何度も行っては還る。それは永続的な循環運動をなしている。したがって、もし血液がこのような仕方で流れている間、そのいかなる部分も動脈や静脈の外に出ないなら、動物が飲んだり食べたりしなくても、循環運動だけでその生命を維持するのには十分であろう。しかし、血液の多くの部分は絶えずそこから出ており、その欠を胃や腸からくる食物の汁[43]が補っているのである。このことについては後に語ろう。

（17　この循環を証明する論拠）

ところで、血液のこの循環運動は「ハーヴィ」[44]というイギリスの医師に

---

42)　「自らを維持する」とは栄養血管を、「他の用途」とは機能血管をそれぞれ指している。

43)　食物が消化されて生ずる消化粥（chyme）に含まれる液体成分を肉汁と呼称しているものと解釈される。「食物の汁」は、第二部の最後でアリストテレスの引用の中でも語られる。

44)　William Harvey (1578-1657)。イギリスの医師・生理学者。血液循環の原理を発見し、近代医学の祖の一人とされる。『方法序説』(AT. VI, 50-52) にもハーヴィのことが記されており、本節以下と重なる点が多い。

よってはじめて観察された。このきわめて有益な発見は，いくら賞賛しても賞賛し過ぎることはないであろう。静脈と動脈の末端はきわめて細いので，血液が動脈から静脈へと流れ込む口を肉眼で観察することはできないにせよ，それでもいくつかの場所においてそれは確認される。たとえば主としてあの大きな血管[45]においてである。これは脳を包む二種類の被膜のうちの厚い方[46]が折りたたまれてできており，そこにたくさんの静脈や動脈が注いでいる[47]。その結果，血液は動脈を介してそこに運ばれ，次いで静脈を介して心臓へと還流する。また，精巣動静脈[48]でもこのような血液循環を観察することが可能である。血液がこのように動脈から静脈へと流れていることを示すにはきわめて明らかな理由があり，それに疑義をさし挟むいかなる余地もないほどである。

なぜなら，もし生きた動物の胸を切開して心臓に非常に近い所で大動脈を縛り，その枝から一滴の血液も下降しないようにし，そして心臓と縛った所との間で大動脈を切開するなら，その動物の血液のすべてが，あるいは少なくともその大部分が，その切り口からあっと言う間に出て行くからである。

---

[45] この部分の解釈の可能性としては (1) 上矢状静脈洞（硬膜静脈洞），(2) 大脳動脈輪（脳の底面で6種類の動脈同士がつながり輪状をなす），(3) B版のように，ボアンの記述に従った「第三脳室」，が考えられる。17世紀の解剖図では脳血管，静脈，動脈の区別が明らかでなく，この器官を現代的に同定することは難しい。また，現代のように組織を化学固定する方法論も確立していなかった当時，解剖を行った際に脳室がその形態を完全に保っていたとは考え難い。硬膜静脈洞は脳実質とは異なりすぐに自己融解せず原型を保っていると考えられるので，第三脳室は間違いである可能性が高い。本書「解説V」を参照。G. Bauhin, *Theatrum Anatomicum*. Lib. III, Caput. VIII, IX および Vesalius, *The Fabric*, Veins & arteries of the brain, On the cerebral ventricles を参照。

[46] 脳硬膜である。それが上矢状静脈洞を形成しているさまを「折りたたまれる」と表現しているのであろう。実際この部位の脳硬膜は3枚の膜が折りたたまれて管腔形成をしているように見える。

[47] ある動物では静脈洞に動脈も注いでおり，デカルトは動物の解剖を行って得た知見をヒトの解剖と混同している可能性もある。

[48] 第58節にも登場する。精巣には精巣動脈と蔓状静脈叢とが並走してつながっているので，これらを指すと考えられる。あるいは精管と混同されている可能性もある。いずれにせよ，デカルトの時代の医学を，現代の医学に一対一対応させることには無理があろう。本書「解説V」を参照。

そのことは，大動脈の枝のなかにある血液が，空静脈〔＝大静脈〕の分枝に入るための通路を持ち，そこから右心室のなかを通って動脈性静脈のなかに入るのでなければありえないであろう。動脈性静脈の末端には静脈性動脈に入る通路もまたあるはずである。静脈性動脈は血液を左心室へ，そして大動脈へと導くが，血液は大動脈から〔全身に〕出て行くのである。

　動物をこのように生体解剖する労をとりたくないなら，外科医が瀉血[49]するために腕を縛るのを常とするやり方をただ考察するだけでよい。なぜなら，外科医が少し上の方を，つまり静脈を切開する場所よりも心臓により近いところを適度に強く縛る[50]なら，腕が縛られなかったときよりも多量の出血があるだろうからである。しかしながら，その場所をきわめて強く縛る[51]なら，出血は止まるであろう。それはまた，静脈の切開部よりも心臓から少し遠いところで腕を縛るなら，それほどきつく縛らないにもかかわらず，出血が止まるのと同じである。

　そこから明らかに見てとれるのは，血液の通常の流れは，動脈によって手など身体の他の末端の方に運ばれ，そこから静脈を通って心臓へと還ってくる[52]，ということである。そして，このことはハーヴィによってすでにきわめて明晰に証明されたので，それはもはや疑うことができない。それを疑うのは，自らの先入見に強く固執し，すべてを論争の的にする習慣がついているあまり，真で確実な理由と，偽で蓋然的な理由とを区別できなくなっている人たちぐらいである。

〈18　ハーヴィの心臓の運動についての反駁，および真なる説の証明〉

　しかし，ハーヴィは心臓の運動に関してあまり成功しなかったと思われる。なぜなら，他の医師たちに共通の意見や，目視による通常の判断に反して，彼は，心臓が拡張しているときその心室は拡張し，逆に心臓が収縮している

---

49)　「治療の目的で，患者の静脈から血液の一部を体外に除去すること」(『広辞苑』)。
50)　「中程度結紮(けっさつ)」のことで，動脈の脈動をわずかに許す縛り方である。結紮についてはハーヴィ『心臓の運動』第 XI 章を，血液の循環については第 XIII 章を参照。
51)　「強度結紮」のことで，出血を防ぐために動脈の脈動を阻止する縛り方である。
52)　『方法序説』(AT. VI, 50-51) にも同じことが，血液の循環として記されている。

とき心室はより狭くなる[53]，と想像したからである。これに対して私は，その際に心室はより広くなることを証明してみようと思う[54]。

こうした意見に彼が導かれた理由は，彼が以下のことを観察したからである。すなわち，心臓は収縮することでより硬くなること。そして，カエルやその他のあまり多く血液を持たない動物においてさえも，〔収縮時には〕心臓は拡張しているときよりもより白くなる，あるいは赤みが少なくなること。そして，心臓を心室に達するまで切開するなら，切開によって血液が出るのは心臓がこのように収縮しているときであって，拡張しているときではないこと[55]，である。そこから，彼は次のことがきわめて正しく結論されると確信するにいたった。すなわち，心臓は硬くなるのであるから，（内腔が）狭まる[56]。心臓はある種の動物においては赤みが少なくなるのであるから，それは血液が心臓から流出していることを示している。そして最後に，切開部から血液が流出するのを人は観察しているのであるから，その流出は血液が入っていた空間がより狭くなることに由来すると信じざるをえない，と。

そのことは，次のようなきわめて明らかな実験からもまた確かめることが

---

53) ハーヴィ『心臓の運動』第Ⅱ章。
54) ハーヴィに対する評価についてはプレンピウスとの間に重要な往復書簡がある。プレンピウスからデカルト宛書簡 1638 年 1 月（AT. I, 497-499），『デカルト全書簡集』第二巻，pp. 70-72. プレンピウス宛書簡 1638 年 2 月 15 日（AT. I, 521-534），同，pp. 92-104.
55) この記述は現代医学の考え方と厳密に照合すると矛盾が多い。心臓の拡張期，収縮期のいずれでも出血する。実際に小動物で実験を行うと，心室拡張期には心室に血液が満たされているため溢流する様相であるが，収縮期に切開すると噴水のように出血する。デカルトがこのような記述を行った背景には，(1) 現代の心臓生理学に準拠したハーヴィ流の拡張期 diastole, 収縮期 systole の概念に異を唱えていたこと，(2) 心室に入った血液が温められて気化すると考えていたこと，などが挙げられる（本節 p. 163 および第 10 節 pp. 153-154 を参照）。
56) 現代の心臓生理学の知識では「心臓は収縮したために内腔が狭まる」はずである。筋肉の収縮機構は 20 世紀になってから解明されたので，デカルトの時代には「固くなるがゆえに内腔が狭まる」という因果関係が逆転したように見える解釈が普通だったのかもしれない。しかしながら本節 pp. 163-164 で述べられているように心筋線維を想定しているかのような記述もあり，どの程度まで思索を巡らせていたか興味の尽きないところでもある。

できたであろう。すなわち、もし生きたイヌの心臓の心尖部を切り[57]、切開部から心室の一つに指を入れるなら、心臓は収縮するたびごとに指を圧迫し、伸張するたびごとに圧迫をやめることが明らかに感じられるであろう。そのことは、指がそこで強く圧迫されているときには、あまり圧迫されていないときに比して、心室がより狭くなっていることを完全に示していると思われる。しかしながら、それは、ありうるすべての原因を十分吟味しなければ、実験そのものがしばしばわれわれを誤らせるかもしれない、ということを示しているに他ならない。なぜなら、もし心臓が内がわに向かって収縮するなら、ハーヴィが想像するように、心臓はより硬くなり、わずかな血液しか持たない動物においては赤みが弱くなり、心室にあった血液は切開部から排出され、結局この切り口に入った指は圧迫される、ということになりうるからである。だが、このことは、上記と同様の結果が、他の原因、すなわち私が述べた血液の膨張にも起因しうることを妨げるものではない。

　しかし、これら二つの原因のどちらが本当であるかを見分けることができるためには、どちらにも与しえない他の実験を考察すべきである。私が提示できる一つの実験は、もし心臓が、その線維が内部で収縮することが原因で硬くなるなら、それはその大きさを減少させるはずだということである。これに対して、もし心臓が、それが含む血液が膨張することが原因で硬くなるとするなら、それは心臓の大きさをむしろ増大させるはずである。ところで、実験から分かっていることだが、それ〔血液の膨張〕は、心臓の大きさを何も減らさず、むしろ心臓を増大させる。そのことから、他の医師たちは〔血液が膨張している〕その間、心臓は腫れると判断した。それでもそれが心臓をあまり増大させないということは本当であり、その理由も明らかである。なぜなら、心臓には心室[58]の一方の側から他の側に綱のように張られたたくさんの線維があり、それが、心臓が大きく開くことを妨げているからである。

---

[57]　イヌの生体解剖については、レギウス宛書簡 1640 年 5 月 24 日（AT. III, 69）、『デカルト全書簡集』第四巻, p. 68, メルセンヌ宛書簡 1640 年 7 月 30 日（AT. III, 139）、同, p. 121 にも登場する。

[58]　この節の concavité は、心室よりも心室内の襞のくぼみ（肉柱）を指していると理解すれば、デカルトの観察記述は現代の解剖学に対応する。

もう一つの実験は，心臓が収縮して硬くなるとき，だからといってその心室はより狭くならず，むしろ反対により広くなることを示している。すなわち，生きたままの若いウサギの心臓の心尖部を切るなら，心臓が硬くなって血液を放つときに，その心室は若干より大きくなることが肉眼で観察できよう[59]。そして，動物の身体にはごくわずかの血液しか残っていないために，心室はごくわずかの血液の滴しか放たないときでも，心室はやはりその同じ大きさを保つのである。心室がこれ以上開くのを妨げているものは，縦横無尽に走って心室を支えている線維である。同じことが，イヌやその他のもっと活発な動物の心臓においては若いウサギのそれにおいてほど目立たないのは，それらの線維が心室の大部分を占めていて，心臓が硬くなるとそれらはピンと張って心室に入った指を圧迫しうるからであるが，上のことはそれとちょうど同じ事態である。とはいえ，心室はそれがためにより狭くなるのではなく，それどころか反対により広くなるのである。

私はさらに第三の実験を付け加えよう。それは，血液は心臓を出るときは入ってきたときと同じ性質ではなく，より熱く，より希薄で，より活力を増している[60]，ということである。ところで，心臓がハーヴィの記述している仕方で動くと想定するなら，その運動を引き起こす何らかの能力[61]——その本性を理解することは，彼がその能力によって説明すると主張しているすべてよりも，はるかに困難である——を想像しなければならないだけでなく，さらには血液が心臓にある間その性質を変化させる他の能力をも想定する必要があるだろう。これに対して，血液の膨張は身体の他のどの部分よりも心臓において高いとだれもが認めている熱に，必然的に起因するはずであるので，それだけを考察すれば，私が述べた仕方で心臓を動かし，同時に血液の

---

59) ウサギの生体解剖の記事は，プレンピウス宛書簡1638年2月15日（AT. I, 526)，『デカルト全書簡集』第二巻，p. 97にもある。

60) 『方法序説』(AT. VI, 52)，同上書簡（AT. I, 532)，同，p. 102でも同じことが言われている。

61) この能力facultéはアリストテレス的な「隠れた力」に等しいとデカルトは批判している。このような未知の奇異な能力を想定せずとも，心臓の運動は熱によって機械的に説明できるとの主張である。この点にデカルトの革新性がある。本書「序」pp. 10-11参照。

性質を変えるには，この膨張のみで十分であることは明らかである。その性質が変わることを実験が示しているかぎり，そしてそれが変わるべきであると想像できるかぎりでも，またそうである。それは，血液が栄養を全身に供給し，身体〔の維持〕に役立つ他のすべての機能に使えるように準備され，より適したものとなるためである。したがって，そのためにどんな未知のあるいは奇異な能力をも想定すべきではない。

というのは，われわれが自然界で知っている最も強力な動力である火あるいは熱によってなされる下準備ほど，大がかりで迅速なものは想像できないからである。火は，心臓の血液を希薄化することによって，血液の小粒子を相互に分離し，分割さえして，想像しうるあらゆる仕方でその形を変えさせるのである。

それゆえ，心臓には身体の他のすべての部分よりも多くの熱があり，血液は熱によって希薄化されうることはつねに知られていたにもかかわらず，しかし，心臓の運動の原因は血液の希薄化のみである[62]ことに気づいた人はこれまでだれもいないことに，私はひどく驚いているのである。というのも，アリストテレスがその著『呼吸について』の第20章で「この運動〔心臓の鼓動〕は，熱によって体液が沸騰する動きに類似している」と言い，そしてまた鼓動が起こるのは「食べた食物の汁が心臓に絶え間なく入り，心臓の最も外がわの被膜[63]を持ちあげるからである」[64]と言うとき，たしかにそのことを考えていたようである。しかしながら，彼はその箇所で血液についても，心臓の構造についても何も言及していないので，彼が真理に近い何かに言及したのは偶然にすぎず，彼はそれについては確かな認識をまったく持っていなかったことが分かるからである。また彼の説はこの点ではだれにも受け継

---

62) デカルトは次のように考えている。「心臓内部に宿る熱（光なき火）によって，心臓に入ってきた血液が希薄化して膨張し，この膨張力によって心臓がふくらんで血液を全身に押し出す」（山田弘明『デカルト哲学の根本問題』知泉書館，2009年，p. 377）。
63) 「心膜」のことか。
64) Aristoteles, *De Respiratione*, XX. 479b–480a.『呼吸について』との関連は，プレンピウスによって指摘されていた。プレンピウスからデカルト宛書簡1638年1月（AT. I, 497），『デカルト全書簡集』第二巻，pp. 70–71.

がれなかった。ただし，彼はあまり真実らしくない他の多くの点で，たくさんの人に受け継がれるという幸運に恵まれたのである。

　それでも，心臓の運動の真の原因を知ることはきわめて重要であるので，それなしに医学理論に関して何かを知ることは不可能である。なぜなら，そこから帰結することから明らかに見てとれるように，動物の他のすべての機能はそれに依存しているからである。

# 第三部

## 栄養について

（19　動脈が膨らんでいるときに，血液のある粒子がそこから出ること）

　血液が，このように心臓でたえず膨張し，心臓から動脈を介して身体の他のすべての部分へと強く押し出され，そこから静脈を介して心臓へと還ることが知られると，血液が全身に養分を供給するのは，それが静脈にあるときよりもむしろ動脈にあるときであると判断するのは容易である。というのも，血液が静脈の末端から心臓へと流れる間，血液の粒子[65]のあるものが静脈〔分枝〕の被膜にある小孔を通ってそこに付着することを，私は否定するつもりはたしかにない。それは肝臓においてとくによく起こる。肝臓は動脈からほとんど何も受け取らないので，静脈血によって養われていることは疑いない。しかしながら，動脈が静脈を伴っている別の所ではすべてこれらの動脈に含まれる血液は，静脈血よりもより緻密で，より大きな力で押し出されるので，その被膜〔動脈壁〕の厚みによって妨げられることなしに，容易に血管外に出て他の粒子に付着できることは明らかだからである。その理由は，それらの末端において動脈の被膜〔動脈壁〕は，静脈のそれ〔静脈壁〕と較べて決してより厚いわけではないからであり，また心臓からくる血液がそれらを膨張させるときに，同じ仕方で，それらの被膜〔血管壁〕の小孔を拡大

---

65）末端血管を構成する微粒子を指していると思われる。

させるからでもある。そして，そのときこの血液の小粒子は，心臓において希薄化されているために互いに散(ば)けているのだが，これらの被膜を四方八方から強く圧迫するので，その大きさに見合った小孔に容易に入り込み，固体部分[66]を作っている細糸[67]の根元に衝撃を与えることにもなる。そして，動脈の腫れが引くときこれらの小孔は狭まり，こうした仕方で血液の多くの粒子は，それが養っている固体部分〔毛細血管〕の細糸の根元にとどまったままである（その他の多くの血液粒子は，その周囲の小孔を通って流出していく）。こうした仕方で，それらの粒子もまた身体の組成のなかに入るのである。

(20　生命を持った物体は，細糸あるいはつねに流れている水路からできているにすぎない)

しかし，このことを判明に理解するためには，生命を持ち栄養によって自らを維持しているあらゆる物体つまり動植物の諸部分が，たえず変化していることを考える必要がある。したがって，血液，体液，精気のようないわゆる「流体」部分と，骨，肉，神経，皮膚のような「固体」部分との間には，後者の微粒子は前者のそれよりもはるかに緩慢に動く，という違いしかないことを考えてみなければならない。

そして，これらの微粒子がどのように動くかを把握するためには，以下のことを考えなければならない。すなわち，すべての固体部分は，さまざまに伸ばされ，折りたたまれ，ときとして絡みあった細糸から構成されるにすぎないということ[68]。その細糸はそれぞれ何らかの場所で動脈の一枝から出ていること。そして，流体部分すなわち体液や精気は，それを取り囲む空間を通ってこれら細糸に沿って流れ，そこで無数の細流を作るが，それらはすべ

---

[66]　ここでの固体部分とは毛細血管であろう。次の節で示されるように，デカルトは固体部分を結合組織，流体部分を血液やリンパと考えていたのではないか。

[67]　デカルトは「細糸」（petit filet）ということばで，液体や空気を通す微細な線維網を考えている。現代医学の「細網線維」とは異なり，リンパや神経系のようなものを想定している。

[68]　ここで血管が想定されているとするなら，固体部分は血管網であり，細糸は毛細血管を指すであろう。

て動脈にその源を持ち，それに伴う細糸の根元に最も近い動脈の小孔から通常出ること。そして，それらの体液や精気は，身体においてこれらの細糸との間でさまざまな曲折を経たあげく，最後に被膜の表面に至り，その小孔を通って空中に霧散すること，である。

　ところで，体液と精気がそこを通って流れる小孔のほかに，さらにより狭い他の小孔がまだ数多くあり，私が『原理』[69]で述べた最初の二元素の物質がそこを通って絶え間なく出てくる。最初の二元素の物質の動揺が，体液と精気の動揺を持続させているように，体液と精気は固体部分を構成する細糸に沿って流れ，これら精気をきわめて緩慢にではあるにせよ，絶えずごくわずか前に進ませる[70]。その結果，それぞれの粒子[71]は，その根のはじまりからそれが終わる手足の表面にいたるまで，みずからの流路を持っている。それは表面に達すると空気あるいは表面に触れる物体と出会い，そこから分離される。ある粒子がそれぞれの糸の末端からこのように切り離されるのに対して，他のある粒子は私がすでに述べた仕方で根元に付着する。しかし，粒子が外被から出るなら，そこから切り離されたものは空気中に霧散する。そして，ある筋肉の表面か他の内的部分から出るなら，流体部分と混じり合い，それらの部分が赴くところに流れる。つまり，あるときは身体の外へ，またあるときは静脈を通って，流体部分がしばしばそこに還る心臓へと流れるのである。

　こうして，固体部分を構成する細糸の全粒子は運動を持つが，その運動は，はるかに緩慢であるという点は別として，体液と精気の運動とまったく違わないことが見出されうるであろう。それは，体液と精気の運動がより細かい物質のそれよりもより緩慢であるのと同じである。

---

69) 『哲学原理』第三部第52節，69–71．『世界論』第五章では，第一物質は火の元素，第二物質は気の元素と呼ばれている（AT. XI, 23–31）。

70) 精気を前に進ませるという言い方は第64節にも登場する。『人間論』(AT. XI, 126) では，血液の粒子が細糸を前に押し出しその場所を占めることである。ここでは，血流によってその中の栄養因子が血管網の成長を促すことであろう。いずれにせよ身体を構成する粒子の運動の速度が問題である。

71) 体液や精液を構成している粒子。『人間論』(AT. XI, 126) には，血液の粒子の話として同様の記述がある。

(21 人は若いときに，いかにして成長するのか)

　その速度の違いが原因となって，これらさまざまな固体あるいは流体部分は互いにこすれ合いながら減少あるいは増大し，それぞれの物体のさまざまな性質に応じてさまざまに調整される。その結果，たとえば人が若いときには，固体部分を構成している細糸の緊密な結合がまだみられず，流体部分がそこを通る水路はかなり広いので，これら細糸の活動は人が老いているときほど緩慢ではない。そして，細糸の根元にはより多くのものが付着し，その末端部分から引き離されることはない。そのため，それはさらに伸び，強固になり，大きくなる。こうして身体は成長する。

(22　いかにして人は太り，いかにして痩せるのか)

　これら細糸の間を流れる体液がそれほど多量でないときは，体液はそれ専用の水路を通ってきわめて速く通過する。これによって身体が伸び，固体部分は太ることなく増大する。しかしこの体液がきわめて豊富であるときは，固体部分である四肢の細糸の間をそれほど容易に流れることはできない。そして，粒子のうちでも，枝状のきわめて不規則な形状を呈し，その結果これらの細糸間を通過するのがとりわけ最も困難な体液の粒子は，そこに少しずつ蓄積するようになり，「脂肪がつく」ことになる。脂肪は，筋肉のように，本来の意味での栄養によって体内で増大するものではない。むしろ，多くの体液の粒子が，死んだものの粒子がそうであるように，互いに結合して次々に蓄積するがゆえにのみ増大する。

　そして，体液がその後少なくなると，それはより容易に，より速く流れる。なぜなら，微細物質および体液に伴う精気は，体液を動かすより大きな力を持つからである。そのため，脂肪の粒子は少しずつ引き取られ，体液とともに押し流されるようになる。こういう仕方で人は「痩せる」。

(23　いかにして人は老い，老衰によって死ぬのか)

　そして，人が老いるにしたがって，固体部分を構成している細糸は，ますます互いに締めつけあい，付着しあうので，最後には身体はまったく成長をやめ，またみずから栄養をとることさえできないほど硬くなる[72]。その結果，

---

72)『人間論』(AT. XI, 126-127) では，子供のときの四肢の素材は柔らかく，その小孔

固体部分と流体部分との間にかなり大きな不均衡が生じるので，人は老化によってのみ生命を奪われることになる。

(24　体液の各粒子が，身体の適切な場所に行って栄養を得るように決定する二つの原因)

しかしながら，とくに栄養分のどの部分が，養うのに適した身体の場所にいかにして行くかを知るためには，血液とは自らを維持するために摂取した食物の多くの細かい粒子の集まりにすぎないことを考察しなければならない。したがって，血液は，その形，硬さ，大きさにおいて，互いにきわめて異なる粒子から構成されていることは疑いえない。これらの粒子のそれぞれを，身体の他の場所ではなくある特定の場所に行かせるようにし向けることができる理由を，私は二つしか知らない。

その一つは，それらの粒子がしたがう流れに関する位置の状況である。もう一つは，それが入る小孔の大きさと形，あるいはまたそれが付着する身体の状況〔部位〕である。なぜなら，身体のそれぞれの部分に，自分に適した食物の微粒子を選び，引き寄せる能力があると想定することは，〔精神には〕理解不可能な架空のもの〔怪獣〕を捏造し，それらがわれわれの精神でさえ持たないすぐれた理解力を持つと認めることだからである。精神は，架空のものなら知っていたかもしれないことを，いかにしても知らないからである。

(25　これらの原因の一つがいかにはたらくのか)

ところで，これらの小孔の大きさと形は，一定の大きさと形を持った血液の粒子を，身体の他の場所よりもむしろ，ある特定の場所に入るようにさせるのに十分であることは明白である。なぜなら，さまざまに孔のあけられた篩が，丸い種と長い種とを分け，最も小さいものと大きいものとを分けることができるように，おそらく心臓によって動脈へと押し出された血液は，そこでさまざまな孔に出会い，血液のある粒子はそこを通るが他の粒子は通ることができないからである。

---

　　　は広がりやすいが，老いるにしたがって硬化する，と記されている。

(26 もう一つの原因がいかにはたらくのか，動物精気はいかにして形成されるのか)

しかしながら，大きさと形は同じだが硬さは同じではない血液の粒子のうちで最も硬いものが，他の場所よりも特定の場所に行かせるようにするためには，動脈血流に関する場所の状況もまた知っておく必要がある。そして，動物精気の形成は，まさにこのような状況に依存している。

なぜなら，次のことに注意しなければならないからである。すなわち，心臓から大動脈にくるすべての血液は，脳へとまっすぐに押し上げられる。脳においては，(そこまで達している「頸動脈」と呼ばれる大動脈の枝は，大動脈の心臓への開口部に比べてきわめて狭いので) すべての血液が入ってゆくことができるのではなく，血液の粒子のうちでも，最も硬く，最も活発で，心臓の熱によって最も強く動かされているものだけがそこに行くのである。そのため，それらは他の粒子よりもより力が強く，その流れにしたがって脳にまで達するのである。脳の入口では，それらの粒子は頸動脈やまた主として腺——それを医師たちは粘液の受容にしか役立たないと想像した——における小枝において篩にかけられるので，この腺の小孔をくぐり抜けられるほど十分に小さな粒子は，「動物精気」[73]を構成する。そして，いくらかより大きいものは，脳を構成している細糸の根元に付着する。しかし，それらのうちで最も大きいものは，動脈から動脈に結合している静脈に流れ，血液の形態を失わずに心臓に還るのである。

---

[73] 「動物精気」については，本書「解説II」(pp. 229-230)，『人間論』AT. XI, 129 以下，およびメルセンヌ宛書簡 1640 年 12 月 24 日 (AT. III, 263-265)，『デカルト全書簡集』第四巻，p. 233 を参照。

余談。動物の形成がそこで論じられる[74]。

# 第四部

## 胚種[75]において形成される部分について

(27　胚種の性質とは何か)

　身体のあらゆる部分が最初に胚種からいかにして発生したかを考察するならば，諸部分が養われる仕方についてより完全な認識をさらに得ることができるであろう。そして，この主題について，私は，私が持っていたすべての考えを実証するために十分な実験[76]をまだ遂行できていないので，これまであえて私見を記すことを試みたくはなかったとはいえ，それでも，最も一般的な何がしかのことをここでついでに言及せざるをえない。それについては，新たな実験が私にさらに光明を与えることになったとしても，後になって前言を撤回する恐れがほとんどないことを期待している。

　胚種の微粒子の形や配置について私は何も確言はしない。以下のことを言うだけで十分であるからである。すなわち，植物の胚種〔種子〕は丈夫で固いので，それらの粒子は，変質してむだにならないような仕方で整然と配置されている。しかし動物の胚種〔精液〕については同じではない。それはき

---

74)　「余談」以下のタイトルは編者クレルスリエによると考えられる。

75)　デカルトの記述からは動物の雌雄双方の「種子」を示すものとして捉えることができる。ただこの言葉は裸子植物の精子や植物一般の「種子」も含意するので，「配偶子」が最も適訳だがやや現代的すぎる。ここでは生物全般に適用される場合には「胚種」と訳し，動物に特化した場合には雌雄を問わず「精液」と訳した。特に前者の訳語の意味するところは現代的な意味での「組織，器官原基」がその記号内容（シニフィエ）であると考えられる。その背景に関しては本書「解説V」を参照。

76)　実験の不足については『方法序説』（AT. VI, 63 以下）以来，繰り返し述べられる。動植物の発生について考察が十分でないことについては，『哲学原理』第四部第188節を参照。動物一般には言及しても人間については実験が不足するため語らない（エリザベト宛書簡1648年1月31日（AT. V, 112），『デカルト全書簡集』第八巻, p. 6)とも言われている。

わめて流体的で，通常は雌雄の交わりによって産まれるので[77]，二つの体液の雑然とした混合物にすぎないように見える。それらの体液はお互いに酵母として作用しあうので，再び温められる。その結果，これらの微粒子の一部は，火と同じほど激しく動くようになると膨張し，他の微粒子を圧迫し，こうした方法で微粒子を少しずつ，四肢を形成するのに必要な仕方で配置するのである。

そして，これら二種類の体液は，だからといって大きく異なっている必要はない。なぜなら，古い練り粉が新しい練り粉を膨らませることがありうることが，またビールが放つ泡が他のビールの酵母になるのに十分であることが知られているように，雌雄の精液が一緒に混じりあうと，お互いに酵母のはたらきをすることは容易に理解されるからである。

（28　心臓はいかにして形成されはじめるのか）

ところで，精液のこの混合のなかで最初に起こることで，すべての液滴をみな相似たものではないようにしているのは，そこには熱が生じていることだと思われる。その熱は，新しいブドウ酒を沸騰させたり，生乾きの干し草を密閉したときと同じ仕方で作用し[78]，それらの微粒子の一部を，それらを含む空間の特定の場所へと寄せ集め，そこで膨張させることで，周りの他の微粒子を圧迫するようにする。こうして心臓は形成されはじめる[79]。

（29　心臓はいかにして動きはじめるのか）

次に，このように膨張したこれら小粒子は直線運動を続ける傾向[80]があり，そして形成されはじめた心臓の抵抗を受けるので，そこから少し遠ざかり，脳底部の下で心臓が形成される場所へと向かう。こうした仕方で小粒子は，ある別の小粒子——それは心臓のなかの自分の場所に循環してくる——があ

---

77)　雌雄結合からの形成については，『動物発生論』注2および6を，『解剖学摘要』AT. XI, 599 を参照。
78)　『方法序説』（AT. VI, 46）などにも同じ言い方がある。『動物発生論』注147を参照。
79)　心臓の形成については『動物発生論』AT. XI, 506, 509 などを参照。なお，現代の発生学によれば，原腸形成後に細胞は3層になり，心臓は内胚葉から形成される。
80)　物体は円運動をしていても，その物体の各部分はいつも直線運動を続けようとすることが，自然法則の第三規則であった（『世界論』AT. XI, 43）。

った場所に入る[81]。小粒子は心臓に集積するのに少し時間を要したあとで膨張し，心臓から離れ，以前そこにあったものと同じ道をたどる。その結果，その場所にまだ残っている以前の小粒子の一部や，その間に他所から来てそこから出て行ったものがあった場所に入る別の小粒子もまた，心臓に行くことになる。小粒子は心臓でさらに膨張するとそこから出て行く[82]。そして，このように膨張が何度も繰り返されることで，心臓の鼓動すなわち脈拍[83]が成り立っている。

〈30　血液はいかにしてできるのか〉

しかし心臓を通る物質〔血液〕については次のことに注意しなければならない。すなわち，その物質を膨張させる熱の激しい動揺は，血液中に含まれる微粒子のあるものを遠ざけて分離させるだけでなく，他のあるものを集積させ互いに押しのけ合うようにさせることである。それらの微粒子はこすれ合って，多くの極小の分枝に分割されるが，あまりにも互いに近接しているために，周りに残された間隙を埋めるものとしては，きわめて微細な物質しかない（それは私の『原理』で「第一元素」[84]と名づけたものである）。そして，心臓を出るときにこのように互いに結合している微粒子は，ある道を通って必ず心臓に還ることができる。あらゆる方向から精液の塊にいとも容易に入り込む他の多くの微粒子も同様である。その精液から，精液が枯渇するまで，新しい微粒子もまた心臓へとやってくるのである[85]。

---

81)　「宇宙に起こるすべての運動は何らかの仕方で環状である。……ある物体が占めている場所を去るとき，他の物体が占めていた場所にいつも入り，そして後者は，また別のものの占めていた場所を占め，以下最後の物体まで及ぶ」（『世界論』AT. XI, 19.『世界の名著　デカルト』中央公論社，所収）。同じ円環運動が体内でも生じている。

82)　「小粒子は心臓に行き，そこで再び希薄化される。その結果それが入ってきた心臓から出て行く」（F. Alquié (éd.), Œuvres philosophiques de Descartes, Paris, 1973, tome. III, p. 830) ということである。

83)　『人間論』（AT. XI, 124-125）を参照。なお，現代の医学では心臓の拍動の原因は，心筋の電気的興奮による心房や心室の収縮・弛緩と考えられている。

84)　『哲学原理』第三部第52節。火の元素である。

85)　精液は二種の粒子から構成される。集合し，互いにせめぎ合う粗大な粒子と，血液を形成し，すぐに分離する細かい粒子とである。本論34節を参照。流体にはその特性からして，精液，血液，動物精気の三つがある。またこれら流体のはたらきには，

(31 なぜそれは赤いのか)

さらに，私が光の本性について私の『原理』[86]や『屈折光学』[87]で説明し，色の本性について私の『気象学』[88]で説明したことを知っている者なら，なぜすべての動物の血液が赤いのかを容易に理解できるであろう。なぜなら，それらの箇所で私は以下のことを証明したからである。すなわち，われわれに光を見させているものは，第二元素の物質[89]——その物質は互いにぶつかり合う多くの小球から構成されていると私は主張した——が圧迫されることにほかならず，われわれはそれらの小球に二つの運動を観察することができることである。その一つは，球をまっすぐに目に達するようにし，われわれに光の感覚しか与えない運動である。もう一つは，球が直進する間に自身の中心を周回する運動である。その結果，球が直進する場合よりもはるかに遅く回るときは，球からくる物体はわれわれには「青」に見え，それがはるかに速いときは「赤」に見える。しかしながら，すべての物体のうちで最も速く球が回るように配置されるのは，血液の場合がそうであると私が言ったように，物体の小粒子がきわめて細く，きわめて近接し合っている枝を持つために，粒子の周りを回るのは第一元素[90]を構成する物質をおいて他にはない。というのも，第二元素の小球は血液の表面で第一〔元素〕の物質に出会うと，その物質は一つの小孔から他の穴へと極度に速く，斜めに通過しつづけ，その結果それが動くのとは別の方向へと動くので，この第一元素の物質によってその中心を回るように強いられるからである。第一元素は速さの点

---

器官を形成する，器官に小孔を開けることで血管を形成する，の二つがある（V. Aucante (éd.), *Descartes, Ecrits physiologiques et médicaux*, Paris, 2000, p. 184）。

86) 『哲学原理』第三部第 55-64 節。
87) 『屈折光学』第一講。「光というものは空気あるいは他の透明な物体を仲立ちとしてわれわれの眼の方に伝わってくる，きわめて早く，きわめて活発なある運動または作用にほかならない」（AT. VI, 84）。「色というのは，その物体が光をうけ取り，眼の方に送り返すやり方の相違に他ならない」（同，85）。
88) 『気象学』第八講。「直線運動をするよりもはるかに大きい力で回転する傾向をもつ微小部分は赤色を生じ……はるかにゆるやかに旋回するところに青色があらわれる」（AT. VI, 333-334）。
89) 「空気的」な微粒子。注 94 を参照。
90) 火。

ですべての他の物体にまさるので，どんな原因がそれを強いることができるよりも，さらに速く回るようにさえ強いられるのである。

　（32　なぜ血液は炭や燃えた鉄よりも赤いのか）

　それは，熱せられた鉄や燃えた炭が赤く見えるのとほとんど同じ理由である。なぜなら，そのとき鉄や炭の多くの小孔は，第一元素によってのみ満たされているからである。しかし，これらの小孔は血液の小孔ほど密ではなく，またそこには第一元素が光を発生するほど十分多量にあるので，それらの赤さは血液の赤さとは異なるのである。

　（33　大動脈と空静脈〔＝大静脈〕とはどのようにして発生しはじめるのか）

　心臓がこのように形成されはじめるや否や，そこから出る希薄化された血液は最も自然に流れることができる場所へとまっすぐに進む。それは脳が形成される下部にほかならない。同じように，血液のたどる道が大動脈の起始部を形成しはじめる。次に，血液は精液と出会い，その粒子の抵抗をうけるので，きわめて遠くへまっすぐに流れても，もと来た同じ道を通って必ず心臓の方へと押し戻される。しかし血液がその道を通って下降することはありえない。なぜなら，その道は心臓が作りだす新しい血液で満たされているからである。しかし，そのために，血液はそれが下降するときに，新しい物質がそこから心臓に入ってくる側とは反対の側に少し逸れるようになる。それは後に「脊柱」が形成される場所の横である[91]。そこから，血液は発生が生じる諸部分が形成されるはずの場所へと向かうのである。そして血液が下降するときにたどる道は下行大動脈である。しかしながら，精液の粒子をこちら側から圧迫するので，血中の粒子はそれに抵抗する。そして，心臓はたえず新しい血液をこの動脈の上部から下部へと送り出すので，この血液は脊柱から最も離れた側――そこではのちに「胸」が形成される――を通って，心臓へと循環せざるをえない。そして，血液がこのようにあちこちで心臓へと還るときにたどる道は，のちに「空静脈〔＝大静脈〕」と呼ばれる。

　（34　右心室はどのようにして形成されるのか）

---

91）　このあたりは大動脈弓（Arcus aortae）の記述になっている。

魚類の心臓のように，もしただ一つの心室しかないとしたならば[92]，心臓の形成について私はここで何も付け加えないであろう。しかし肺呼吸をする動物にはすべて二つの心室があるので，第二の心室〔右心室〕がどのようにして形成されるかについて，なお語るように努めなければならない。

　精液がいくらかの栄養を外から得る前に心臓で膨張する部位において，私は二種の粒子をすでに区別しておいた。すなわち，互いに離散して容易に分離する粒子と，結合して互いに密着している粒子とである[93]。

　ところで，これら二種の粒子はすべての動物の血液中に見出されるのではあるが，注意すべきことがある。それは，一つの心室しかない動物の血液においては，それが二つある動物の血液よりも，離散分離した粒子がはるかに少ないことである。その結果，第二の心室〔右心室〕の原因は，容易に膨張するこれらの小粒子のあるもの，すなわちここで私が「空気的」な微粒子[94]と呼ぶものである，と判断することができる。心室は動物が形成されたのちに右側に傾いていることが見出される。

　しかしながら，私の考えでは，形成のはじめにおいては，のちに左側に傾く第一の心室〔左心室〕は，その心臓のまさに中心を占めており，この左心室から出てくる血液は，まず脳が形成される場所へと進み，次にそれとは反対側にあたる発生に関わる部分が形成される側へと向かう。そして脳からそこに向かって下降するとき，血液は主として心臓と，脊柱がそこで形成される場所との間を通る。その後，血液は下部からも上部からも心臓へと還るのである。

　そしてまた，この血液は心臓に近づくや否や，その左心室に入らないうちに部分的に膨張し，その結果この膨張によって周りにある物質を圧迫するので，第二の心室〔右心室〕が形成される，と私は考える。私が血液は膨張すると主張する理由は，血液は自らのうちにたくさんの空気的な微粒子を含んでいて，それがその膨張を促進し，他の微粒子からすぐに解離されることができなかったからである。しかし，血液が部分的にしか膨張しないと主張す

---

92） 『人間論』AT. XI, 124,『方法序説』AT. VI, 53 にも同じ記述がある。魚類の心臓は一心房，一心室からできている。『解剖学摘要』AT. XI, 617–619 を参照。
93） 第 30 節に対応。
94） 第二元素で「気の元素」とも呼ばれる。注 89 を参照。

る理由は，血液と結合している精液の一部が，左心室を出て以来すでに希薄になっていた血液の一部ほどには，希薄になるように仕向けられていないからである。それゆえに，精液のこの部分は，左心室に入るまで膨張が延期されるのである。そして，膨張を促進している右心室において，すでに希薄化された血液の一部もまた左心室に還るのである。

（35　肺とその三本の血管はいかにして発生するのか）

この血液が右心室を出るとき，その微粒子のうちで最もよく動き，最も活発なものは大動脈に入る。しかし他の微粒子で，一部分は最も粗大で最も重いもの，また一部分は最も空気的で最も動きのないものは，分離して「肺」[95]を構成しはじめる。というのも，最も空気的なある微粒子は，そこに留まって小さな導管を形成するからである。それはのちの動脈の枝であるが，その末端は，呼吸の際に空気が入る喉あるいは喉笛である。そして最も粗大な微粒子は心臓の左心室へ還ることになる。それは，微粒子が右心室から出て行く道であり，のちに「動脈性静脈」と呼ばれる。それはまた，微粒子が肺から左心室へと行く道が「静脈性動脈」と呼ばれるのと同じである。

（36　空気的な微粒子の本性は何か）

ここで私が「空気的」と名づけた微粒子[96]について，なお一言付け加えておく。というのも，私がこの名前のもとで理解しているのは，互いに分離している微粒子のすべてではなく，むしろそれほど激しく動かされず，それほど固くなくとも，やはりそれぞれ別々の運動を持つ一定数の微粒子のみだからである。そのため，それら微粒子がそこに宿る物体は希薄なままにとどまることになり，容易に凝縮されえない。そして，空気を構成する微粒子はほとんどの場合そうした性質を持つので，私はそれらを「空気的」と名づけたのである。

しかし，より活発で，より微細な微粒子が他にもある。それらは蒸留酒[97]

---

95)　現代の発生学では肺は内胚葉から作られることが分かっている。
96)　「空気（の粒子）は，きわめて希薄で流動的で透明な物体である」（『哲学原理』第四部第45節）。粒子が「空気のように軽く柔らかい」ということか。『動物発生論』注11を参照。
97)　酒精とも訳せる（『哲学原理』第四部第102-103節）。

や硝酸液[98]の微粒子，あるいはかぎ塩[99]の微粒子，また他の多くのありかたをする微粒子のごときである[100]。それらは血液を膨張させるが，すぐあとで素早く凝縮するのを妨げないのである。そうしたものの多くは，陸生動物の血液と同時に，魚類の血液にも間違いなく見出され，しかも後者にはおそらくもっと多量にありさえするだろう。そのため，ごくわずかな熱でも血液を希薄化することができるのである。

そして，より活発で，より微細なこれらの粒子，すなわち，きわめて微細で，きわめて固いと同時に，きわめて活発に動かされる粒子——これ以後，それを私はつねに「精気」[101]と呼ぶことにする——は，肺の形成初期において，大部分の空気的な微粒子が静止するようには静止することはない。しかし，それはより大きな力を持っているがゆえにより遠くまで達し，動脈性静脈の導管によって心臓の右心室から大動脈へと行くのである[102]。

(37 第三の心室が形成されないのはどうしてか)

さらに，第二の心室が形成される原因は精液の空気的な微粒子であるので，したがって第三の心室[103]が形成されるのを妨げているのは，第二の心室に続いて肺が形成され，肺においては大部分の空気的な微粒子が静止することである。

(38 脳はいかにして形成されはじめるのか)

右心室を出た血液が肺を形成しはじめるのと同時に，左心室を出た血液は

---

98) 「酸味の強い水」が原義である。
99) 揮発性の炭酸アンモニウムが主剤の気付け薬。なお，これらの微粒子の区別は，メルセンヌ宛書簡 1632 年 4 月 5 日（AT. I, 243),『デカルト全書簡集』第一巻, p. 212 にも登場している。
100) これらの微粒子と胃における消化については,『人間論』(AT. XI, 121, 127) を参照。
101) 原語は esprit である。
102) 胎児において，動脈性静脈と大動脈とは動脈の運河（動脈管）によって結ばれていたが，出生時にそれは消えると考えられていた。『解剖学摘要』(AT. XI, 553), レギウス宛書簡 1640 年 5 月 24 日 (AT. III, 68),『デカルト全書簡集』第四巻, pp. 67-68 を参照。
103) アリストテレスは「大型の動物の心臓には三つの腔室がある」(『動物部分論』*Pars animalium*, 666b) と考え，多くの議論を呼んだ。これに対して，デカルトは第三の心室（すなわち左心房）はないと考えている。

他の諸部分をも形成しはじめる。それらすべてのうちで心臓に次ぐ最初のものは「脳」[104]である。というのは，次のことを考えなければならないからである。すなわち，心臓を出た血液のうちで最も大きい粒子が，のちに頭の下部を形成する精液の所まで，まずまっすぐに進む間に，精気を構成する最も微細な粒子はさらに少し進み，のちに脳になるはずの場所に身を置く。次にそこから血液が反転して大動脈によって下部へとその道をたどるように，精気はまた少し上の同じ側で，のちに脊髄となる場所へとその道をたどる。その原因は，血液の運動は，心臓から下りてくる大動脈の部分——精気はそのときその近くにある——において，近隣の精液を動かしてその側へ精気の流れを促進させるからである。

(39　感覚器官はいかにして形成されはじめるのか)

しかしながら，もはや抵抗がまったくないほど精気を容易に進ませるわけではない。この抵抗が原因となって，精気は他の側にも動くように努める。こうして，これらの精気が脊柱に向かって進み，脊柱に沿って少しずつ流れ，そこから精液があるすべての他の場所に拡散する間に，ある性質において他にまさる精気の微粒子の一部は精気の本体[105]から分離される。そして脳底部および前部に向かって左右に逸れ，そこで感覚器官[106]が形成されはじめるのである[107]。

(40　なぜそれらは二つなのか)

微粒子が脳底部に向かって逸れると私が言うのは，それが脳の上部で反転するからである。また，それが左右に逸れると言うのは，脳の内部空間[108]が，その間に心臓から来て脊柱へとその道を進む微粒子で占められているからである。そこから，なぜすべての感覚器官が二つ[109]になっているのかが分かる。

---

104)　現代の発生学では，脳は外肺葉から作られることが分かっている。
105)　精気の「本体」(corps) から分離されるとは，精気の空気的な微粒子（一部）が，他の微粒子の集積（本体）から分離されることであろう。
106)　現代の発生学では，感覚器官は外肺葉などから形成されることが分かっている。
107)　精気の微粒子の循環から，感覚器官が形成されると考えられている。
108)　脳室のことを指していると思われる。『人間論』巻末の図 AT. XI, Fig. 23 を参照。これに関連した記述を『人間論』AT. XI, 170–171 にも見出すことができる。
109)　目や耳が二つ対になっているのは，微粒子の流れが左右に逸れることが原因であ

(41 それらの相違はどこからくるのか)

しかし,それら微粒子の多様性の原因や,それぞれの微粒子における特殊性の原因をも知るためには,次のことに注意すべきである。すなわち,精気の微粒子のいくつかが分離して前頭部へと左右の道をたどり,他方で残りの微粒子はすべて脊柱に向かうことができるようになっている理由としては,それらが小さすぎたり大きすぎたりすること,あるいはまたその運動を遅くしたり速めたりする形を持っていること以外にはない。小さすぎる微粒子間の際立った相違は,ただ一つしかないと私は思う。それは,私が先に空気的と名づけたある微粒子はきわめて不規則で〔通行の〕邪魔になる形をしているが,他の微粒子はもっと一様でなめらかであり,したがって空気よりも水を構成するのにより適していることによる。

(42 嗅覚,視覚,聴覚,味覚について)

空気的な微粒子の特性を吟味すれば,以下のことを知るのは容易である。すなわち,それはすべてのもののうちで最上部にあり,前頭部に最も近い道をたどるはずの微粒子であり,そこで「嗅覚」器官[110]を形成しはじめる。それは,最も一様でなめらかな形をしていて,空気的な微粒子の下を流れる微粒子が,曲がりながら前頭部へ行き,そこで「眼」を形成しはじめるのと同じである。

また,大きすぎる精気の微粒子間の際立った相違として,ただ一つしか私は認めない。すなわち,微粒子のあるものは,(大きいがゆえに精気と混じり合うことができなかったので)空気的なものの形がそうであるほど,本当に〔通行の〕邪魔になる形をしているのではない。むしろ,しかしながら不規則で不均等な形をしていることである。そのためそれらは互いに連続して動くことができず,ただ微細な物質に取り巻かれているので,それらはその物質の動揺につき従うのみである。そして,それらは他のものよりも多量にあるがゆえに,かくして他のすべての微粒子よりも強い力を持ち,脳の内部から出て最短の道を通って耳の方へと行く。そこで,それらは自らの微粒子

---

ると考えられている。
[110] 『人間論』AT. XI, 147 を参照。

とともにある空気的な微粒子をとり去り，「聴覚」器官[111]を形成しはじめる。逆に，他微粒子は一様でなめらかな形をしており，それは，ちょうど水の微粒子のように，それらが容易に調和し，互いに連続して動くことの原因になっている。その結果，残りの精気よりも動くのが遅いのである。そのため，微粒子は脳の底部を通って舌，喉，口蓋へと下降することになる。そこで，微粒子は「味覚」器官となるべき神経のために道を準備する。

(43　触覚について)

これら四つの際立った相違は，精気の微粒子のあるものを，精気本体から分離させ，そうすることで嗅覚，視覚[112]，聴覚そして味覚の諸器官を形成しはじめる。だが，それ以外にも私が認めていることがある。それは，他の微粒子が，精液の中に通り抜けることができる小孔を見出すのに応じて，少しずつ分離することである。だが，そのためには，それらの間には次のこと以外にいかなる多様性も必要ではないだろう。すなわち，これらの小孔に最も近くで出会う微粒子はそれらの小孔の中に入るが，他の微粒子は脊柱に沿って共にその道を進み，ついにはそこを通って微粒子が精液のすべての内部を流れる他の小孔にもまた出会うようになる，ということだけである。その小孔で「触覚」となる神経の通路が構築されるのである。

(44　なぜ身体の大部分は二つからなるのか)

さらに，すでに発生を遂げた動物の形に関するわれわれの知識が，動物の発生開始時の形の理解を妨げないためには，精液を一つのかたまりのようなものと見なし，そこからまず心臓が形成され，そして心臓の周りには，一方に空静脈〔=大静脈〕が，他方に大動脈があって，それらは二つの末端で吻合していたと見なさなければならない[113]。その結果，それらの末端のうちで心臓の開口部が向けられていた側は，将来，頭部になるはずの側を示し，もう一方の末端は下部の側を示した。その後，精気は頭部の方へ上ったが，その高さは血液よりも少し高かった。そこでは精気は一定量以上に集積されるの

---

111) 同，149 を参照。
112) 同，151 を参照。
113) 毛細血管によって二つが結ばれていることは，この時代ではまだ知られていない。

で，少しずつ動脈に沿って進み，そして力の及ぶかぎり，精液の表層面に最も近い道を進んだ。そして精気がその道をたどっていた間に，精気の小粒子は，以前よりも容易に通過できるようになった他のすべての道をたどるようになった。しかし，脊柱の上を越えて行くような道を見出すことはできなかった。なぜなら，精気という物体〔微粒子〕の全体は，その力の許すかぎり，脊柱の方へと逸れて行ったからである。また，脊柱の下に行く直接の道も見出すことはできなかった。なぜなら，そこには大動脈があったからである。かくして，粒子は精液内部全体に向って左右に道を進まざるをえなかったのである。

（45 なぜ神経は他とは異なり，脊柱の最初の二つの接合部から出てくるのか）

ただ一つ例外がある。それは，小粒子が頭部の出口において，外部と内部とで少し離れることができたことである。というのは，脊髄は脳よりも大きくはないので，この場所にある程度の空間を見出したからである。それゆえ，脊柱[114]の最初の二つ[115]の接合部から出てくる神経[116]は，他の神経と起源を異にするのである。

---

114) 脊柱（l'épine du dos）は椎骨（Vertebrae）を指すと思われるが，本文では頭蓋（crâne）もその一部と見なしているように読み取ることができる。ゲーテ（Goethe, J. W.）が提唱するよりも前にデカルトは後頭骨（Os occipitale）が椎骨由来と同じであると解釈していたのであろうか。

115) 三案が考えられる。1) 後頭骨と第一頸椎（Vertebra cervicalis prima）の間に形成される左右2つの穴（椎間孔 Foramen intervertebrale）と考える案。2) これに加え Vertebrae cervicalis prima et secunda の間の Foramen intervertebrale も加え，laterality（側性）を無視して2つと数える案。3) 後頭骨に形成されている頸静脈孔（Foramen jugulare）を第一頸椎の孔と勘違いしてここから出る IX, X, XI 脳神経を他の神経と違うものとして記述している案。

B版は2) を採っているが，第一頸神経は少し特殊だとしても，第二頸神経は特殊ではないので，確かに素直な読み方ではあるが，実態とは合っていないように思われる。デカルトのこれまでの議論を読むと1) の方が正しいようにも思われる。また，当時の解剖学の知識を考えると3) の可能性も否定できないが，その場合デカルトは脳神経が特別なものであることを知っていたあるいは，そう考えていたことになる。いずれにせよB版の Nervo cervicale は脳神経ではなく脊髄神経のうちの頸髄神経を示すものである。

116) 第1，第2頸髄神経である。

(46 なぜ精気はただちに頭部の神経からくるのか)

ところで，精液のなかでこれらの神経伝導路を用意する精気は，そこでただ内部に向かって進んだのみである，と私は言う。その理由は，精液の外部は「母胎」の表面によって圧迫されていたので，精気を自由に受け入れる通路をもたなかったからである。しかし，前頭部あたりでは十分自由な通路を見出していた。それゆえ，そこから出ないうちにある精気は他の精気から分離し，そのために性質を変えることもなく，眼，こめかみ，ならびに近傍にある他の個所，の筋肉を支配する神経の道をたどるのである。また次に，歯肉，胃，腸，心臓，そしてのちに形成される他の最も内部にある被膜を支配することになる神経の道をたどったのである。

(47 それはいかにして脊柱から多く由来するか)

それでも，頭部の外を流れていた精気は，脊柱に沿ってその両側に小孔を見出した。そのため，精気はそれらの接合部を見分け，そこから，もはや円ではなく細長くなった精液のかたまりの周囲全域に拡がった。その原因として，血液と精気が心臓から頭部へと通過する力が，精液を他の側よりも頭の方へとさらに広げたことが推定される。そしてここで注意すべきことはただ，精気がこうした仕方でその道を進んで最後に達することができた精液の場所は，「臍」となるべき場所であるということだけである。それについては然るべきところで語るであろう[117]。

しかし，精気の道を記述したあとで，順序として私は，いかにして動脈と静脈とが一緒になって精液のすべての部分に分枝を拡げるかをも説明しよう。

(48 いかにして動脈と静脈がともに全身体に分枝を拡げるのか)

心臓で血液が多く作られれば作られるほど，血液はより大きな力で膨張する。かくして血液はより遠くまで前進する。だが，そのように前進しうるのは，ある場所に向かってのみである。そこにはいくらかの精液の粒子があって，血液で置換されるよう配置されている。その結果，血液を供給する動脈に結合している静脈を介して，血液が心臓に流れるようになっている。というのも血液はそれ以外の道を持ちえないからである。こうして二つの新しい

---

[117] 本書 pp. 190–191 および『動物発生論』AT. XI, 527 を参照。

小分枝が，一つは静脈に，もう一つは動脈に形成される。それらは末端で結合されており，一緒に精液の小粒子の場所を占めるようになる。あるいは，すでに形成されている分枝は，そこまで伸びるようになるが，そのときもそれらの末端が分離することはない。そして，精液の小粒子のすべてはこのように心臓へと流れるのに適しているので，たとえそれに適さないものがいくらかあったとしても，その表面へと容易に押し戻され，精気が広がっている空間の表面下にあるもので，心臓に向かわないものは皆無である。これが，なぜ静脈と動脈とが双方ともに遠くまで，あらゆる側にその分枝をそこで伸ばしているかの理由である。

(49 なぜ静脈よりも動脈を見ることが少ないのか)

動物の身体においては，普通，動脈を静脈ほど多くは見かけないけれども，この真実を疑ってはならない。なぜなら，静脈の方が動脈よりずっと多いように見えることを理性が要求するからである。その理由は，動物が死んだ後でも，すべての静脈の被膜はほぼ均等に収縮するので，血液は，太い静脈でも細い静脈でも同じくそのなかにとどまる傾向があるからである。他方，動脈の血液はそれらの小枝において決してとどまらない。それは「拡張期」に押し出されているので，すばやく静脈に流されてしまうか，あるいは「収縮期」にもっと太い動脈へと逆流するからである[118]。なぜなら，それらの管は開いたままであるからである[119]。かくして，動脈の小枝は見られなくなり，最近アセリ[120]が「腸間膜」において発見した「乳糜管」と言われる白い静脈も，やはり見られない。それらを視認できるのは，食後数時間の動物を生体解剖したときにかぎられる。

(50 冠状動静脈はいかにして形成されるのか)

われわれはここでさらに立ち入って，主要な静脈と動脈の分布域について

---

118) 『動物発生論』AT. XI, 524–525 を参照。
119) 動脈に逆流を防ぐ弁がないことを言っているものと思われる。
120) アセリ (G. Asellius 1581–1625) はイタリアの解剖学者。著書 *De lactibus, sive lacteis venis...*, 1627 (『乳糜管あるいは乳の静脈』)。レギウス宛書簡 1640 年 5 月 24 日 (AT. III, 69),『デカルト全書簡集』第四巻, p. 68 およびメルセンヌ宛書簡 1640 年 7 月 30 日 (AT. III, 139–141), 同, pp. 120–121 にもその記述がある。

もまた考察することができよう。なぜなら，それは血液と精気の運動についてすでに述べたことに依存しているからである。たとえば，まだ形成されたばかりの心臓の最初の動揺は，心臓に最も近接した精液の小粒子が，心室の口へと流されることの原因であった。こうした仕方で「冠状」[121]と呼ばれる動静脈が形成された。そう呼ばれるのは，これらの血管が王冠のように心臓の周りをぐるりと取り巻いているからである。そして動脈が二本あるにもかかわらず，しばしば冠状静脈が一本しか認められないことを，おかしいと思う理由はない。なぜなら，この一本の静脈だけでも，二本の動脈の分枝の末端のすべてと結合するのに十分なほど多くの枝を持ちうるからである。そして，左心室から出た血液が占めるべき場所へ行くために二つの異なった道を進んだのと同時に，心臓の周囲すべてから来た精気の小粒子が，右心室に入るためにただ一つの場所に向かう道を進んだことは，驚くに値しない。

　（51　腕に行く静脈と動脈とはいかにして形成されたのか）

　心臓で膨張した血液がそこからすぐに出て行き，まっすぐに進んだとき，血液はまず精液のかなり大きな部分を，それが元の位置よりも少し遠くの方に，すなわち子宮の高さにまで押し上げた。こうした仕方で，その部分よりも上にあった精液のそれ以外の粒子は，その両側[122]へと下降することを強いられた。そのため，その両側にあった粒子はそこから心臓へと流れることになった。かくして人間の腕あるいは獣（けもの）の前足を養い，あるいは最後に鳥の羽根を養う，太い静脈や動脈が形成されはじめたのである。

　（52　三角形の血管はいかにして形成されたのか）

　さらに，頭部を形成することになる精液の一部分は，心臓から発出された血液によってこのように押され，その表面が内部に較べると少しより固くなった。その理由は，その一方では片側から血液に押されることによって圧迫され，他方のすべての面においては，それを押していた精液の残りのすべての部分によって圧迫されたからである。それが原因で，この血液は最初その

---

[121]　冠状の静脈（冠状静脈洞）が心臓の周りに王冠を作っているというのは，ガレノス以来の伝統的な言い方である。
[122]　子宮の両側と思われる。

内部には浸透することができなかった。そして，精気のみがそこに入ったので，すでに述べたような仕方で精気が脳形成の場を作った。

これについては次のことに注意すべきである。すなわち，精気は頭部の内部から三つの異なった道をたどった。すなわち，精気がそこで脊柱につながる後頭部へ，そして下方には前頭部の左右両側への道である。そこで，これら三つの側を分離した三つの間隙においてこの場所を占めていた物質は，頭蓋骨の上方へと退かなければならなかったはずである。そして，精気はそこから脊柱の両側を通って心臓へと道をたどったので，太い「三角形の血管」[123]の主要な三分枝に場所が与えられた。この血管は，脳を包む被膜の襞(ひだ)の間にあり，とくに同時に動脈と静脈の役目をなしている[124]。なぜなら，脳にあった物質は，精気によって押されて，きわめて潤沢かつ迅速にそこから出るので，静脈の分枝——それを介してその物質は心臓へ流れていた——と結合していた動脈の枝は，この血管を形成する際に，静脈と取り違えられてしまうほどだからである。その後，その血管は頭蓋骨のなかでその流れをあらゆる方向に伸ばすので，その結果，脳の全体を養っているのはほとんどその血管のみとなる。

〈53　怪網はいかにして形成されるのか〉

しかしながら，心臓からまっすぐに来て大動脈の主要な分枝のなかにある血液は，精液の小粒子がそこではあまりにも圧迫されていたので最初は頭底部に浸潤することはできず，のちに腺——それを医師たちは脳の粘液を受け取ることにしか機能しないと想像した——が形成される場所の直下に見出される。したがって血液は，自らに抵抗する精液の小粒子に対して辺りに努力を払い，こちら側から十分遠い静脈の方へと流れる小粒子を少しずつ排除したのである。こうして動脈の小枝が形成された。それは「怪網」[125]と呼ばれ

---

123) 「三角形の血管」(vaisseau triangulaire) は，『人間論』第17節 (AT. XI, 129) にも既出。硬膜静脈洞とくに上矢状静脈洞 (sinus sagittalis superior) を指すものと考えられる。本書「解説V」を参照のこと。

124) 中硬膜動脈は硬膜を養う動脈でこれが静脈洞の近傍にも行っているため，静脈洞に動脈がつながっているかのような印象を与えたと推測される。

125) Le Rets admirable は脳下垂体周辺の毛細血管網で，ガレノスに由来すると考えら

たもので，人間よりも獣においてより顕著に認められ，静脈にはまったく吻合していないように見える。

（54　漏斗と脈絡叢組織はいかにして形成されるのか）

次にまた，血液は，精気が脳に入るときに通った場所の近傍を介して，もっと高く頭の頂点のあたりに上った。血液はその周囲に細動脈と同じほどの無数の細流を作ったが，そこから「漏斗」[126]と呼ばれる小さな被膜の形成がはじまる。そして次に，脳の後方にある空洞の導管を蓋う被膜が，そして前方の二つの空洞[127]にあって「脈絡叢」[128]と呼ばれる小さな組織が，形成されはじめる。そして，それらは，「松果腺」[129]と呼ばれる小さな腺が，その後方で形成される場所の周囲に寄り集まり，これらすべてが一緒になって脳を養う三角形の血管の中央に入る。

（55　静脈と動脈はなぜまったく同じ仕方で分布されないのか）

私はここで他の静脈や動脈の形成をこれ以上長々と説明する必要はない。なぜなら，とくに注意しておくべきことは何もないと思われるからである。それらはすべて次の一般的な原因から形成される。すなわち，精液のいくらかの小粒子が心臓に向かうとき，そこに向かって作られる流れは「静脈」であり，心臓から来てその場所に入る血液が作る流れは「動脈」である。その結果，これらの流れが互いに少し離れているときは，静脈と動脈は，動脈の末端がまったく見えないので，分離されているように見えるのである。

そして，多くの異なった原因によって，当初，これらの流れが向きを変え，あるいは一つの流れが二つに分離し，あるいは二つが一つに集まることがで

---

れる。メルセンヌ宛書簡1640年12月24日（AT. III, 264），『デカルト全書簡集』第四巻，p. 234 では plexus mirabilis として登場する。
126)　ガレノス以来，それは脳からの排泄物がそこを通って排出される口につながる穴と考えられた。
127)　側脳室（Ventriculus lateralis）を指しているものと思われる。注108を参照のこと。
128)　やはりガレノスによるもので，脳室と開口部との間に位置する。
129)　Conarium。デカルトは精神の座がここにあると考えた（『人間論』AT. XI, 129, 170～，『屈折光学』AT. VI, 129，『情念論』第31-33節など）。現代医学では松果体と呼ばれ，第三脳室後方にあり，後方に突き出ており，メラトニンと呼ばれるホルモンを分泌する器官。

きるようになる。そのため，静脈と動脈との間で分布に違いが出てくるのである。しかし，だからといって，それは動静脈の分枝がその末端を介してつねに同じ交通を維持することを妨げはしない。なぜなら，これらの分枝を絶え間なく通過している血流がそれを維持しているからである[130]。

(56　切断された手足がなぜその循環を妨げないのか)

そして，この交通が行われる分枝は，身体の末端においてのみならず，身体のすべての場所に見出されるのであるから，たとえ手足を切断したとしても，そのために腕や脚において交通が妨げられることはない。

(57　なぜ頸動脈は二本あるのか)

私はここで，これらの流れについて，分割，隔離，結合という三例のみを付け加えることにしよう。おそらく最初にあったのは，精気を心臓から脳へとまっすぐに運んだ一本の管のみであった。だが，吸気が通る気管は（のちに然るべきところでまた述べるように）その後で形成され，その中の空気は心臓から来た血液よりも力強くこのまっすぐな管に沿って上るために，この管が二つの分枝に分割される。それは「頸動脈」と呼ばれるものである。

(58　なぜ左精巣静脈は腎静脈からくるのか)

「精巣静脈」と呼ばれる二本の静脈は，その最初の形成時には，ともに空静脈〔＝大静脈〕の下部に挿入されていた。しかし，肝臓と空静脈〔＝大静脈〕が右側に向きを変えたときの大動脈の動揺が原因となって，左精巣静脈が挿入されていた場所は「腎静脈」[131]の方へ少しずつ押し上げられたが，その間，右側の精巣静脈の位置は変わらないままであった。それとは反対に，同じ原因によって，左腎の「脂肪質」と呼ばれる静脈[132]は，元の場所である腎臓から空静脈〔＝大静脈〕本幹にまで押し上げられるが，その間，右側は肝臓の増大に伴って押し下げられるのである。その原因こそ，私がきわめて長きに

---

130)　デカルトは，ハーヴィが動脈の末端が静脈につながっていることを発見した最初の人としている（『方法序説』AT. VI, 50)。
131)　『動物発生論』(AT. XI, 537)，注31を参照。
132)　副腎は腎臓周囲の脂肪体に包囲されて脂肪の塊のように見えるところからそう呼ばれる。これは副腎静脈のことである。『解剖学摘要』(AT. XI, 608)，本書 p. 68，第4段落を参照。

人体の記述　　189

わたって探求していたものだと言うつもりはさらさらにない。この発見が他の人たちの探究を止めさせることはないと思うのだが，これに関しては実のところ，私はこのような発見に至るであろう希望をほとんど持っていなかったのである。

（59　なぜ乳房に腹壁の血管が入り，静脈は静脈に，動脈は動脈に吻合するのか）

乳房に向かって下降する動静脈は，下肢から来て上肢に向かう「腹壁動静脈」と呼ばれるものとは，かなり異なった起源を持つ。とはいえ，それらの多くの分枝は，「臍」のあたりで静脈が静脈に，動脈が動脈に吻合している[133]。そのようになる原因は，この場所こそ心臓へと向かって精液の粒子が流れる最後の場所であるからである。それというのも，小粒子が心臓に達するにはもっと多くの道があり，そして乳房の静脈を上昇するにしても，腹壁静脈を下降するにしても，まさに同じほどの道があるので，静脈に伴う動脈のあちこちからくる血液は，これら動静脈の間にある精液の粒子を排除し，ついにはきわめて小さな導管を介して少しずつ，すべてを静脈へと押し出してしまうのである。こうした仕方で動脈の主要な枝は反対側の動脈と，静脈の分枝は静脈と吻合することになるのである。

# 第五部

## 固体部分[134]の形成について

（60　臍は精液から形成される最後の部分である）

乳房の動静脈および腹壁動静脈は，精液の内にあるもののうち最後に形成されるものである。そのあと精液の外の部分ができて，母胎の血液が「臍」を通って心臓に向かう。というのは，精気の動揺が原因となって，精気が通

---

133）『動物発生論』（AT. XI, 527）を参照。
134）血液などは流体部分 partie fluide であり，骨，心臓，脳，筋肉の肉，被膜などが固体部分 partie solide である。

過する場所にある精液の粒子は，他の粒子よりもより早く心臓に向かうからである。そして精気は脳から脊柱を介して同時に多くの方向に向かうので，最後には同じ場所で，つまり「臍」[135]が形成される所で合流する。しかし，そのことを記述する前に，私はここで心臓，脳，筋肉の実質，そして大部分の被膜あるいは膜の形成が，いかにしてなし遂げられるのかを説明しよう。なぜなら，それは形成過程にある動物〔の精液〕が母胎から受け取る栄養には，まったく依存していないからである。

(61　固体部分の素材は何か)

　動脈と静脈の形成がはじまるとき，それらはまだなんら被膜をもたず，精液のなかを縦横無尽に伸びる血液の細流にほかならなかった。しかし，それらの被膜が，それに次いで他の固体部分が，いかにして形成されるかを理解するためには，先に私がなした区別に注意する必要がある。それは，心臓における希薄化によって互いに分離される血液の微粒子と，その同じ行為によって一緒に結合される微粒子との区別である。後者の場合，微粒子は圧迫され，砕かれるので，その結果，それらの周りに，互いに容易に結合する多くの小分枝が作られるか，あるいは見出されるのである。

　ところで，最初に形成されるものはきわめて流体的であるので，〔あとで〕固くなる身体の諸部分の構成には参入できないと思われる。しかし，脳に行ってさらに微細なものから形成され，構成される精気を除く他のものはすべて，血液の蒸気あるいは漿液にすぎないと考えられるべきである。それらは，血液が通る動脈や静脈に沿って見出されるすべての小孔を通して，血液から絶え間なく出てくるのである。こうして，残るところは血液中の他の微粒子（その微粒子のせいで血液は赤く見える）だけであり，それらはもっぱら固体部分を構成し養うのに役立っている。しかしながら，それらが役に立つのは，微粒子の多くが一緒に結合している間ではなく，ただ分離しているときだけである。というのは，それらの分枝は心臓を何度も行き来するので，少しずつ壊れ，最後にはそれらを結合させていたのと同じ作用によって分離さ

---

135)　臍については『動物発生論』(AT. XI, 527)，『解剖学摘要』第五部 (AT. XI, 612-613) を参照。

(62　この素材はいかにして動脈の被膜を構成しはじめるのか)

次に，それらは血液の他の微粒子に較べて，自分で動きまわるのにあまり適しておらず，また数本の分枝は通常なお残されたままであるので，血液が通る導管の表面にとどまるようになる。このようにして，それらは被膜を構成しはじめる。

(63　固体的な四肢がそこから構成される細糸はいかにしてはじまるのか)

次に，これらの被膜が形成されはじめた後にやってくる微粒子が，最初のものに結合することになるが，それらはどのような向きにでも結合するわけではない。むしろ，それらは，漿液，蒸気，そしてまた他のもっと微細な物質——すなわち，私が『原理』のなかで書いた最初の二元素[136]で，被膜の小孔から絶えず流れ出ている——の流れを妨げることがないような側においてのみ結合する。それらは互いに少しずつ結合することによって細糸を形成する。先述したように[137]，そこからすべての固体部分が構成されるのである。

(64　細糸は動脈に沿ってその根を持つこと)

そして注意すべきことは，すべての細糸は，静脈に沿ってではなく動脈に沿ってその根を持つことである。したがって，静脈の被膜は，そこを流れている血液から直接に形成されるのか，あるいはむしろ隣接する動脈に由来する細糸から形成されるのかを，私は疑いさえしている。というのも，これら細糸の形成に最も貢献しているものは，第一に，血液が心臓から来て動脈に向かう運動であり，その運動は被膜を膨らませ，その間にある小孔を膨張させたり収縮させたりするが，それは静脈では起こらないからである。また第二に，流体物質の流れであり，それはその小孔を通って動脈から出て身体の他のすべての場所に入り，その物質はそこで細糸を少しずつ前進させるからである。そしてまた，それは細糸の周りをぐるりと流れることによって，それらの小粒子を配置し，結合させ，滑らかにするからである。もっとも，あ

---

[136] 『哲学原理』第三部第52節。微細で分割されやすい粒子（火の元素）と球形粒子（気の元素）。

[137] 第19, 20節（本書 pp.166–167）参照。

る流体的粒子が同じように静脈から出てくることがありうるとしても，それでもそれらの粒子のうちには，上記とはまったく対照的に，動脈を出ても身体の表面へと行かずに静脈に行き，そこで血液とさらに混じり合うものがある，と私は考えている。

　(65　静脈の被膜が，そこに含まれる血液から形成されると信じられうる理由は何か)

　そして，静脈の血液がその被膜の形成にいくらか貢献していると思わせる唯一の理由は，これらの被膜が動脈の被膜よりも，より茶色がかっており，白さが少ないことである。というのも，動脈の被膜を白くしている原因は，流体的物質がその細糸の周りを流れる力によって，被膜を構成している微粒子の小分枝のすべてを粉砕するからである。それが，既述のように[138]血液がなぜ赤く見えるのかの原因である。そして，静脈においてこの力は——静脈では血液は動揺によって静脈を膨張させるほど激しく流入することはなく——動脈におけるほどには大きくはないので，その被膜に付着する血液の小粒子は，それを赤くさせていた小分枝のいくつかをまだ保持している。しかしながら，小粒子はこれらの被膜を赤ではなく黒っぽくする。その理由は，小粒子を揺り動かしていた火の作用が止んだからである。それはちょうど，煤煙はいつも黒であり，燃えているときに赤であった炭は火が消されると黒くなるのと同じである。

　(66　精液の粒子の認識から，すべての四肢の形態と構造とが引き出されうること)

　ところで，固体部分を構成している細糸は，その周囲にある流体的で繊細な物質のさまざまな流れに応じて，そしてそれが出会う場所の形に応じて，さまざまに方向を変え，折りたたまれ，絡み合っている。それゆえ，何か特殊な動物種，たとえば「ヒト」の精液の全粒子がどのようなものかを，もしよく知っていたなら，そのことだけから，ヒトの四肢のそれぞれの形態と構造のすべてを，まったく数学的で確実な根拠によって引き出すこと[139]がで

---

138)　第31節（本書 pp. 175–176）を参照。
139)　本論の重要な論点の一つ（人体の仕組みの数学的・機械学的な説明）がここに表

きるであろう。また逆に，その構造の多くの特殊性を知ることによって，その精液がどういうものかを引き出すことができるであろう。しかし，私がここで考察しているのは動物一般の形成のみであり[140]，しかもそれらの全部分がいかにして形成され，増大し，養われるのかを理解させるのに必要なかぎりであるので，私はただそれらの主要な四肢形成の説明のみを続けよう。

（67　心臓はいかにして成長し，完成されるのか）

　心臓の形成は，精液の小粒子のあるものが，熱によって膨張したある別の小粒子によって圧迫されることからはじまる，と私は先に言った。だが，心臓がいかにして成長し，完成されるのかを知るためには，この最初の膨張が生み出した血液のことを考えなければならない。血液は同じ場所でさらに再び膨張し，そしていくらかの微粒子を自らのうちに持つが，その微粒子は結合して一体化した結果，さらに大きくなった精液の数多くの微粒子から構成されている。しかし先述したように，血液は，より微細な微粒子もまた多く持っている。こうしたことから，これらよりもさらに微細なある微粒子は圧迫されることで心臓を形成しはじめた精液の小孔に浸透するが，もっと大きい別のある微粒子はそれに抵抗して滞留し，それをその場所の外へと少しずつ追い出して，細糸をそこで形成しはじめるのである。それは，私がすべての動脈に沿って形成されると言った細糸に類似している。ただし，血液の膨張の最大の力は心臓にあるので，それらが心臓では他所よりもより硬く，より強いということだけは例外である。しかしながら，その力は，心臓の周りをぐるりと取り囲んでいるがゆえに「冠状」と呼ばれる動脈の最初の分枝においてよりも，目立つほどに大きいわけではない。それゆえ，これら冠状動脈に沿って形成される細糸は，心室にその根を持っている細糸と容易に混じり合う。そして，後者の細糸がその内部を構成するように，冠状動脈からその栄養を得ている細糸は外部を構成する。他方，細糸を伴った静脈の分枝は，細糸を適切に養うことができなかった血液の微粒子を心臓に持ち帰る。

---

　明されている。第2節および第69節（本書 p. 146, 195）を参照。

140）　特に人間でなく動物一般に関してである。エリザベト宛書簡1648年1月31日（AT. V, 112），『デカルト全書簡集』第八巻，p. 6を参照。

(68　心臓の線維はいかにして形成されるのか)

　ここで，さまざまなことをさらに考察すべきである。その第一は〔心臓の〕ある「線維」が構成される仕方である。それは索状で，きわめて太く，心臓の他の肉と同じものからできている。そうであるためには，心室は当初きわめて不均一な形をしていたと考えなければならない。なぜなら，心室にあった血液の粒子は不均一であるので，膨張するときにさまざまな道をたどったからである。その結果，心室はそれが圧迫していた精液の部分のなかに多くの小孔を開けた。そして，これらの小孔はすべて少しずつ大きくなって最後にはただ一つの心室となった。そして，血液の粒子を分離した精液の粒子は，心筋を構成する細糸によって，元にあった場所から少しずつ排除されたので，それらは冠状の線維を作ることになった。

(69　空静脈〔＝大静脈〕と静脈的動脈の入口にある弁膜〔形成〕の原因は何か)

　同じ理由から，「弁膜」すなわち空静脈〔＝大静脈〕と静脈性動脈の入口を閉める小さな被膜[141]が形成された。というのは，血液はこれら二つの入口から心臓へと下降し，膨張して再びそこから出て行こうとするが，弁膜によって，同じ入口を通って次の血液が逆流することを妨げるからである。それゆえ，それらの粒子は，心臓を構成する精液の周り一帯から分離し，そこにさまざまな小さな穴を作る。次に，心筋の細糸は，これらの穴の周りにある精液の粒子を排除してその場所に入り，そこで，これらの弁膜と，それが結びついている線維を構成するよう組み立てられる。なぜなら，これらの入口から心臓へと下降する血液の動きと，その付近を通って心臓から再び出ようとする血液の動きを考えてみるならば，これら二つの動きの間に見出される心臓の線維は，機械学の規則[142]に従って被膜の形に伸びるはずであり，かくしてこれら弁膜[143]の持つ形をとるはずであることが理解されるからである。

---

141)　三尖弁（右房室弁）と二尖弁または僧帽弁（左房室弁）である。
142)　第2節（本書 p. 146）を参照。
143)　弁膜については『動物発生論』（AT. XI, 514）を参照。

(70 大動脈と動脈性静脈の入口にある弁膜について)

しかし，動脈性静脈と大動脈の入口にある弁膜〔＝半月弁〕は，これらと同じ仕方では形成されない[144]。というのも，それは心臓の外にあって，これらの動脈の被膜から構成されるにすぎないからである。その被膜は折りたたまれ内がわに突き出ているが，そうなっている理由は，一つには，心臓を出る血液の作用によるからであり，また一つには，それらの動脈の中にすでにあるが，血液の通路を確保するために動脈の周囲に退避している血液の抵抗によるからである。

(71 弁膜形成の一般的原因は何であるのか)

この理由は，身体の他の部分にある弁膜の形成にも一般的に通用する。このようにして，そこから通路がすべての導管において必然的に形成される。その導管を通してある物質が流れるのだが，その物質はある場所においてそれに抵抗する他の物質に出会う。しかしそのためにその流れが遮断されることはありえない。なぜなら，この抵抗によって導管の被膜が折りたたまれるようになり，かくして弁膜が形成されるからである[145]。それは腸において見られる[146]。腸とは，すでに集積された便が下降してゆく過程で〔腸に〕抵抗するようになっている場所である。それはまた胆汁の導管〔＝胆管〕においても見られ，そして静脈においてさらにより明らかに見られる。静脈とは，脚，腕，あるいはその他の部分の末端へと血液を運ぶ血液の重さが，これらの末端から心臓へと血液を運ぶ通常の流れにしばしば抵抗する場所である[147]。そのため，精気がたとえあまりにも微細であるためにわれわれの感覚に捉えられないとしても，精気は筋肉の入口と出口で神経の弁膜をも形成すると私が言ったとしても，あとでおかしいと思われることはないだろう。

---

144) 半月弁と房室弁の形態形成の違いを認識し，これについて分けて考察している点が医学的には重要である。
145) 『動物発生論』(AT. XI, 514) を参照。
146) B版の注95によれば，Theodor Kerckring (1638-93) によって見出された上部小腸で明瞭な輪状襞である。ケルクリング襞壁とも呼ばれる。
147) レギウス宛書簡1641年11月 (AT. III, 441)，『デカルト全書簡集』第五巻，p. 47でも同じことが話題になっている。

(72 心臓の熱は何に依存しているか,その運動はどのようにして起こるのか)

ここで考察すべきだと思われるもう一つのことは,心臓の熱が何に依存しているか,そしてその運動はどのようにして起こるのかである。というのも,心臓は生きている間は鼓動することを決してやめないのであるから,その線維はすべて心臓の運動に対してきわめて柔軟になっているはずであるので,心臓が死んで冷たくなっているときにも,その柔軟さは外力によって容易に回復されうると思われるからである。しかしながら,それとは反対に,そのときに心臓は生前の収縮期の形,すなわち二回鼓動する合間の形で硬直したままであることが見受けられる。そして,それが拡張期に示した形,すなわち胸壁を打っているときに持っていた形を取り戻すことは容易でない。その理由は,拡張の運動は最初から熱あるいは火の作用によって引き起こされたからである。それは,私が私の『原理』で説明したところに従って,第一元素の物質が,精液のある種の粒子の周りから第二のものを排除して,その動揺を粒子に伝えることができる,ということに他ならなかった。こうした方法で,精液のこれら粒子は膨張しながら,「心臓」を形成しはじめた他の粒子を圧迫した。それと同時に,粒子のうちのあるものもまた,心臓を形成する他の粒子の間にあった小孔に強制的に入れられた。こうした仕方で粒子は少しだけその状態を変え,「拡張期」の運動を開始し,それに続いて「収縮期」の運動が起こる。それが起こるのは,この状態が回復され,火によって動揺していた精液のこれら粒子が他の粒子の間にあった小孔から再び出てくるとき,すなわち心筋の小孔から出て心室に戻るとき,においてである。心室で粒子は,精液の他の微粒子に出会い,次にそこに下降して入ってくる血液と合流し,混じり合い,それらの多くの微粒子の周りから第二元素を排除した。こうした仕方で,すべての血液はそれらの粒子にその動揺を伝えながら膨張する。そして血液は膨張しながら,第一元素のみに取り巻かれている微粒子のあるものを,心筋の小孔のなかに,すなわち線維の間に送り返した。つまり,それが再び拡張期の運動をもたらしたのである。そして,心臓における火や熱としては,血液の微粒子の単なる動揺以外に私は知らないし,この火を維持するのに役立ちうる原因としては,次のこと以外に知らない。すなわち,拡張時に大部分の血液が心臓から出るとき,そこに残っている微粒

子は心筋の内部に入る。そこでは，それらを取り巻くのは第一元素の物質でしかないかのように小孔が配置され，線維がつよく揺さぶられる。そして心臓が伸張しているがために，その収縮時にそれらの小孔は形を変える。そのため「酵母」の役をするかのようにそこに残っている血液の微粒子は，あっと言う間に心臓から出て行くことになる。こうして，微粒子は心臓に入ってくる新しい血液に容易に浸透して，互いに分離するようになり，分離しながら火の形態を得るのである。

ところで，心臓の線維は，この火の熱によって動揺している間，拡張・収縮運動をするためにそれらの小孔を交互に開閉するように配置される。その配置は，心臓が動物の身体の外に摘出され，ばらばらに切断された後でさえも，それがまだ温かくありさえすれば，心臓に拡張運動を行わせるためには，小孔に入ってくるごくわずかな血液の蒸気しか必要としないようなものである。しかし，それがまったく冷たくなると，第一元素の動揺に依存していたそれらの小孔は形を変えるため，血液の蒸気はもうそこには入らない。そして，それら線維は硬直して硬いので，それを折り曲げるのは，もはやそれほど容易ではなくなる[148]。

(73 心臓の持つ形や硬さはどこからくるのか)

われわれはここで，心臓の形の原因について考察することもまたできよう。というのも，その原因は，それが形成された仕方からすべて容易に引き出されるからである。私が注目する第一の特性は，二つの心室の間の相違である。その相違から，それらが順々に形成されたこと，そしてそれが，左心室の方が右心室よりもはるかに長く，はるかに尖っていることの原因であることが明らかに見てとれる。第二の特性は，この左心室を取り巻いている肉は，心臓の側壁の方が尖端の方よりもはるかに厚いことである。その理由は，この心室の内で膨張する血液の作用が同心円状に広がり，尖端よりも側壁により大きな力でぶつかるからである。なぜなら，心臓の側壁は中心により近く，左右が互いに相対しているからである。これに対して，尖端は大動脈の口に

---

[148] プレンピウス宛書簡 1638 年 3 月 23 日（AT. II, 62-69），『デカルト全書簡集』第二巻，pp. 172-178 を参照。

相対するのみである。大動脈は血液を容易に受け取るので，この尖端に大きな力がかかることを妨げる。同じ理由で心臓は縮まり，収縮期よりも拡張期においてより円くなるようになるのである。

（74　心膜，および身体の他のすべての被膜，膜，表皮はいかにして形成されるのか）

ここで私は，心臓を被う「心膜」[149]と呼ばれる被膜以外には，これ以上なにも注意すべきものはないと思う。しかし，この心膜が形成される原因は，他のすべての被膜あるいは膜を，そして一般に動物のさまざまな部分を〔外界から〕分け隔て，すべての表皮[150]を形成している原因と変わらないので，すべてを同時に語る方がより容易であろう。

表皮には，それ自身によって〔外界から〕分け隔てられている身体とともに最初から形成されるものと，後から形成されるものとがある。後から形成されるものは，以前は他の身体の一部をなしていた身体部分が，そこから分離することによる。第一の部類に属するのは，生まれる以前に胎児を包んでいる「後産(あとざん)」[151]と呼ばれるものの被膜の外皮である。肺[152]，肝臓，脾臓，腎臓およびすべての腺の表皮[153]もまたそうである。しかし，心臓，心膜，すべての筋肉，そしてわれわれの身体のすべての被膜の表皮さえも，第二の部類に属する。

第一の部類〔の表皮〕は次のようにして形成される。すなわち，液体ではないある物体が，私が名づけた粒子のすべてと同様に，いくらかの体液の小粒子が結合して一緒になることで形成されるとき，それら粒子のあるものは，他の粒子に対して必ず外になくてはならない。そしてこの外部は必ず内部と

---

149) 心臓を包む奬膜。
150) B版はこれを「表面」と解し，『哲学原理』第二部第15節（「表面とは，囲んでいる物体の部分ではなく，たんに囲んでいる物体と囲まれている物体との中間にある境界という意味である」）を指示するが，それがこの箇所に妥当するかどうかは疑問である。
151) 一般には分娩後に排出される胎盤や羊膜などを指す。ここでは羊膜の意味に限られている。
152) 肺胸膜（Pleura pulmonalis）である。
153) 臓側腹膜（Peritoneum viscerale）と腺組織の被膜（Capsula）である。

は別の仕方で配置されうる。その理由は，外部は，それが構成している物体とは別の本性を持つ物体と隣接している（つまり，その小粒子は別の形をして，別の仕方で配置され，動くという性質を持つ）からである。というのも，もしそうでなければ，粒子は互いに混じり合い，二つの物体を区別する表皮がまったくないことになろう。

　このように，精液が集まりはじめると，子宮に隣接しているある粒子，および子宮のきわめて近くにある別の粒子もまた，その接触によって向きを変え，配置され，結合することを余儀なくされるが，それは，もっと遠くにある粒子が向きを変え，配置され，結合するのとは別の仕方においてである。こうした方法で，子宮のより近くにある精液のこれらの粒子は，内部にすべての実質[154]を蔵しているはずの被膜を形成しはじめる。しかし被膜が完成するのは，少し後になって精液の内部にある粒子のすべてが，落ち着くべき場所に向かう動脈と静脈によって，すでに心臓へと追い立てられたときにおいてのみである。最後にこの動脈と静脈は外部にも向かい，動脈が前に進み出て，その組織がこの被膜を構成する多くの細糸を形成するにしたがって，粒子は静脈を通って心臓へと流れるのである。

　ある物体が二つの別々の物体に分割されることから形成される表皮については，その原因はこの分割をおいて他にはありえない。そして，一般的にすべての分割はただ次のことにのみ起因する。すなわち，分割されている物体のある部分は，ある方向に動くようにされるが，これに対してそれに結合している他の部分は，そのままであるか，あるいは他の方向に動くようにされる。というのは，それらを分離することができるのは分割[155]のみだからである。

　このように，はじめに心臓を構成していた精液の粒子は，心膜と心臓側壁を構成していた粒子と統合された。その結果，すべてが〔一緒になって〕ただ一つの身体をなしたにすぎない。しかし，両心室の血液の膨張は，そこから少し離れている物質とは別の仕方で，心室を取り巻いていた物質を動かし

---

154) 実質臓器の中身（実質 parenchyma）のことか。
155) 細胞分裂のようなものが想定されているのか。

た。それと同時に，脳から脊柱を介してその両側へと下降する動物精気は，側腹部の近くにあった物質をも別の仕方で動かした。こうした方法で，二つの間にあった物質は，これら二つの異なった動きを共にすることができずに，少しずつ脊柱両側や心臓から離れはじめ，かくして心膜を形成しはじめた。次に，それを構成していた精液の粒子が心臓に向かって流れるのにしたがって，さまざまな場所にあってこれらの粒子が通る動脈は，細糸をそれらの場所に送り込んだ。細糸は互いに結合して，心臓を作っている被膜を形成した。次に，この被膜をとても硬くした原因は，一つには，心臓で膨張する血液の粒子の多くが心臓の筋肉をすっかり通りぬけて入り込み，それ以上は行けないので心臓と心膜との間に集まったことである。また一つには，肺が増大しはじめるのにつれて，肺に含まれる血液の蒸気の多くもまた出て行き，同じ心膜と脊柱両側との間に集まったからである。かくして，これらの蒸気は心臓をあちこち圧迫するので，その線維をとても硬いものにし，心膜と心臓との間にはつねにこれら蒸気でのみ満たされている空間が存在することとなったのである。その蒸気の一部分はそこで凝縮されて水の形をとり，他の部分は空気の形のままである。

　　　　　ここでデカルト氏の手稿は終わっている

　　　　　　　　　　　　　　　　　　　　　（山田弘明・竹田 扇 訳）

解説

# I

# 『解剖学摘要』『治療法と薬の効能』解題

安西なつめ

## 1. はじめに

　本書で邦訳された『解剖学摘要』はデカルト自身による解剖，および，医学，自然学一般に関するメモであり，『治療法と薬の効能』は当時の臨床医学的な知識の覚書である。この二作はいわばデカルト医学の源流であり，その内容は『方法序説』第五部，『情念論』，『人間論』などの著作に反映されている。
　後述するように，これまでこの2つのテキストは，執筆時期のばらつきに加え，デカルト哲学および医学双方の知識を必要とするために，デカルト医学を評価する資料として十分に活用されてこなかった。この解題では，二作のこれまでの出版・翻訳状況を整理した上でそれぞれの概要をまとめ，『解剖学摘要』を読み解く際の留意点に触れながら，その性質についてまとめる。

## 2. 出版・翻訳の状況

　まず，『解剖学摘要』および『治療法と薬の効能』の過去の出版・翻訳状況を整理して，今回の邦訳で使用した底本，および参照文献についてまとめる。そのうち主要な三書については，**表1**にまとめた。
　『解剖学摘要』および『治療法と薬の効能』はラテン語で書かれ，二作ともライプニッツ（Gottfried Wilhelm Leibniz, 1646–1716）による写本の形で残されている。ライプニッツは1675–76年のパリ滞在時に，デカルトの遺稿を管理していたクレルスリエのもとで，遺稿に含まれていた『解剖学摘

表1 『解剖学摘要』および『治療法と薬の効能』の出版・翻訳状況

|  | 『デカルト未刊著作集』<br>(*Œuvres inédites de Descartes*) | 『デカルト全集』<br>(*Œuvres de Descartes*) | 『ルネ・デカルト遺作集<br>1650-2009』<br>(*René Descartes, Opere postume 1650-2009*) |
|---|---|---|---|
|  | （C版と略称） | （AT版と略称） | （B版と略称） |
| 出版年 | 1859–1860 | 1897–1913（初版） | 2009 |
| 編者 | Louis Alexandre Foucher De Careil | Ch. Adam & P. Tannery | Giulia Belgioioso |
| 出版場所 | Paris | Paris | Milano |
| 出版 | A. Durand | Léopold Cerf | Bompiani |
| 対訳の有無 | フランス語訳（『解剖学摘要』のみ） | なし | イタリア語訳 |
| 図の有無 | なし | あり | あり |
| 『解剖学摘要』収録箇所 | 第1巻<br>・諸問題該当箇所<br>　「気象に関する観察と諸問題」<br>　（pp.72–99）<br><br>・第四部（「同質部分，分泌，病気」<br>　を除く），第五部該当箇所<br>　「生理学」（pp.100–155）<br>　　第四部該当箇所（pp.100–141）<br>　　　成長と栄養付与<br>　　　　1637年11月（pp.108–119）<br>　　　　1637年12月（pp.118–123）<br>　　　　1648年2月（pp.122–141）<br><br>　　第五部該当箇所（pp.140–155）<br>　　　魚と鳥に関する様々な観察と実験<br>　　　　魚に関する実験（pp.146–150）<br>　　　　卵とヒナに関する新しい実験<br>　　　　　（pp.150–155）<br>第2巻<br>・第一部，第二部，第三部，第四部内<br>　「同質部分，分泌，病気」該当箇所<br>　「解剖学」（pp.65–209）<br>　　「同質部分，分泌，病気」（pp.66–85） | 第11巻（1996）<br><br>『解剖学摘要』<br>　　　（pp.549–634）<br>　第一部（pp.549–564）<br>　第二部（pp.564–578）<br>　第三部（pp.579–594）<br>　第四部（pp.595–611）<br>　第五部（pp.611–621）<br>　諸問題（pp.621–634） | 第2巻<br><br>『解剖学摘要』<br>　　　（pp.1104–1213）<br>　第一部（pp.1104–1125）<br>　第二部（pp.1124–1143）<br>　第三部（pp.1142–1161）<br>　第四部（pp.1160–1183）<br>　第五部（pp.1184–1197）<br>　諸問題（pp.1196–1213） |
| 『治療法と薬の効能』収録箇所 | 第2巻<br>『治療法と薬の効能』<br>（pp.210–213） | 第11巻（1996）<br>『治療法と薬の効能』<br>（pp.641–644） | 第2巻<br>『治療法と薬の効能』<br>（pp.1216–1219） |
| 特徴 | ライプニッツの写本をもとに最初に出版されたが，誤字やテキストの欠落がある。 | ライプニッツの写本に沿って収録され，C版の誤字やテキストの欠落の大部分が修正された。 | 近年出された伊訳との対訳。C版とAT版を踏まえている。 |

要』と『治療法と薬の効能』を筆写した[1]。記載された日付によると，ライプニッツは 1676 年 2 月から 8 月の間に『解剖学摘要』を，1676 年 2 月 24 日に『治療法と薬の効能』を筆写したようである。今回はハノーファーのライプニッツ文書室（Leibniz-Archiv）が公開している写本を確認した[2]。また，これを書き起こして収録しているのがライプニッツの『全著作・書簡集』（Berlin-Brandenburgische Akademie der Wissenschaften/Akademie der Wissenschaften zu Göttingen, Leibniz, Gottfried Wilhelm: *Sämtliche Schriften und Briefe*, Berlin, Akademie-Verlag, 2009）の第 8 部（本書では Berlin-Brandenburgische Akademie と略称）である[3]。

このライプニッツによる写本をもとに，原文を書き起こしたものと仏訳との対訳で刊行されたのが，フーシェ・ド・カレイユ（Foucher de Careil）による『デカルト未刊著作集』（*Œuvres inédites de Descartes*, Paris, 1859, 1860）（本書では C 版と略称）である。C 版では第 1 巻に「生理学」の項目（t. 1, pp. 100–155）が，第 2 巻に「解剖学」の項目（t. 2, pp. 65–209）が設けられ，『解剖学摘要』を構成するテキストが内容によって大きく二分されている。第 1 巻には，第四部（「同質部分，分泌，病気」を除く），第五部，諸問題に該当する箇所が収録され，第 2 巻には第一部，第二部，第三部，第四部内の「同質部分，分泌，病気」に該当する箇所が収録されている。また，『治療法と薬の効能』は，第 2 巻の「解剖学」の項目の最終部に収録されている（t. 2, pp. 210–213）。ただし『治療法と薬の効能』については仏訳が付されていない。

この C 版を踏まえて刊行されたのが，現在，デカルトの全集の中で最もよく使用されているアダン＆タヌリの『デカルト全集』（*Œuvres de Descar-*

---

1) AT. XI, 545–548.
2) http://leibnizviii.bbaw.de/Leibniz_Reihe_8/（参照：2016 年 8 月 28 日）
3) http://leibniz-berlin.bbaw.de/bilder/2013-10-23-leibniz8-2-gesamt.pdf
   第 1 部は一般的な政治・歴史関係の書簡，第 2 部は哲学関係の書簡，第 3 部は数学・自然科学・技術関係の書簡，第 4 部は政治関係の論考，第 5 部は歴史・言語学関係の論考，第 6 部は哲学関係の論考，第 7 部は数学関係の論考，第 8 部は自然科学，医学，技術関係の論考を収録している。デカルトの『解剖学摘要』は第 8 部の VI.「解剖学」の項に，『治療法と薬の効能』は同じく第 8 部の IX.「医学」の項に収録されている。

*tes*, publiées par Ch. Adam & P. Tannery, Paris, 1996)（本書ではAT版と略称）である。ただし，『解剖学摘要』に関しては，C版とAT版で収録の仕方が異なる。AT版はライプニッツの写本に沿って第一部から第五部，および諸問題という構成で収録されている。

　AT版以降，『解剖学摘要』および『治療法と薬の効能』は，全集や関連した論考の中に収録され，多言語に翻訳されてきた[4]。そのなかで今回参照したのが，『ルネ・デカルト遺作集1650-2009』（*René Descartes, Opere postume 1650-2009*, a cura de G. Belgioioso, Milano, 2009）（本書ではB版と略称）である。近年出版されたこの全集は，伊訳との対訳でデカルトのテキストを年代順に網羅した4巻本である。この第2巻に『解剖学摘要』（t. 2, pp. 1104-1213）および『治療法と薬の効能』（t. 2, pp. 1216-1219）が収録されている。今回の邦訳に際しては，AT版を基本としながらB版およびC版を適宜対照して，邦訳に適切なものを選択した。

　なお，『解剖学摘要』および『治療法と薬の効能』について，現時点で最も新しく非常に詳細な注解を含むのが，A. ビトボル－エスペリエス女史による仏訳である。これはガリマール社から刊行中の新しい『デカルト全集』に収録予定である。A. ビトボル－エスペリエス女史には，自身の翻訳の刊行前にもかかわらず，今回の邦訳に際してその成果を惜しみなく提供いただいた。

## 3. 両テキストの概要

### 1 『解剖学摘要』

　『解剖学摘要』はデカルト自身によるウシ，ヒツジ，魚，鳥の解剖のメモを中心とし，実際の観察内容がスケッチとともに記録されている。その内容

---

[4]　その中で，本書で特に参照したものとしてオカントの『生理学・医学著作集』（Descartes, *Écrits physiologiques et médicaux*, présentation, textes, traduction, notes et annexes de Vincent Aucante, PUF, 2000）（本書ではAucante, 2000と略称）がある。オカントは『解剖学摘要』および『治療法と薬の効能』の仏訳とテキストの修正を行っている。

と断片的に残る日付から、同作は1628-1648年頃の間に書かれたものと考えられる[5]。以下では「第一部」から「第五部」および「諸問題」の概要を整理する。

### 第一部（AT. XI, 549-565）

第一部は仔ウシの解剖の記録である。仔ウシの心臓および心臓に出入りする動脈と静脈の形状や感触、位置関係などが観察されたままに書き留められ、解剖の手順も記されている。また、デカルトは生まれたばかりの別の仔ウシでも観察を行っており、心臓を中心に、食道や肝臓、脾臓、肺なども観察して内容を比較した。

1629-30年のアムステルダム時代にデカルトと交友があった医師プレンピウスによると、デカルトは通称仔ウシ通りの毛織商館に住み、書物も読まずに瞑想をし、時々動物の解剖をしている人物だったという[6]。デカルト自身も1639年のメルセンヌ宛書簡で「私はある冬にアムステルダムにいましたが、毎日のように肉屋に行って、動物を処理するのを見ていましたし、そこから私の住まいまで、もっと心ゆくまで解剖したいと思う部位を運ばせていました。こうしたことを、私は何回も、自分が住まうところではどこでもいたしました」と述べている[7]。『解剖学摘要』で解剖したこれらの仔ウシもそのようにして手に入れたのだろう[8]。記述の内容からは、「解剖学者たち」の

---

5) なおデカルトは1639年の書簡で、自身が熱心に解剖に取り組んだ期間を11年ほどと伝えている。つまり1628-1639年となるが、医学的な関心はその後も長く持続したようである。メルセンヌ宛書簡1639年2月20日（AT. II, 523-526：『デカルト全書簡集』第三巻、武田裕紀ほか訳、知泉書館、p. 198）。

6) G. A. Lindeboom, *Descartes and medicine*, 1979, p. 18. Annie Bitbol-Hespériès, *Le principe de vie chez Descartes*. 1990, p. 34.

7) メルセンヌ宛書簡1639年11月13日（AT. II, 617-624：『デカルト全書簡集』第三巻、武田裕紀ほか訳、知泉書館、p. 269）。『デカルト全書簡集』第三巻によれば、ある冬とは1629-1630年の冬のこと。

8) デカルトは1646年メルセンヌ宛書簡において、15年以上前（すなわち1631年頃）にファブリキウスの書を読み、さらなる好奇心から肉屋に1ダース以上のウシの腹部を持ってこさせ、妊娠した牝ウシを解剖して仔ウシを観察したと述べている。中には仔イヌほどの大きさのものもあり、非常によく観察できたと伝えている。メルセンヌ

意見に言及していることや,「確かに〜見られた」などの表現から, 当時の解剖学書を非常によく読みこんで勉強し, おそらく解剖学書を傍らに置きながら, 随時観察内容との確認を行っていただろうデカルトの姿が読み取れる。

第二部（AT. XI, 564-578）

第二部の前半は, 胸部を中心とした解剖の記録である。観察している構造は食道, 気管, 心臓, 肺動脈, 肺静脈, 大動脈, 大静脈などである。特に心室を中心とした血流の方向に関心が向いており, ここで「精気」の語が登場する。この精気は微細な精気と粗い精気に区別されており, 微細な精気は心臓から大動脈へと向きを変え, 粗い精気は心臓から動脈性静脈（＝肺動脈）へ向きを変えると説明されている。

次に, デカルトはこれまでの仔ウシの解剖に対して成獣のウシも解剖しており, 観察結果を比較している。さらに, 母親の子宮からとりだされた受胎後2〜3ヶ月の仔ウシ, および生まれた当日の仔ウシを比較し, 発生の様子も観察した。観察対象は口腔から肛門までと, 周囲の器官, 脳, 胎児をつなぐ臍動脈や膜など, 全身に及ぶ。

第二部の内容は, 血液の逆流を防ぐ心臓の弁などへの注目から, 『方法序説』（1637年）第五部に見られるような, デカルトにとっての大きな成果であったと考えられる。また後半の発生に関する内容からは, ファブリキウス（Hieronymus Fabricius ab Aquapendente, 1533-1619）の影響が読み取れる[9]。

第三部（AT. XI, 579-594）

第三部はヒツジの脳の解剖から始まる。ここには脳の下面のスケッチが付されており, 大脳, 小脳, 脊髄, 視神経, 軟膜, 脳室などの構造が記録される。その後, 観察の対象は聴覚器官へと移り, 仔ウシの観察結果と比較されるが, しばらくして再び脳の解剖が進められる。ここでデカルトは後に機械

---

宛書簡 1646年11月2日（AT. IV, 552-556：『デカルト全書簡集』第七巻, 岩佐宣明ほか訳, 知泉書館, pp. 185-188）。

[9] ファブリキウスの影響に関しては, 後出の「解説Ⅳ」を参照。

論の要となる松果腺や下垂体についてはじめて記録した。

　後半は内容が大きく変わる。まず1637年11月の記載とともに受胎後5〜6週とされる仔ウシの解剖が記録され，次に1637年の記載とともに「腹部に含まれる諸部分についての解剖学的観察の概略」と題された文章が続く。ここでは，門脈や肝臓，脾臓，腎臓，尿管について詳細な観察が加えられ，動脈や静脈とともに各器官の位置関係が記録されている。

第四部（AT. XI, 595-611）
　第四部はある程度まとまったいくつかの草稿が集められた体裁となっており，観察のメモというよりも，やや理論化された内容である。
　冒頭部分は『動物の発生についての最初の思索』にも収録されている文章で，動物の発生を植物の発生と比較しながら記述するなど，考察が広げられ整理されている。このほか，第四部を構成する小項は次の通りである。
・「成長と栄養付与」1637年11月，1637年12月
・「同質部分，分泌，病気」1631年
・1648年2月

「成長と栄養付与」というタイトルの中に，1637年11月の日付のものと，1637年12月の日付のものがある。11月の小項では，成長の仕方を2種類に区別し，栄養付与の方法などを粒子の種類とともに考察している。12月の小項はごく短く，動物がどのように生じるか，心臓の熱や精気の経路から器官がどのように生じるか，などの点に言及されている。「同質部分，分泌，病気」は，記載された年代に従えば，『解剖学摘要』の中ではかなり早い時期にまとめられた。動物精気や生命精気，心臓を炉に例えた表現，気息の作られ方など，興味深い内容となっている。1648年2月の小項は『解剖学摘要』の中では最も遅い時期にまとめられた。ここでは再び発生の問題に立ち返って仔ウシの観察が行われている。

第五部（AT. XI, 611-621）
　第五部はメンドリが温めた卵の観察結果が主となっている。デカルトは茹でた卵や卵内のヒナ，自然に孵ったヒナなど，さまざまな段階のヒナを解剖，

観察した。途中，大型のタラも解剖しており，鳥類，そして魚類へと，解剖の幅が広げられている。

後半部分では，卵から育てたという 30 羽以上のさまざまな日齢のヒナを解剖している。観察は 2 日目，3 日目，5 日目，7 日目，10 日目，12 日目，15 日目，16 日目，17 日目，そして 19 日目と進められており，発生の段階を時間の経過とともに確認している。

今回の翻訳を通し，デカルトは発生に関してファブリキウスの影響を強く受けていたことがあらためて分かってきた。特にヒナの発生を段階的に追った記述は，ファブリキウスの『卵とヒナの形成』(*De formatione ovi et pulli*, 1621) に類似している。この解剖にはファブリキウスの観察を追試する意味があったのではないかと想像される。

### 諸問題（AT. XI, 621-634）

諸問題は，ライプニッツの手稿の中に第一部から第五部とともに収められているが，新たなページから始められており，内容もそれまでとは大きく異なる[10]。扱われているテーマは，塩，雹，流れる水の性質，吹きつける風，雪の結晶，植物の生成，重さの力と物体の運動，腐敗，毛髪の種類，体液（涙，汗，尿，乳汁）についてなど，多岐にわたる。

冒頭は塩についての記述だが，ライプニッツの写本では大きな×印で削除されている。内容は，なぜ塩は熱の力で水とともに抽出されないのかといった問題や，水を一日中沸かすと非常に塩辛くなるといったもので，アリストテレスの『自然学小論』や『気象論』の影響を強く感じさせる。

続いて，1635 年 2 月 5 日の日付で，当日観察された雹について記録している[11]。以降は，植物の生成，重さの力と物体の運動，腐敗について，などの断片的な文章が続く。解剖に関する内容としては，末尾に毛髪と体液の種類に関する文章がある。

---

10) C 版では「気象に関する観察とさまざまな疑問点」として第 1 巻の 72-99 頁に収録されている。

11) ほぼ同じ内容が 1636 年出版の『気象学』に収録されている。この日の観察が，『気象学』をまとめる上で重要な体験となったことが分かる。

## 2 『治療法と薬の効能』

『治療法と薬の効能』はごく短いテキストであるが，主題は明確である。タイトルにある通り，薬として使用されているさまざまな自然物を取り上げ，その効能と作用の機序を解説している。取り上げられているのは，ナナカマドの実やセイヨウカリン，マルメロなどの植物と，緑青や水銀といった金属である。主要なテーマとなっているのは瀉下薬と止瀉薬であり，漿液性の体液をどのようにして胃腸から排出させるか，という点に関心が向けられている。ただし，「胃の働きに関する神経（迷走神経）」などは登場するものの，解剖学的な知見はさほど見出せない。

なおこの『治療法と薬の効能』の本文中には 728 という数字のメモがあることから，これまで 1628 年 7 月に書かれたものではないかと考えられてきた。解剖学的な知見が少ないことや，類似の内容が 1631 年の「同質部分，分泌，病気」に見られることからも，初期のメモである可能性がある[12]。

## 4. 『解剖学摘要』読解の留意点

以上が『解剖学摘要』および『治療法と薬の効能』の概要である。次に，『解剖学摘要』に注目し，読み解く際の留意点を整理する。

第一の留意点として，断片的な体験のメモであるというテキスト自体の特性が挙げられる。『解剖学摘要』は断片的で多様な文章の集合であり，執筆年代にも 20 年ほどの開きがある。そのため他の著作のように，テキストからデカルトの一貫した思想や体系を読み取ることが難しい。

第二に，解剖学という内容の専門性が挙げられる。『解剖学摘要』は大部分が実際の解剖のメモであり，器官の名称や位置関係，機能などについて，ある程度知識がなければ読み取ることが難しい。加えてテキストからだけで

---

[12] ただし A. ビトボル－エスペリエス女史の最近の提案によると，この 728 の数字はデカルトが参照していた書籍で用いられた下剤の番号である可能性があるという。本文注 22 参照。

はデカルトがどの構造を観察しているのかが把握しづらい。これは，①観察対象としている器官や血管の名称が必ずしも明示されていないこと，②観察内容の記述に際して，対象を，身体における方向（左右，上下，前後）で述べている場合と，観察者から見た方向（左右，上下，前後）で述べている場合があり，観察対象が同定しづらいこと，③ヒトではなく主に四足動物を解剖していたこと，などに起因する。そこで，今回の翻訳に際しては現在の解剖学の知識に照らしながら，適宜，観察対象を推測し主語を補うという作業が必要となった。

　第三に，17世紀の医学全般に関する歴史的理解の必要性が挙げられる。これは，17世紀の医学において，身体の構造と機能を説明するために，動物精気などの，現在では使用されていない概念が使用されているためである。

　以上から『解剖学摘要』を読み解く際には，現在の解剖学の知識と，医学の歴史的理解という両側面からのアプローチが不可欠となる。こうした困難をよく表しているのが『解剖学摘要』第三部の脳の解剖箇所である。以下では例として松果腺の記述を取り上げる。

## 5．『解剖学摘要』に見られる松果腺

　デカルトの各著作において，松果腺はさまざまな名称で表現される。ここでは『解剖学摘要』において松果腺を指す「脳の陰茎」という表現と松果腺の機能について解説する[13]。

### 1　松果腺の表現――「脳の陰茎」

　『解剖学摘要』第三部には，デカルトがヒツジの脳を解剖している箇所がある。だが記述には「陰門と呼ばれる孔」，「肛門」，「殿部」，「陰茎」といった，脳の解剖では登場するはずのない用語が登場する。この「陰茎」と表されるのが松果腺である。これらは一種のアナロジーであり，もちろん現在の解剖学ではこのような方法も用語も見られない。ではデカルトはなぜこのよ

---

13）　松果腺は，現在の解剖学用語では松果体である。

うなアナロジーを用いて松果腺を「脳の陰茎」と表現したのだろうか。

このアナロジーの使用は，体液の経路を重視する17世紀当時の医学を反映したものである。17世紀の医学では，中世から引き続き，体液の質，量，経路が重視されていた。そのため体液が身体のさまざまな孔を通してどのように出て行くかという点が重要であり，頭部では，脳室に貯められた体液がどのようにして鼻腔や口腔から排出されるかが問題とされた[14]。17世紀において，脳は基本的に実質ではなく，実質の間にある空間を中心に理解されていた。脳室の役割は非常に重視され，各脳室に精神の機能が局在すると考えられていた[15]。デカルトはこうした脳室における精神機能の局在を採用していないが，ガレノス以降の体液説には則っていた。そのため『解剖学摘要』では，脳のさまざまな構造が脳室からの体液の経路として観察される。つまり，脳の「陰門と呼ばれる孔」，「肛門」，「殿部」，「陰茎」といったアナロジーは，脳室からの体液の排出を腹部器官からの体液の排出になぞらえて理解するために用いられたのである。なお，このアナロジーの利用は，脳における各構造の位置関係を説明するのにも役立っていた。

また，デカルトがこのアナロジーを用いて松果腺を「脳の陰茎」と表現した理由としては，脳および脳室の構造と機能の理解において，デカルトがヴェサリウス（Andreas Vesalius, 1514–64）とボアン（Gaspard Bauhin, 1560–

---

14) 現在の理解では，脳室は左右の側脳室，間脳正中部にある第三脳室，橋，延髄の背面にある第四脳室からなり，脳室表面の脈絡叢が血液を濾過し，1日約500mlの脳脊髄液を産生して脳室を満たしている。しかし，17世紀当時はこうした脳室の機能については知られていなかった。

15) 当時はグレゴール・ライシュ（Gregor Reisch, 1467–1525）が『哲学の真珠』（*Margarita Philosophica*, 1503）で説明しているように，脳室は古くから精神の座と考えられ，一般に，三つの部屋が想定されていた。三つの部屋のうち，前室が共通感覚や想像，中央の部屋が思考や判断，後室が記憶の座とされる。ヴェサリウスも『哲学の真珠』に見られるような脳室とそれぞれの座を説明する図について，ルーヴァン大学の学寮である城塞学校のいわゆる自由学芸で学んだとされる。ヴェサリウスの言葉では，この図は神学者がアリストテレスの著作『魂について』（*De Anima*）の注釈を行う際に持ち出され，ここで三つの脳室について説明を受けたと言う（チャールズ・D・オマリー『ブリュッセルのアンドレアス・ヴェサリウス1514–1564』坂井建雄訳，エルゼビア・ジャパン，2001年）。また，脳の実質に着目し始めたのはトマス・ウィリス（Thomas Willis, 1621–75）以降である。

1624）の影響を強く受けていたことが挙げられる。脳の構造を殿部周辺になぞらえて説明するというアナロジー自体は，デカルト独自のものではなく，ヴェサリウスの『人体の構造』（De humani corporis fabrica libri septem, 1543）や[16]，ボアンの『解剖劇場』（Theatrum anatomicum, 1605）でも用いられていた。

特にボアンは，『解剖劇場』第三巻，十三章「脳室，脳弓，脈絡叢について」および十四章「松果腺，殿部，精巣，第四脳室について」において，「殿部」（nates）や「精巣」（testes）の語を脳室からの液体の経路を説明する際に用いており，図にも示している（図1）。ボアンは脳のある部分が「殿部」や「精巣」，「陰茎」と呼ばれている理由についても説明した。ボアンによると，第三脳室から第四脳室へ向かう管の先が肛門と呼ばれており，その周囲で二つずつある隆起した小体がそれぞれの形に似ていることから，「殿部」あるいは「精巣」と呼ばれた。ただしこうした脳幹周辺の小体について，どれを「殿部」あるいは「精巣」とみなすかは，解剖学者によって異なっていたようである。またボアンは「陰門」（vulva）について，脳室から続いて粘液を導く場所にある裂け目をコロンボ（Realdo Colombo, 1516–1559）が女性の陰部に模したと紹介している。松果腺に関しては，形が円錐形に似ていることから konarion，あるいはマツの実の核に似ていることから glandula pinealis と名づけられ[17]，さらには陰茎の形に非常によく似ていることから脳の陰茎とも呼ばれると説明した。このような脳の「殿部」，「精巣」，「陰門」，「陰茎」などの語の利用について，デカルトは基本的にボアンを参照していたと考えられる。

## 2　松果腺の機能

では，デカルトは松果腺の働きについてどのように理解していただろうか。『解剖学摘要』において，脳の「陰茎」と表現される松果腺は，脳室から体

---

16)　Andreas Vesalius, *De humani corporis fabrica libri septem*, 1543, VII.
17)　名称の由来はガレノスによる。松の実はギリシア語で kônos，ラテン語で pinea である。

液が下りていく孔を塞ぐ構造であると説明される。この排出の経路を塞ぐという働きは，ガレノス以前の説に由来する。

ガレノスは彼の代表的な著作の一つである『諸部分の有用性』の中で，松果腺の位置や形，名称を初めて記述しただけでなく，松果腺がその可動性によって，精気の通り道を開けたり閉じたりしてコントロールしているという説を紹介した[18]。ただしガレノス自身はこの説を，松果腺に対する過剰な評価であるとして，同じ役割を小脳虫部に与えた。ガレノス以降も，ヴェサリウスやボアンなどがガレノスの名を引きながらこの説を紹介したが，両者とも，松果腺の運動，および精気の通り道をコントロールする働きを否定している。デカルトの時代には，すでに松果腺が運動し，精気をコントロールする

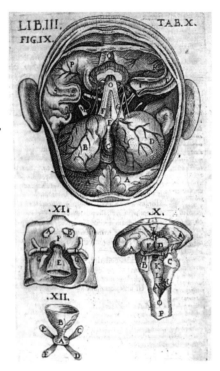

図1　ボアン『解剖劇場』第三巻，TAB. X Fig. X は脳幹部分を切り取り後面から見た図。DE が精巣（＝上丘），FG が殿部（＝下丘），H が陰茎（＝松果腺），K の上のくぼみが肛門を指す。

働きを持つことが否定されていた。つまり，デカルトは当時の一般的な見解に対し，非常に古い医学の一説を再度とりあげた形となる。

以上から『解剖学摘要』に見られる松果腺の表現および機能についてまとめると，デカルトがボアンなどの当時最新の医学を学びつつ，一方でガレノス以前にまでさかのぼる古い医学も部分的に取り入れていたことが分かる。

---

18)　Galen, *De usu partium* (tr. By Margaret Tallmadge May, *On the usefulness of the parts of the body*, Cornell University Press, 1968), VIII.

しかし，デカルト以前には松果腺を霊魂の座とする説は見当たらない。ガレノス以前からの松果腺の理解の変遷を踏まえ，実際の解剖を通して松果腺に共通感覚の座すなわち魂の座という役割を付与した点は，デカルト独自のものである。

## 6. おわりに

『解剖学摘要』からは，デカルトが書物によって医学を学ぶだけに留まらず，充実した解剖の経験を得ていたことが読みとれる。デカルトはこうした経験に基づいて，『人間論』や『情念論』などの作品を著した。デカルト医学の源流といえる『解剖学摘要』は，解剖を始めた当初，デカルトがどのような構造を確認し，その構造をどのように理解していたのかを，デカルトの目を通して知ることができる興味深い資料である。

# II

# 『動物の発生についての最初の思索』
# 『味覚について』解題

香川知晶

## 1. テキストの問題

「動物の発生についての最初の思索」（*Primae cogitationes circa generationem animalium*. 以下『動物発生論』と略記する）と「味覚について」（*De saporibus*. 以下，『味覚論』）は，はじめ 1692 年にオランダ語訳として登場した。医師のステファン・ブランカートが，『人間論』と『人体の記述』とともに翻訳し，刊行したのである[1]。ラテン語の原文は，その後 1701 年になってから，『R. デカルト，自然学・数学遺稿集』[2]（以下『遺稿集』）で初めて刊行される。「動物の発生についての最初の思索および味覚についてのある思索」と題されたテキスト[3]がそれであり，アダン・タヌリ版全集第 11 巻[4]の底本となった。したがって，今回翻訳したテキストはさかのぼると，この『遺稿集』に至ることになる。

デカルトがスウェーデンで客死した後，遺品整理の二日目にデカルトの友

---

1) Stephan Blankaart によるオランダ語訳については，Giulia Belgioioso e Jean-Robert Armogathe, Nota Introduttiva, in *René Descartes, Opere postume 1650–2009*, Milano, 2009, p. 933 を参照。
2) R. Descartes, *Opuscula posthuma, physica et mathematica*, Amsterdam, 1701.
3) *Primae cogitationes circa generationem animalium et nonnulla de saporibus*. この『遺稿集』では収録された論文ごとに頁がふられている。『動物発生論』は pp. 1–23, 『味覚論』は pp. 24–26.
4) AT. XI, 505–538 & 539–542. なお，B 版のテキストは，この AT 版のテキストをそのまま採用している。

人で同国駐在フランス大使だったシャニュが指揮して，残されていた自筆原稿の目録が作成された。その写本がストックホルム「遺稿目録」として伝わっている。『味覚論』への言及はないものの，『動物発生論』はその E 項に記載されている[5]。この「遺稿目録」からすれば，ここに訳出したテキストはデカルトが亡くなるまで手元においていた自筆原稿に基づくものだと推定される。

しかし，長い間，『動物発生論』はデカルトの手になるものなのか，テキストの真正性に疑いの目が向けられてきた。

たとえば，ヨーロッパでもっとも古い文芸科学論文誌『学芸雑誌』（*Journal des savants*）の記事である。1703 年 4 月 2 日月曜日付の同誌はデカルトの『遺稿集』を取り上げ，その内容を詳しく紹介した[6]。記事は，『遺稿集』の「動物発生論，読者への諸言」によりながら，『動物発生論』のテキストはある人物から託されたラテン語の手稿に基づいて作られたもので，編者たちによってオランダ語訳との完全な一致が確認されていると述べている。しかし，この記事では，同時に，バイエが『デカルト伝』でまとめたデカルトの未刊の草稿群に関する説明には『動物発生論』に該当する著作が見あたらないこと[7]，さらには心臓・脳・肺・肝臓の発生の順序をめぐる説明が『人体の記述』とは異なっていることも指摘されていた。「もしこの著作がデカルト氏のものだとすると，この哲学者はいつも同じ見解をもっていたわけではなかったことになる。なぜなら，『胎児形成論』[8]のなかで，最初に形成されるのは心臓であり，次が脳であり，肺と肝臓はその後になってはじめて発生するとしているのに対して，ここでは肺と肝臓がまず形成され，それが心臓や脳

---

[5] AT. X, 8. この「遺稿目録」については，所雄章「遺稿と写本と版本と」『知られざるデカルト』知泉書館，2008 年，pp. 263-292 参照。E 項については，p. 285 で触れられている。

[6] *Journal des Savants*, lundi 2 avril 1703, pp. 209-221.

[7] 『デカルト伝』第 2 部 7 巻 20 章。バイエはストックホルム「遺稿目録」に基づいてデカルトの手稿を調査したと思われるが，手稿について述べている部分には，『動物発生論』への言及はない（Adrien Baillet, *La vie de Monsieur Des-Cartes*, II, Paris, 1691, pp. 403ff.）。

[8] 『人体の記述』のこと。本書「解説Ⅲ」「解説Ⅴ」を参照。

や残りのすべての原理となるとしているからである」[9]。『学芸雑誌』は『動物発生論』がデカルト自身の手になるものであるかどうかは人々の判断に委ねるとしながらも、このテキストの真正性について大きな疑問符をつける形となった。

そうした疑念は、19世紀に入っても続いていた。『動物発生論』はヴィクトール・クーザンによってはじめてフランス語に訳され、1826年のクーザン版『デカルト全集』第11巻に収められた。しかし、クーザンはその仏訳「序文」のなかで、「この断章の真正性を退けるのを躊躇しない」とさえ述べている[10]。「原文は曖昧で不合理なところがあり、デカルトに帰すにはまったく値しない」[11]というのである。たしかに、『動物発生論』には他の著作と異なる説明だけではなく、内部的にも対立した記述が幾つも含まれている[12]。その意味では、クーザンの評は無理からぬところがあるというべきかもしれない。

ところが、フーシェ・ド・カレイユが1859年と1860年に2巻本の『デカルト未刊著作集』[13]を刊行するに至って、『動物発生論』はようやくデカルト本人のテキストであると認められることになった。この『未刊著作集』には、『解剖学摘要』[14]が含まれている。この断章群の元になったのは、1675

---

9) この『学芸雑誌』(p. 220) の記事の指摘は、AT. XI, 508-509（第 [9] 段落）を念頭に置いたものであろう。しかし、デカルトは第 [3] 段落（AT. XI, 506）では、「心臓が作られる以前にはまだ動物は存在しない」と述べ、心臓の後に脳が産出されるとし、さらに最初に「肺、肝臓、心臓が作られる」とも語っている。ともかく、『動物発生論』では発生の順序についての対立する説明が並存している。その点が、本文ですぐに触れるクーザンの「原文は曖昧で不合理」という評を生むことになる。

10) Cf. Victor Cousin, «Avant-propos», in Œuvres de Descartes publiées par Victor Cousin, 1826, Paris, t. 11, p. vi. 『動物発生論』のフランス語訳（*Première Pensées sur la génération des animaux*）は、同巻、pp. 377-422.

11) Cousin, *ibid*.

12) たとえば、訳注 37, 45 参照。

13) *Œuvres inédites de Descartes, d'après les manuscrits de Leibniz*, publiées par Foucher de Careil, 2 t., Paris, 1859-1860.

14) *Excerpta anatomica*, AT. XI, 543ff. このテキストの基になったのが、フーシェ・ド・カレイユによる『デカルト未刊著作集』*Œuvres inédites de Descartes,* 1859, t. 1, *Physiologica*, pp. 100-155；1860, t. 2, Manuscrits anatomiques, pp. 66-209 であった。

年と 1676 年にライプニッツとチルンハウスがパリのクレルスリエ邸で筆写したデカルト自身の手稿である。写本はハノーファーに残されている。フーシェ・ド・カレイユはそのラテン語原文に仏訳を付して刊行したのである。その『解剖学摘要』は従来知られていた『動物発生論』とほぼ完全に重複するテキストを含んでおり[15]、『動物発生論』の真正性の少なくとも一部を裏付けることになった。加えてクレルスリエなどの証言も見直され、現在では、1701 年の『遺稿集』のテキストはデカルト自身の手になる手稿の写本から作られたことに間違いないと考えられている[16]。

## 2. 『動物発生論』の執筆時期

『動物発生論』はようやく 19 世紀後半になって、デカルト自身のテキストであることが認められることとなった。しかし、テキストの真正性が承認されたからといって、クーザンが嘆いていた「曖昧さや不合理な点」が消えるわけではない。デカルトの手になるとはいっても、『動物発生論』は一貫した論考のはるか手前にある覚書の集積にすぎないように見える。扱われている論題は変転しており、お世辞にも読みやすいものとはいえない。そのこともあってか、『動物発生論』は、2000 年にヴァンサン・オカントによるテキスト校訂翻訳版が現れるまで、ほとんど研究の対象とされずにきた[17]。

---

15) たとえば、段落［76］、訳注 127 など参照。

16) Cf. Charles Adam, «Avertissement aux *Primae Cogitationes* circa Generationem...», AT. XI, 502–503. また、Jacques Roger, *Les sciences de la vie dans la pensée française du XVIII$^e$ siècle — La génération des animaux de Descartes à l'Encyclopédie*, Paris, 1993（1963）, p. 143, n. 230 はアダン以降も含めたテキストの真正性をめぐる議論の推移を簡潔に要約している。ただし、現在までのところ、『動物発生論』のテキスト自体も完全に確定されているといえるわけではない（Cf. Annie Bitbol-Hespériès, «Sur quelques errata dans les textes biomédicaux latins de Descartes, AT XI», Bulletin Cartésien XLIV, *Archives de Philosophie*, 2015, 78（1）, pp. 161–163）。

17) Descartes, *Ecrits physiologiques et médicaux*, Présentation, textes, traduction, notes et annexes de Vincent Aucante, Paris, 2000. 例外的に『人体の記述』とともに『動物発生論』の重要性を指摘し、その内容を検討していたのが、1963 年初版の Jacques Roger の上掲書（pp. 142–154）である。

デカルトが医学研究に関心をもち始めるのは，現在では旧来の解釈よりもかなり遅く，オランダに本格的に移住した1628年以後のことだと考えられている。デカルトはメルセンヌに宛てて，1629年12月18日付書簡で「私には他にしたいことがたくさんありすぎます。私は解剖学を学び始めたいのです」[18]と語り，翌年4月15日付書簡では「今は化学と解剖学をまとめて研究して」[19]いると書いている。おそらくは，1629年の年末からデカルトはヒポクラテスやガレノス，ヴェサリウス，ファブリキウスなどの著作に目を通すとともに，動物の解剖にも実際に手をそめ，『動物発生論』として集められる覚書を記し始めたのであろう[20]。ストックホルム「遺稿目録」からも推測できるように，デカルトには自分の書いたものを手元に残しておく習慣があった。『動物発生論』では本文後半に「1648年2月」[21]という言葉が出てくる。これは，執筆年代を示すと考えるのが自然である。少なくともその1648年に至るまで，動物の発生に関してかなりの期間にわたって書きためてきた断章が『動物発生論』という表題の下に集められていたと思われる[22]。

---

18) 『デカルト全書簡集』第一巻，小沢明也訳，知泉書館，2012年，p. 101：AT. I, 102. これは解剖学についての最初の言及である。
19) 『デカルト全書簡集』第一巻，曽我千亜紀訳，p. 129：AT. I, 137.
20) 1639年2月20日メルセンヌ宛書簡，「動物の神経，血管，骨，その他の部位の多様性と秩序は，自然が力学の法則に正確に従って振舞い，これらの法則を動物に与えたのは神であるということを想定しているかぎり，これらの部位を形成するために自然が十分でないということを，示すことはありません。実際，私はヴェサリウスやその他の人々が解剖学について書いたことを考察しただけではなく，さらに彼らが書いているものよりいっそう特殊で，さまざまな動物を自身で解剖することによって見いだした事柄を考察しました。これはこの11年ほどしばしば携わっている実践で，私より子細にそれを観察した医者はあまりいないと思われます。それでも私は，特にその形成について，自然の原因によって説明できないと思われる事例には出くわしたことがありません」(AT. II, 525：『デカルト全書簡集』第三巻，武田裕紀訳，知泉書館，2015年，p. 198)，参照。なお，「11年」というとき，デカルトは最初（1629年）と最後（1639年）の年を加えて数えることが多い（Cf. Annie Bitbol-Hespériès, Le principe de vie chez Descartes, Paris, 1990, p. 35, n. 5)。
21) ［79］段落，AT. XI, 537.
22) ただし，後述するように，『動物発生論』の大方の部分は，デカルトが解剖学に関心をもち始めた1629年末から，ハーヴィの血液循環説（William Harvey, Exercitatio de motu cordis et sanguinis in animalibus, 1628, Francofurti：『動物の心臓ならびに血

デカルトには「動物論」[23]という著作を執筆するこころづもりがあったことが、いくつかの書簡からうかがえる。たとえば、1632年6月メルセンヌ宛書簡には「私の『世界論』の中で、動物の発生がどのようなものかを記述するかどうかを一ヵ月前から迷っております。そして、結局、それは長い時間を要することになるので、そのことについては何も書かないことにしました」と述べられている[24]が、1645年10月のニューカッスル侯宛書簡でデカルトは「15年以上も前に執筆を開始した動物論」について語っており[25]、1648年4月の『ビュルマンとの対話』には「この冬に」「動物論」について仕事をしたという記述が出てくる[26]。しかし、集められていた断章を一貫した著作ないし著作の一部にまとめる作業は着手されることがなかった。ニューカッスル侯宛書簡でも述べられているように、『哲学原理』で予定されていた第5部「植物および動物について」と第6部「人間について」が書かれなかったのと同様に、必要な実験が欠けていたということだったのかもしれない。『人体の記述』でも動物の発生について説明するために「十分な実験」

---

の運動に関する解剖学的研究』暉峻義等訳、岩波文庫、1961年）を知る1632年末（Cf. メルセンヌ宛書簡1632年11月もしくは12月、AT. I, 263：『デカルト全書簡集』第一巻、久保田進一訳、p. 229）までの間を中心に書かれたと考えられる。

23）　なお、1637年12月4日ホイヘンス宛書簡には、「……今は『医学提要（un abrégé de médecine）』を書いています。そのある部分は書物から引き出し、ある部分は私の推論から引き出したものです」（AT. I, 649：『デカルト全書簡集』第二巻、山田弘明訳、知泉書館、2014年、p. 52）という記述が出てくるが、その『医学提要』の主題は老化であった。

24）　AT. I, 254：『デカルト全書簡集』第一巻、久保田進一訳、p. 221.

25）　AT. IV, 326：『デカルト全書簡集』第六巻、久保田進一訳、知泉書館、2015年、p. 346.

26）　「ビュルマンとの対話」（三宅徳嘉訳、『増補版 デカルト著作集』4、白水社、2001年、p. 379：AT. V, 171）。もちろん、ここに登場する「動物論」（traité des animaux: tractatus animalium）は直接的には『人体の記述』が念頭に置かれている可能性が高い（Cf. エリザベト宛書簡1645年10月6日、『デカルト全書簡集』第六巻、山田弘明訳、知泉書館、2015年、p. 353, AT. IV, 310；エリザベト宛書簡1648年1月31日、『デカルト全書簡集』第八巻、山田弘明訳、知泉書館、2016年、p. 6, AT. V, 112）。しかし、「人体の記述」にも見られるように、デカルトの「動物論」においては、動物の発生の記述が不可欠な位置を占めており、こうした書簡の記述も『動物発生論』とも密接に関連すると考える方が自然であろう。

がまだできていないと語られている[27]。ともかく，発生についての説明は一貫性を与えられることなく，それぞれの執筆時期で構想された覚書のままに残された。現存する『動物発生論』には相互に対立する記述が並立することになったのも，そのためであろう。

では，そうして残された『動物発生論』はどのような内容をもっているだろうか。まずデカルト以前の代表的な動物論を簡単に見ることから始めよう。

## 3. デカルト以前の動物発生論

動物の発生については，古代からさまざまな議論がある[28]。デカルトとの関連でまず問題となるのは，ヒポクラテスである。

ヒポクラテスは男性にも女性にも精液が存在すると考え，その両者が子宮内で混合されることによって妊娠が成立するとしていた。たとえば，「生殖について」では，次のような説明がされている。まず，妊娠が起こる場合，「子宮口が湿り気によって収縮したために，子宮が精液を受け入れ，閉まって内部に精液を保持する……そしてそこで男性からきた精液と女性からきた精液が混合する」[29]。そうした両性の精液には，ともに強性の男性的精液と弱性の女性的精液が含まれている。男女からくる精液が混合されて妊娠が成立する際，混合された精液で全体的に優勢なのが強性か弱性かによって，胎児の性別が決まる，つまり前者なら男性，後者なら女性となるのである[30]。

しかし，このヒポクラテス説は，アリストテレスによって否定される。ア

---

27) AT. XI, 252.
28) デカルト以前の発生論の流れを押さえておくことが必要であるとはいっても，そうした流れを十分に解きほぐすことは訳者の手にあまる。記述はデカルトとの関連でごく大雑把なものとならざるをえない。以下の17世紀に至る動物発生論の系譜については，特に中村禎里『血液循環の発見——ウィリアム・ハーヴィの生涯』岩波新書，1977年，第IX章「動物の発生」に負うところが大きい。また，関連する医学史については，川喜田愛郎『近代医学の史的基盤 上』岩波書店，1977年ならびに坂井建雄『人体観の歴史』岩波書店，2008年がとりわけ有益であった。
29) 「生殖について」，近藤均訳『ヒポクラテス全集』第2巻，エンタプライズ，1987年，p. 500.
30) 同上，p. 501.

リストテレスの『動物発生論』は雄も雌も精液を出すとする立場を全身から精液を出すとする説に帰着させ、詳しく論駁した[31]。そうしてアリストテレス自身は、いわゆる四原因説に立って、人間の場合、月経血が質料因、精液が始動因であると主張する[32]。雄の能動的な精液が動かすものとして材料（質料）としての雌の受動的な月経血に働きかけ、胚が成立し、動物が発生するのである[33]。

このアリストテレス説は、ガレノスの『自然の機能について』に引き継がれていく。その第1巻によると、精液ないし種子が子宮もしくは土にまかれると、一定の期間を経て、動植物のさまざまな部分が成立してくる。「自然は動物発生の最初の段階で」、「骨、軟骨、神経、膜、靱帯、静脈、その他これに類したすべてを」形成するのである。その際、自然は「発生的・質的変化的機能」を用いて、「月経血からこれら各々の部分を発生させたのである」[34]。

動物の発生についての研究は、その後、しばらく途絶え、復活するのは16世紀である。背景には解剖学の革新があった。ただし、発生の研究には古代と同じく、ニワトリの卵の形成過程の研究が重要な役割を果たした。デカルトが参照したファブリキウスの『卵とヒナの形成』[35]もその系譜に属す。デカルトの『動物発生論』は16世紀以降の発生研究の復興を受けて書かれたといえる。

---

31) アリストテレス『動物発生論』第1巻第17, 18章。
32) アリストテレス『形而上学』第8巻第4章, 1044a34-35.
33) たとえば、『動物発生論』第1巻第20, 21章。
34) ガレノス『自然の機能について』種山恭子訳, 第1巻第6章, 京都大学学術出版会, 1998年, pp. 17-18.
35) Fabricius d'Aquapendente, *De formatione ovi et pulli*, 1621, Padova. これには英訳と原本のファクシミリ版から成る *The embryological treatises of Heronymus Fabricius of Auapendente*, 2 vol., a facsimile edition, with an introduction, a translation, and a commentary by Howard B. Adelmann, New York, 1942がある。デカルトは、1646年11月2日付メルセンヌ宛書簡（AT. IV, 555；『デカルト全書簡集』第七巻, 長谷川暁人訳, 知泉書館, 2015年, p. 187）で, この著作を「15年以上も前に」, つまり解剖学に関心をもち始めた時期に読み、自らも卵を割ってヒナの形成過程を観察したことを述べている。

## 4. ガレノスの生理学説とデカルト

　デカルトの『動物発生論』では精液に関してもっとも古いヒポクラテス説が採用され，アリストテレス・ガレノス説は斥けられている。しかし，このことはデカルトの論述がアリストテレス・ガレノスから完全に離れているということを意味しない。むしろ，デカルトの『動物発生論』はいわゆるガレノス的な用語や概念に完全に基づいて展開されている。そのため，『動物発生論』を読むにはガレノスの生理学説の大枠を押さえておくことが不可欠となる。

　ここでは，坂井建雄『人体観の歴史』による解説を借りることにしよう。同書によると，ガレノスの生理学説は，「ヒポクラテスの体液説，プラトンの魂の三分説を柱に，静脈・動脈・神経という三種類の脈管，腹・胸・頭の主要な内臓の解剖所見を巧みに取り入れた，見事な体系」[36]を成すもので，「ハーヴィにかぎらず，近代医学がその出発に際してつき当たった強固な壁」[37]であった。そのガレノス説の根幹は「肝臓とそこから出る静脈，心臓とそこから出る動脈，脳とそこから出る神経に，三つの主要な役割を割り振る」ところにある。

> 　ガレノスによれば，肝臓は，胃と腸から受け取った栄養をもとに血液を製造し，静脈を通して全身に分配する。この静脈の血液は，濃厚で，濃密で，濁っており，身体の諸部分を作り上げる素材になる。これに対して動脈血は，より希薄で，軽くて，純粋で，生命的な精気を含んでいる。生命精気は，生命そのものと，生命に本質的なさまざまな過程を担う働きをする。心臓は，静脈血の成分の一部と，呼吸する空気とから動脈血を製造し，動脈を通して全身に送り届ける。脳は，おもに動脈を通して送られてきた生命精気をおもな素材にして，霊魂的な精気を製造し，神

---

36) 坂井建雄，上掲書，p. 35.
37) 川喜田愛郎，上掲書，p. 3.

経を通して全身に送り届ける。霊魂的な精気は，意識と感覚と運動の働きを担う[38]。

このように，ガレノスでは，肝臓を中心として静脈と右心が一つの系列，静脈系を作る。今日「肺動脈」と呼ばれる血管が「動脈性静脈」と呼ばれたのも，この静脈系に含まれているためである。そこを流れる血液には肝臓で「自然精気」（spiritus naturalis）が負荷されると考えられていた。他方，左心と動脈はもう一つの系列，動脈系を作る。この動脈系を流れる血液には「生命精気」（spiritus vitalis）が負荷されている。それは，気管から取り込まれた空気が肺で変化し始め，「静脈性動脈」つまり今日の「肺静脈」を通って左心に送られて，作られるとされた[39]。その「生命精気」がさらに脳において「霊魂精気」（spiritus animalis）へと生成され，神経系を介して脳から全身に送られる。そうして送られた「霊魂精気」が意識と感覚と運動を担うのである。

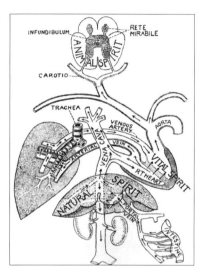

*Cambridge Illustrate History, Medicine*, 1996, Cambridge, p. 158.

この静脈系・動脈系・神経系を区別するガレノス説は，よく知られているように，心臓に生命の原理を求め，心臓を栄養だけではなく，精神作用の座と見なしたアリストテレス説を大きく修正する意味をもっていた。ただし，心臓を熱の機関として捉え，「生命原理としての熱」[40]を語るデカルトの立場

---

38) 坂井建雄，上掲書，pp. 34-35.
39) ちなみに，動脈（arteria）は「空気（アエール）を保持する」という意味のギリシア語に由来する。arteria aspera,「でこぼこな空気を保持する器官」は「気管」である。
40) 『情念論』第2部第107節。

はむしろアリストテレスに近いことには注意しておくべきであろう[41]。

とはいえ,デカルトの『動物発生論』がガレノス生理学に基づいて書かれたことは,本文の記述をみれば明らかである。たとえば,大動脈と空静脈(＝大静脈)に血液と精気を完全に区別して振り当てている『動物発生論』第[11]段落の説明である。そうした記述からすれば,デカルトの『動物発生論』はガレノス生理学の再確認にほかならないようにも見える。

しかし,こうした先行思想との類似性は,少なくともデカルトの側から見れば,アニー・ビトボル－エスペリエスのいう「用語上の遺物」[42]といった側面があることを見失ってはならないであろう。たとえば,ガレノスの生理学説でいう「霊魂精気」(spiritus animalis)は,デカルトの場合,『動物発生論』第[3]段落にも見られるように,肺に由来する同じ微細な粒子としてガレノスでは区別されていた「生命精気」と同一視されている。それは,微細か粗大かという点で区別されるものの,血液を構成しているのと本質的には変わらない物質粒子にほかならない。そのため,spiritus animales あるいは esprits animaux を「「動物精気」と訳すのは,ガレノスの原義からいうと誤訳であるが,デカルト説そのものからいえばむしろ適訳」[43]ということ

---

41) たとえば,アリストテレス『動物部分論』は「さて,心臓と肝臓はすべての動物に必要欠くべからざるものであって,心臓は熱の起源となるために(なぜなら,からだのどこかにかまどのようなものがあって,その中で自然に燃える種火を砦のように囲んで,よく保存する必要があるので),肝臓は〔食物の〕調理のために存在している」(670a22-25:『動物部分論』島崎三郎訳,『アリストテレス全集』8,岩波書店,1969年,p. 348)。ただし,ここで問題の熱についてはアリストテレスを起源とし,ガレノスによって整理されたものと考えることができる。その点も含め,デカルトと先行する諸思想との関係については,Annie Bitbol-Hespériès, Le principe de vie chez Descartes, 1990 が基本文献である。その第Ⅰ部 (pp. 42ff.) および第Ⅱ部 (pp. 55ff.) は,心臓の熱について,アリストテレスだけではなく,ヒポクラテス,ガレノス,トマス,ケプラーさらにはハーヴィなどとの対比を通して詳しく検討している。また,心臓の熱の理解に関して,同書 (p. 44, n. 5) はデカルトが 1638 年 2 月 15 日のプレンピウス宛書簡 (AT. I, 533:『デカルト全書簡集』第 2 巻,政井啓子・久保田進一訳,p. 103) で「権威」として認めたフェルネルの重要性についても触れている。

42) A. Bitbol-Hespériès, op. cit., p. 37.

43) 野田又夫,『情念論』訳注,『世界の名著 デカルト』中央公論社,1967 年,p. 419,注 1。なお,この点については,野田の訳注で触れられている 1643 年 6 月 19 日フォ

になる。また，デカルトは，『方法序説』第5部で血液循環を論じながら，「動脈性静脈」，「静脈性動脈」という名称はそれぞれ「動脈」，「静脈」なのだから「まちがった命名」であると認めている[44]。注意すべきは伝統的な用語を使いながら「デカルトが与えている機械論的説明」[45]である。「機械論」(mécanisme)，すなわちデカルトのいう「力学」の法則に正確に従って振る舞う自然[46]という枠組みのもとで，デカルトの医学論はもっとも早い時期から展開されているのである。

### 5. 『動物発生論』の概要

すでに述べたように，『動物発生論』には，同じ主題に関して異なる説明をしているところがいくつも見つかる。そのため，全体を一つのテキストとして読み通そうとしても難しく，クーザンならずとも，「曖昧で不合理」といいたくもなるのだった。しかし，その時その時で説明が異なる場合があるにせよ，動物の発生を論じる立場にはデカルト独自の一貫性，上に触れた「機械論的説明」という一貫性を認めることが可能である。

『動物発生論』の新たな校訂版を提示したオカントは，アダン・タヌリ版に見られる従来のテキストが執筆時期の異なる断章をバラバラに組み合わせて作られたものだと解釈し，主として説明内容と他の著作との関連性を基に，各断章を三つの時期に配分し直すことを提案している。執筆時期とされるのは，(1) 1630〜32年，(2) 1637年，(3) 1648年である。今回の翻訳で各段落に付した番号との関係を示せば，以下のようになる。

---

　ルスティウス宛書簡（AT. III, 687-688：『デカルト全書簡集』第五巻，吉田健太郎訳，知泉書館，2013年，pp. 292-293）の他，『人間論』（AT. XI, 129-130，『増補版 デカルト著作集』第4巻，伊東俊太郎・塩川徹也訳，白水社，2001年，p. 231）参照。
44) AT. VI, 47. ただし，『動物発生論』の記述の多くは，すぐ後でも触れるように，ハーヴィの血液循環説を知る以前に書かれたものであり，この『方法序説』に見られる「まちがった命名」という明確な認識にはデカルトはまだ至っていなかった可能性がある。
45) A. Bitbol-Hespériès, *op. cit.*, p. 37.
46) 注22に引用したメルセンヌ宛書簡，参照。

(1) 1630〜32年：［1］〜［24］，［37］〜［54］，［68］〜［76］，［83］
(2) 1637年：［25］〜［36］，［55］〜［67］，［77］・［78］
(3) 1648年：［79］〜［82］

オカントの再配列については議論の余地がないわけではない[47]。しかし，『動物発生論』全体の執筆時期がデカルトに解剖学への関心が兆し始めた時期から晩年に至るまでの長期間にわたるとするオカントの解釈は基本的に正しいように思われる[48]。ただし，オカントの再配列でも分かるように，執筆の中心はデカルトが解剖学に関心をもったもっとも早い時期にある。『動物発生論』の記述の多くが示すのは，いわば初発のデカルト医学の姿なのである。

もっとも早い時期に書かれたと目される冒頭の部分（［1］〜［24］）は動物の発生についてそれなりにまとまった論述となっている。ここでは『学芸雑誌』が『人体の記述』とは異なることを指摘していた説明，すなわち心臓は肺・肝臓が形成された後に形成されるという立場を中心に，動物の発生が論じられている[49]。

デカルトはまず動物の発生に精液・母胎（子宮）なしのものと精液・母胎（子宮）によるものの二種類を区別し，すべての動物に共通する特徴を論じることから始め，特殊なものへ説き及ぶという論述の方針を示す。

母胎なしの場合については，熱を原理として発生する二種類の粒子が肺と肝臓から心臓へ至り，生命が誕生し，さらに脳が産出される。動物の発生は，

---

47) たとえば，『動物発生論』注63参照。
48) 同様の見解はロジェが注18であげた著作ですでに示している（Roger, *op. cit.*, 143）。
49) A. ビトボル－エスペリエス女史は，近年，デカルトがハーヴィの血液循環説を知ることによって，デカルトにおける臓器の形成過程をめぐる見解が「肺・肝臓→心臓」という順から「心臓→肺・肝臓」という順へと変化していったという解釈を提示している。その解釈に従えば，『動物発生論』の多くの部分の執筆は，『人体の記述』さらには『方法序説』第5部の執筆に先立つことになる。この解釈は『動物発生論』を理解するうえできわめて明確な見通しを与えてくれるように思われる。

微細な粒子（生命精気ないし動物精気）と粗大な粒子（血液ないし生命体液）という大きさの異なる二種類の粒子の運動の結果にほかならない。デカルトによれば，動物を作るには，粒子の運動というかくもわずかなものしか必要がなく，そのため自然発生説も肯定されるのである。

　次の母胎による動物の発生については，精液を構成する粒子の運動によって説明される。デカルトは，ヒポクラテスにならって女性にも精液を認め，基本的に妊娠の成立について上に見たヒポクラテスの説明をそのまま採用している。デカルトによれば，精液が子宮に留まるには二種類の精液が必要なので，一人の親の精液だけでは動物は発生しない。それが，ヒポクラテス説採用の理由であった。子宮内に閉じ込められた精液は時間が経つと発酵し，母親の熱で煮られ，粒子が相互に細かく混じり合わされ，子宮の中央に集まり，精子の粒子から脳・脊髄・皮膚・四肢が生じる。ただし，両親の精液の強さに不均衡があると奇胎が生じる。しかし，精液が拮抗していながら，うまく混じり合っていれば，微細な粒子（動物精気）が静脈性動脈（＝肺静脈）の起点となる肺を作り，粗大な粒子（血液）が空静脈（＝大静脈）の起点となる肝臓を作る。このように，デカルトは，基本的にガレノスの体系に準拠し，粒子の循環について説明している。すなわち，大量の精気は脳から肺に集まり，静脈性動脈（＝肺静脈）を介して肝臓へ運ばれる。これに対して，血液は空静脈（＝大静脈）を介して肝臓へ集まり肺へと運ばれる。さらに，静脈性動脈と空静脈が出会うことで，心臓の実質が作られる。精気と血液は継続的な闘争によって心臓に生命の火をともした後，心臓から出て行こうとして，動脈性静脈（＝肺動脈）と大動脈を作り出す。動脈性静脈と大動脈は接合し，すぐに分離する。血液は栄養を送るために肺に向かい，精気は大動脈を通じて全身に行き渡る。さらに，精液が膨張を止めても，激しい勢いのついた精気と血液は心臓に集まり続ける。そのため，肝臓は消耗するので臍の穴をあけ，栄養を引き出す。他方，血液によって栄養を与えられる肺は消耗しない。母親の熱によって血液からきわめて微細な精気が生じるので胎児は微細な精気にあふれている。肺からあふれ出る空気によって気管・口・耳・鼻などの諸器官が形成される。

　このように，二種類の粒子，精気と血液の運動によって，動物の諸器官の

形成過程は説明される。ただし，精気と血液の違いは，ガレノスとの対比ですでに述べたように，それぞれを構成している粒子の大きさ，微細か粗大かという点にのみ求められた。精気と血液は実質としては血液であって，その点ではまったく違いはない。そこでは，たんなる物質と異なる性格をもつ霊魂といった概念は，生命の原理から完全に排除されている。とはいえ，諸器官の形成過程は，基本的にはガレノスの体系に従って，諸器官が肝臓，肺，脳をそれぞれ出発点とする系列として整理されていることにかわりはない。しかし，そこに読みとるべきはガレノスの体系をデカルトがどのような枠組みのもとに整理し，解釈しようと努めているかということであろう。

　たとえば，第［12］段落以降の説明である。第一に肝臓から脾臓・胆嚢・門脈，第二に臍の分泌物である水が尿膜管を通して下に下がり，膀胱を形成し，陰茎に穴を開ける。それを通して子どもは子宮内に尿を出す。第三に分泌物が空静脈（＝大静脈）から出て腎臓に向かい，腎臓から尿管を通って膀胱へ向かう。第四に，肺の分泌物が気管を膨張させ，心臓の分泌物が動脈性静脈（＝肺動脈）の中に入る。第五に，多様な脳の分泌物がさまざまな器官を形成する。すなわち，最初に中央の脳室から湿った気息が飛び出し，頬を膨らませ，次に食道から胃へ至り，胃を膨らませ，さらに十二指腸などの腸を作り，肛門に穴を開ける。続いて，脳下部ないし小脳から気息がでて両耳に穴を開ける。三番目に，脳の中央内部の脳室からゴムのような物質が分泌され，両目を開け，脳の前方からの分泌物が鼻の穴を開ける。その後に皮膚・肉・骨が分かれるが，骨は分化が進んだ後にはじめて硬くなり，膀胱の能力が限られているために，尿道括約筋が発生する。さらに，微細な体液の分離によって，まぶた・唇・処女膜が生じるし，体液の反対方向への運動によって，心臓弁をはじめ，血管の弁が形成され，同様に空気と気息の逆方向の運動によって，喉頭蓋は形成されるという。このように，ガレノスの体系に従って理解される各臓器，器官の形成過程が一貫した機械論（力学）的法則に基づく運動の展開として説明されるのである。

　また，デカルトは，粒子の性質の違いによって，諸器官の位置関係等も説明しようとしている。たとえば，大動脈と動脈性静脈（＝肺動脈）が横隔膜の上で合流するのは，粘っこい粒子が肝臓の実質を形成するので，さらさら

した粒子だけが肝臓から大動脈を通って出て行き，横隔膜を透過するのに対して，逆にさらさらした粒子の多い肺では精気は直ちに動脈性静脈から出て行かず，肺を膨張させ，大動脈に刺激されて動脈性静脈を出現させ，そこから出て行くので，合流するのは横隔膜の上になるというのである。なお，性別の決定については，胎児と母親の運動は共感関係にある胎児の母胎内での位置によって決まるという，ヒポクラテス以来の説明が採用されている。

　デカルトは心臓に生命の火がともされると，動物は存在し始めると述べ，その後の諸器官の形成過程を精液を構成している粒子の運動として語っている。その際，デカルトは生命の火は熱によって膨張する精液のみによってともされるが，精液がどのくらいの間膨張するかは事実の問題であって，理性的には決定できないと述べている（段落 [10]）。ここには，デカルトの記述がどのような立場から行われているかがはっきりと示されている。それは観察結果というよりも，ジャック・ロジェが「数学的胎児学」[50]と呼んだように，粒子の運動についての演繹的な記述を中心とするものなのである。

　次に，オカントが1637年に分類する断章が来る（[25]〜[36]）。ここでは，各組織・臓器の形成，特に心臓の形成について別種の説明が行われているからである。すなわち，心臓の形成は肺・肝臓の形成と少なくとも同時である[51]とされ，胎児の発生に，精液が膨張している肺・肝臓・心臓の形成期，精液の膨張がおさまった後の臍・脳・骨・四肢・肉・皮膚の形成期，臍帯を通して栄養が与えられ，門脈・脾臓・胆嚢が形成される時期の三つの時期が区別される。神経と血管の分布・配置は形成過程の順序によって決まり，身体全体の運動は心臓の運動によって動物精気が一定方向に運動する結果として説明される。なお，身体運動との関連で，人間以外の動物の運動は自然本性にとって都合が良いか悪いかという二要素のみによって決定されており，誤ることがないものの，動物には人間にとって容易なことができないという

---

50) Roger, *op. cit.*, p. 144.
51) 「同時」とする主張には，上の注51で触れた，動物の形成過程に関するデカルトの見解の変化における中間の過渡的段階を認めることができるかもしれない。

ことが起こるし，動物は物質的記憶はもつが，思惟はもたないというデカルトにとってはおなじみの主張も展開されている[52]。

　この後には，オカントが1630〜32年の最初期に分類した断章が来る（[37]〜[54]）。ここには，さまざまな話題をめぐる覚書に類するものが集められている。話題になるのは，カキや植虫類，動物の運動，発生の順序と臓器の配置との関係などであり，最後の段落ではひげが生える理由が論じられている。また段落[47]〜[50]では，古来議論の対象となってきた子宮内での胎児の尿と便についての見解が示され，性別の発生について上に見たのとは異なる説明もされている。それによると，子宮内の胎児は尿と便を作り，それを栄養とする。多くの尿と便が恥骨に集まり，皮膚を膨らませ，貫通することで肛門から陰部にかけての裂と，二つに分かれた脚を形成する。その際，生殖器を形成する気息と尿の性質の違いによって，男性・女性・両性具有者の別が生じるというのである。さらに血液循環についても語られている。すなわち，心臓の運動は血液と精気が空静脈（＝大静脈）と静脈性動脈（＝肺静脈）を通じて心臓内に入り，燃え上がり，希薄化すると心臓と動脈・動脈性静脈（＝肺動脈）が膨張する。沸騰が収まると動脈の弁が引っ込み，空静脈と静脈性動脈から血液と精気が入るというサイクルを繰り返すことによるのであり，心耳〔＝心房〕は空静脈と静脈性動脈の弁が閉じると満たされるので，その運動は心臓の運動とは逆になるとされる。

　段落[55]から[67]までは，気息は尿よりも乾燥しているので腸は背骨に，膀胱は腹部に向き合うことを述べる。オカントによると，これはまた1637年の断章となる。ここでは各臓器・組織の発生が心臓発生後に生じる過程として説明されているからである。
　その後の[68]段落から[76]段落までは，また最初期の1630〜32年の断章である。上の段落[47]〜[50]に続く議論と見なしうるからである。そこでは，まず，胎便をめぐるガレノス説がヒポクラテスの正しい見解を無

---

[52]　『動物発生論』注62，参照。

視した奇怪なものだされ，胎児は羊膜の内部に最初に放出された分泌物を食べると主張される。ついで，血管と神経の配置から始めて，性別の発生理由などが説明され，植物と動物の違いがそれぞれを形成する物質粒子の運動の違いに帰着させられている。この最後の［76］段落には，自然現象を生物発生に至るまで運動法則によって連続的に説明しようというデカルトの構想がどのようなものであったのかがよく示されていて，興味深い。

最後に『動物発生論』末尾の段落［77］から段落［83］は多様な話題を扱っており，執筆時期も多岐にわたる。段落［77］は，オカントによれば 1637 年の断章であり，食事と体温との関係を語り，段落［78］は血液の主要な四種類の粒子について述べる。次の「1648 年 2 月」という日付をもつ断章（［79］〜［82］）では，胎児の四肢は唯一の精液によって作られ始め，その後に血液が臍帯を通して流れ込み，動脈は運動法則のみに従って進むのに対して，静脈は動脈に制約を受けるとされるとともに，肝臓が左側に傾いていることで，脂肪静脈（＝副腎静脈）と汲尽静脈（＝腎静脈）の出る位置が決定されると述べられている。また，当時大きな関心事となっていた想像の役割をめぐって，母親の考えたことが胎児に刻印されるのは母親と胎児の身体の対応関係によるとされている。最後の［83］段落は，オカントによれば，これは最初期の 1630〜32 年の断章で，人間には心臓・脳・胃の三つの炉に火がともされていると述べている。

以上が『動物発生論』の概要である。それは，全体的に，ガレノスの体系の数学的胎児学あるいは機械論による言い直しの試みと見ることができる。そこにデカルト医学の初発の姿がある。

### 6.『味覚論』

『味覚論』は，1701 年の『遺稿集』に見られるように，『動物発生論』とワンセットで考えられてきた論考である。味覚の違いを「舌の神経をさまざまな仕方で刺激する粒子の違いに即応して」説明しようとする小論が，デカ

ルト初の医学論ともいえる『動物発生論』に付されているのは，今日の目からすると，不思議に思われるかもしれない。しかし，当時の医学論では，薬理学との関連で味覚論は重要な位置を占めており，フェルネルやパレなどもかなり詳細な味覚論を展開している。その意味では，デカルトの『味覚論』が『動物発生論』に付されていることはなんら不思議ではない。実際，『味覚論』には，第[2]段落に見られるように，当時の薬用植物や薬剤，また「蒸留」といった薬の精製方法などの例が頻出している。また，その第[2]段落末尾で言及されている「化学者たち」とは，『味覚論』の注8でも触れたように，薬の調剤士を指すと考えられる。

すでに触れたように解剖学への関心をもち始めたデカルトは，1630年4月にメルセンヌに宛てて「今は化学と解剖学をまとめて研究して」いると書いていた。その「化学」研究の一端を示すのがこの『味覚論』であり，「解剖学」研究の後に付されたと思われる。

さて，『味覚論』で提出されている粒子の規定を見ると，その注7でも指摘したように，デカルトの『気象学』とのいちじるしい類似が見られる。この短い覚書にも，感覚的な相違を粒子の物質的形態の違いによって説明しようとするデカルトの立場は一貫している。

デカルトは1632年11月または12月のメルセンヌ宛書簡で「私の『世界論』では，人間について，考えていたよりも少し多くのことを語るつもりです。というのも，私は人間の主要な機能をすべて説明しようと試みているからです。生命に属している機能（たとえば肉の消化・脈拍・栄養の配分など）と五感については，すでに叙述しました」[53]と述べている。デカルトでは，人間についての生理学的記述は五感にも及ぶものとして構想されていた。その点からすると，『味覚論』という小論が『動物発生論』に付されている形になっていることは，たんに当時の医学論の伝統に基づくというだけではなく，デカルト自身の自然学の構想全体からしてもうなずけるように思われる。

---

53) AT. I, 263：『デカルト全書簡集』第一巻，久保田進一訳，p. 228.

## 7.『動物発生論』の意義

『動物発生論』は，断章が書かれた時期による細部の違いはあるものの（それは場合によっては内容的には大きな違いだともいえるが），全体的には熱を原動力とする粒子の運動によって動物の発生を説明しようとする立場で一貫している。ロジェのいう「数学的胎児学」である。それによると，男女にともに認められた精液が混じり合い，母胎の熱によって希薄化と発酵が起こり，粒子の運動が生まれ，諸器官が形成されていく。ただし，『動物発生論』の記述の多くはガレノスの生理学体系をそのまま引き継ぐ形で行われており，ハーヴィ以後の近代生理学的な枠組みに直結するとはいいがたい。基本的な議論の方向，その枠組みはすでに定まってはいたが，初発のデカルト医学論はいわば伝統的な中身の多くをそのまま引きずっていた。『動物発生論』の多くは，「疑いもなく近代医学の進水式にもたとえられる」[54]ハーヴィの血液循環説を読んだ後の『方法序説』などの記述以前のデカルトの医学論，その出発点を示すものなのである。

デカルトは，『動物発生論』で，そうした立場から性別の違いの発生について述べた（段落［50］）後，次のように述べている。

> 人間の生殖といったかくも重要なことがらがこれほど軽い原因によって生じるとするのは馬鹿げていると，眉をしかめて言う人がいるのではないかと私は懸念している。だがしかし，自然の永遠なる法則よりも重い原因として何を望むというのだろうか。ひょっとしたら，なんらかの「精神」によって生み出されるということだろうか。だが，いかなる精神によってなのか。それとも，直接神によってなのか。だとすれば，どうして時に怪物が生じるのか。それとも，かの最高に知恵のある自然によってなのか。だがそんな自然など，人間の思惟の愚かさを起源としているものにほかならないのではないか。　　　　　　　　　　（段落［51］）

---

54)　川喜田，上掲書，p. 3（傍点は原文）。

このテキストには，当時支配的であった生殖についての説明に対する批判とともに，動物の発生を論じるデカルト自身の立場が如実に示されている。それは動物の発生を軽い原因から出発してその結果を示そうとする試みにほかならない。しかし，この試みが完成されることはなかった。

　上の第2節で「この冬に」「動物論」について仕事をしたという記述が出てくることを紹介した1648年4月の『ビュルマンとの対話』は，次のように述べている。

> そればかりか，この冬に仕事をした『動物論』でも，つぎのことに気づきました。すなわち動物の機能だけを説明しようとしたときでも，卵からの動物の形成を説明する必要があり，そうしないと動物の諸機能もほとんど説明できないことを見ましたし，卵からの動物の形成は彼〔デカルト〕の諸原理から帰結し，目，鼻，脳などがなぜあるかという理由を与えることができるようになるのに気づきました。そして事物の本性は彼の諸原理から構成されていて，他の仕方ではありえないようになっていることを完全に見抜きました。これらすべてのことをそれほど広範囲に追求しようとは思わなかったので，その「論文」を書くのをやめてしまいました。しかし世界について得たそれらのわずかな思索をこれ以上ない喜びをもって回想し，もっとも高く評価し，それ以外の材料のどんな他の思索とも取り換えようとは思わないと彼は告白しています[55]。

　ここには，動物発生論が動物の諸機能を説明するために不可欠であるという見通しが語られている。デカルトの動物論は発生論をまって完成するのである。しかし，デカルトは発生論の完成は十分な実験なしには不可能であるとも考えていた。それは「すべてのことを広範囲に追究する」という果てしのない仕事を引き受けることを意味した。デカルトの『動物発生論』はそうした仕事への準備として書かれたものであったと考えられる。それゆえ，未

---

55) AT. V, 171：『増補版 デカルト著作集』4, 三宅徳嘉訳, p. 379.

完のままに留まらざるをえなかったのである[56]。

---

56) 『動物発生論』『味覚論』の訳出過程について付言しておく。今回の翻訳は，まず香川が訳と注釈を準備し，次に主に解剖学的な観点から竹田が点検し，それを再度香川が訳・注ともに全面的に見直した。さらに，その後，2015年9月に来日されたアニー・ビトボル-エスペリエス女史から『動物発生論』『味覚論』について細部にわたるご教示を親しく得ることができた。それによって，訳・注の全体をさらに精査することとなった。今回の訳出に関しては，最終的に同女史に負うところがきわめて大きい。深く感謝したい。なお，女史は現在ガリマールから刊行中の新しいデカルト全集で『動物発生論』『味覚論』も含め，デカルトの医学関係の論考の校訂・翻訳・注解を担当されており，間もなく刊行予定である（*Descartes*, Ed. Gallimard, Paris, vol. II, collection Tel, *Œuvres complètes*, sous la direction de Jean-Marie Beyssade et Denis Kambouchner）。そこでは，1990年の *Le principe de vie chez Descartes* で展開されたデカルトとハーヴィとの対比，相違点の抉剔から一歩進め，デカルト医学論の展開におけるハーヴィの果たした決定的な役割を強調するビトボル女史の新たな解釈が示されるはずである。

# III

# 『人体の記述』解題

山田弘明

## 1. 『人体の記述』の執筆

『人体の記述』（*La description du corps humain*）は1647-48年に執筆されたと推定される著作で、デカルトのこれまでの生理学・解剖学研究の集大成と言ってよいものである。『情念論』は1646年にはほぼ書き終えられているので、これが論文としては最後のものである。量的にはAT版で63ページあり、『方法序説』より少し短い。ただ、未完であり、他の著作ほどテキスト的に整然としていない。そのせいか生前には公表されなかった。

ストックホルムでデカルトの死後、作成された「遺稿目録」*Inventaire* の項目Gに、「『人体の記述』と題する論文」（AT. X, 9）の記載がある。これが本論の原本であることはまず間違いない。その現物を持っていたクレルスリエは、これをもとにして『人間論および胎児形成論』[1]を出版した（本書「序」参照）。そのタイトルが示すように、第一部は『人間論』で、第二部が本論である。二つの論は共通部分や連続しているところが多く、二部構成としたのはあながち理由のないことではない。だが二つは本来、書かれた時期も異なる独立した著作である。『人間論』（1633年執筆）のラテン語版は1662年に世に出ているが、フランス語のオリジナルはこれが初出である。クレルスリエは『人体の記述』についても、デカルトの自筆原稿からテキストを構成している。ただ、その副題（「精神に依存するその全機能と、まっ

---

1) *L'homme de René Descartes et un traité de la formation du fœtus du même auteur*, Paris, 1664.

たく依存しない機能についての記述。そしてまた，その四肢形成の主要な原因」）とは異なり，書物のタイトルを「胎児形成論」としているのは，やや限定的にすぎるであろう。本論の前半では人間身体の機能として，心臓，血液の運動，栄養が話題になり，後半では胎児の形成だけでなく「動物の形成」一般が論じられているからである。

　デカルトは，なぜこのようなものを晩年になって書き残したのであろうか。それは老境の遊(すさ)びごとなどではまったくない。そもそも彼は，オランダに行ってから一貫して医学に深い関心を示し，解剖学を自ら実践していた。医学の観点から最終的に人間について書きたかったようである。しかしそれは容易なことではなかった。『哲学原理』（1644 年——その仏訳序文で，医学が哲学という樹の果実の一つとされているのは有名である）では，当初予定されていた第五部「動物および植物の状態について」と第六部「人間の本性について」は，必要な実験の不足のために断念されることになった。本論が第五部の草稿であった可能性もあるだろう[2]。いずれにせよ『人体の記述』は，その欠を少しでも補うためにも，これまで書いてきたものを基礎にして，準備されたと思われる。その根拠はエリザベト宛書簡 1648 年 1 月 31 日である。彼は言っている。

　　私はいま別の著作を執筆中です。……それは動物と人間の機能の記述です。殿下には 12，3 年前に下書きしたものをご覧いただきましたが，それをきちんと書き改めねばならないと思っています。……私はすこし冒険をして，動物がその起源のはじまりからいかにして形成されたかを，そこで説明してみたいとさえ思っています。……私が申しますのは，一般的に動物のことです。特殊的に人間については，そのための多くの実験を欠いておりますので，あえてそれを企てることをしないからです。
　　　　　　　　　　　　（AT. V, 112.『デカルト全書簡集』第八巻, pp. 5-6）

---

2）　S. Gaukroger (ed.), *Descartes: The World and Other Writings*, Cambridge, 1998, p. xxix.

「別の著作」とは明らかに『人体の記述』のことを指している。「下書き」とは1630年頃から書き始められた『動物発生論』や『解剖学摘要』であった可能性があろう。「冒険をして」という言い方が示しているように，そこには一歩進めた新しい挑戦，たとえば胚種（精液）からの動物の形成がある。しかし人間についてはやはり書けないのである。「人間ではなく動物一般」ということは本論66節（AT. XI, 277）でも言われている。デカルトの筆は動物一般には及んでも，人間という特殊にまでは及ばない。「実験が不足なので」と彼は口癖のように言っている。実際，当時としても人体を標本として「実験」することは，医学部教授でもない一般人には困難であったであろう。あるいは，人間については医学的に解明されてもなお検証を要することが多く，容易に近づくことが許されない聖域だったのかもしれない。本論が未完であるということは，人体は「記述」し尽くせないというメッセージとも読める。人間に関してデカルトにできたことは，『情念論』（1649年）が示しているように，人体の生理学的分析をもとにして身体と精神との関係を語る，つまり人間の情念を語ることだけであった。要するに，本論は『動物発生論』（1630年〜），『解剖学摘要』（1630年〜），『人間論』（1633年），『方法序説』（1637年）……と続く，医学研究の総決算の試みであると思われる。この書が，デカルトの終生の関心が人間の生理学的研究であったことを示しているという示唆[3]は，今でも正しいと思われる。

## 2．その内容

本論の内容はどのようなものか。その構成は次のようになっている。

1　序文
2　心臓および血液の運動について
3　栄養について
4　胚種において形成される部分について

---

3)　澤瀉久敬編『世界の大思想・デカルト』河出書房新社, 1965年, p. 448.

5　固体部分の形成について

　第一部「序文」では本論の概要が語られる。自己自身を知ることが医学においても有益であり，精神の機能（思考のはたらき）と身体の機能（機械的な運動）とを峻別すべきである。そして心臓の熱が人体という「機械」を動かす原理である。静脈から来た血液は心臓で熱せられて希薄になり，動脈を通して全身に養分を運ぶ。血液の粒子は動物精気となって筋肉を膨らませ，全四肢を動かす，と説明される。ここにはデカルトの医学の基本原理がコンパクトな形にまとめられていると言えよう。
　第二部の前半では，心臓の機能と血液の運動とが論じられる。たとえば心臓の拍動については，血液の滴が心室に落ちて希薄な血液と混じり合い，酵母のようになって熱せられて膨張する。その結果，血液は動脈へと押し寄せ，この運動によって心臓は拍動する，と説明される。その他，心室，動脈性静脈，静脈性動脈，弁膜，心房，大静脈，肺の機能，脈管の口，大動脈，血液循環などが論じられる。後半では，ハーヴィへの批判が展開される。すなわち，たしかに彼は血液循環を成功裏に見出したが，心臓がなぜ運動するかの説明（心筋による収縮と弛緩）については，なお隠れた「能力」を想定しているとする。これに対してデカルトは，それは心臓の熱による血液の膨張・希薄化によって機械的に説明できるとするのである。
　第三部の主題は栄養である。養分は動脈を通って身体全体に運ばれるが，同時に血液の小粒子も身体に入る。身体の流体部分（血液，体液，精気）と，固体部分（骨，肉，神経，被膜）との違いは，後者を構成する微粒子の動きが前者のそれよりも遅いというだけである。そこから若さや老いなどが説明される。これらの粒子は，血管皮膜の小孔の大きさと形，血流における粒子の位置関係の二つによって，特定の身体の場所に行き栄養を与える。血液の粒子のうちで十分に小さいものは動物精気を構成して脳に行く。
　第四部はクレルスリエによれば余談ないし脱線であるが，本論の最も特徴的な部分であろう。胚種（精液）から，いかにして胎児の心臓，肺，脳などの器官が形成されるかが「冒険」的に述べられている。すなわち，はじめに両性の体液の混合から動物の精液が生じる。精液の微粒子は，体液が酵母の

はたらきをして熱を有し,それによってある微粒子を特定の場所に集めて膨張させる。ここから心臓が形成され,拍動がはじまる。熱によって希薄化された血液は微粒子となって脳の位置にまで上るが,そこで精液の粒子から抵抗を受け,心臓へ下る途上で脊柱,大動脈,大静脈が形成される。心臓においてはまず左心室があり,血液はそこに入る以前に膨張して右心室ができるが,それは容易に膨張する「空気的」な微粒子によってである。右心室から出た血液の空気的な微粒子がそこに留まることから,肺が形成される。他方,左心室から出た血液のうちで最も微細な粒子(精気)は脳を形成するが,精気が抵抗を受けると,そのさまざまな様態に応じて感覚器官や神経などが形成されることになる。以下,デカルトはこの微粒子説によって,動脈と静脈との違い,三角形の脈管,松果腺(コナリウム),頸動脈,精巣静脈,乳房と腹壁などを論じている。

第五部では,身体の流体的部分から,いかにして固体部分(とくに心臓と被膜)が形成されるかが記されている。すなわち,固体部分を形成するのは,血液の微粒子のうちでも結合されやすい微粒子であるが,それが導管の表面で静止するとき被膜が形成される。それら粒子の結合から細糸が形成され,その細糸からすべての固体部分が構成される。胚種(精液)をよく知ることから,人間の四肢の形と構造のすべてが数学的な根拠によって引き出されるであろうが,ここでは動物一般についてのみ話をかぎる。以下,心臓の増大,心臓の線維の形成,弁膜の生成(心臓の線維から機械学の規則によって構成される),心臓の熱と運動(微粒子の動揺),形と硬さ,心膜,身体の表面などが論じられて終わる。

以上の五つの部分は必ずしも首尾一貫していない。第一・第二・第三部と第四・第五部とは話題が連続しておらず(執筆時期も異なると考えられ),オカントなどはその不連続は出自(つまり「著作目録」の配列)の違いによると推測している[4]。内容的に第一・第二・第三部は,心臓,血液,栄養という主題の下に『人間論』(この時点で未出版)の記述を更新したものと考えられる。人体の機能についての記述は『人間論』に劣らず詳しい。しかし,

---

4) V. Aucante (éd.), *Descartes, Ecrits physiologiques et médicaux*, Paris, 2000, p. 5. note.

注目すべきはハーヴィへの批判が最も詳しく述べられている点であろう。ハーヴィへの言及は，メルセンヌ宛書簡（1632年）にはじまり，『方法序説』（1637年），プレンピウス宛書簡（1638年），メルセンヌ宛書簡（1639年）などに見られる。だが，デカルトが彼の功績を認めながらも，どういう点を批判したかの全容は，本論によってはじめて明らかにされるだろう。

　執筆時期について特定はできないが，内容の違いから見て，第一・第二・第三部は第四・第五部と同時期ではなく，少し早いだろうと推測されるのみである。メナールは第三部までは1636年の作であろうとする[5]。しかし第三部には『哲学原理』（1644年）への言及（AT. XI, 248）があるので，この説はとうてい支持できないだろう。第四・第五部は，胚種（精液）からの身体器官の形成という発生論的な視点で書かれており，それが本論を特色あるものとしている。これより以前に書かれた『動物発生論』と重なる点が多い。その執筆時期は，上に引いたエリザベト書簡からすれば1648年であることは間違いない。さらに『ビュルマンとの対話』もそれを確証している。「私がこの冬に書いた『動物論』Animalis Tractatus では，動物の機能だけを説明するにしても，卵からの動物の形成を説明する必要があると気づいた」（AT. V, 170–171）と言う場合の日付は1648年4月16日であり，「動物の形成」とは第四部に対応するからである。だが，これは書き下ろしではなく，既述のように「12, 3年前に下書きされた」（AT. V, 112）ものを素材としている。この「下書き」が何を指すかは明確ではないが，逆算すると1635〜36年に書かれたものということになる。他方，「動物の本性についてかつて私が草した論文」[6]とか，「15年以上も前に私が書き始めた動物論 Traité des animaux」[7]という記述がある。これらの論文は，AT版が指示しているように，「彼（レギウス）の師（デカルト）が最近，動物の本性についてなした

---

5)　P. Mesnard, «L'esprit de la physiologie de Descartes», in *Archives de Philosophie*, Paris, 1937, p. 191.
6)　エリザベト宛書簡 1645年10月6日（AT. IV, 310），『デカルト全書簡集』第六巻，p. 353.
7)　ニューカッスル侯宛書簡 1645年10月（AT. IV, 326），同『書簡集』，p. 346.

新しい観察」[8]を指していると読める。それを「下書き」と見て逆算すれば，筆下しは1630年以前ということになる。決定的なことは分からないのだが，大体において1629～36年の間に草されたノートが基礎になっていると言える。その間のノートでわれわれに伝えられているのは『動物発生論』『解剖学摘要』だけなので，上述のようにこれらが第四部・第五部の元になっている可能性が高いと解釈できる。アルキエはこの解釈をとっている[9]。要するに，1) 1629～36年に書いた最初の手稿があり，2) 1645年にそれを新たに実験などを踏まえて書き改め，3) さらに1648年に最終的にまとめたものが本論，ということになろうか。

## 3. その特色

本論の特色は，既述のように，ハーヴィへの詳しい批判があり，胚種（精液）からの動物の発生に関してより踏み込んだ新しい考察がなされていることである。この部分が本論のハイライトとも言えよう。現代医学のレベルから見れば，その内容はもとより「古い医術」に属するものであり，多くの誤りを含むことは否定できない。デカルトが手にとって学んだ解剖書は，16世紀中葉のヴェサリウス，17世紀はじめに活躍したファブリキウス，とりわけボアンであった。かれらがガレノス以来の古代医学を打ち破ったとは言え，当然そこには旧式な発生論という限界があった。ただ，デカルトがかれらと違う点は，人間身体を機械とみなし，身体器官の発生，構造，機能をもっぱら微粒子の運動から，「機械学の規則」(AT. XI, 279)にしたがい「まったく数学的な根拠をもって」(AT. XI, 277)説明しようとしたことであろう。アリストテレス・スコラの「隠れた能力」というものをすべて払拭し，人体の機械論的な説明に徹するのである（本論「序文」を参照）。たとえば，心臓の運動の説明に関して，われわれはハーヴィの方が医学的に正しいこと

---

8) トビアス・アンドレアエ宛書簡1645年7月16日（AT. IV, 247），同『書簡集』, p. 298.
9) F. Alquié (éd.), Œuvres philosophiques de Descartes, Paris, 1973, tome, III, p. 614.

を知っているが，運動の原因に関してハーヴィは隠れた性質を前提しているとするデカルトの主張には，なお耳を傾けるべきものがあろう。デカルトの議論は医学的には間違いを含んでいても，一つの機械論的な原理によって，人体の全機能をその発生にさかのぼって説明しようとした斬新さは評価されてよいであろう。およそデカルトは，ものごとの起源を究めたいという関心から『世界論』などで微粒子の運動による宇宙の生成発展を論じた。同じ関心を生物に向けると，それは発生の問題になる。宇宙を支配している同じ機械的・物理的法則が，人体にもそのまま当てはまるということを彼は言いたかったのであろう。本論は，こうした機械論的な観点に立つ医学の構想であるとともに，その背景として，心身の機能の相違を医学的によく知ることが病気の治療や予防になるという基本原理を述べたものとして，特徴づけられるであろう。

最後に本論の「人体」というタイトルに注目しておきたい。この時期のデカルトは精神や神ではなく，もっぱら身体の医学的なメカニズムに関心を寄せている。身体の存在を疑った「第一省察」のデカルトとはかなりの距離があり，むしろ，身体を機械と見なした「第六省察」(AT. VII, 84)につながるものであろう。デカルトがここで書き残しておきたかった主題は，心身の合一した人間が持つ身体そのもの（人体）であろう。彼の哲学の終極の目的は，精神だけでなく身体を併せ持った「真の人間」の科学的解明であり，これが長年取り組みたかった一番の問題であったかもしれない。とすれば，ここにデカルトの本領が発揮されていることになろう。われわれは本書において，形而上学という天使的な理論から，人体の機能と生成という地上の学問に下りてきたデカルトの姿を見るのである。

なお，『人体の記述』の訳注で参考にした主な文献は，年代順に次の通りである。

W. Harvey, *Exercitatio anatomica de motu cordis et sanguinis in animalibus*, Frankfurt, 1628（『動物の心臓ならびに血液の運動に関する解剖学的研究』暉峻義等訳，岩波文庫，1961年）.

H. Dreyfus-Le Foyer, «Les conceptions médicales de Descartes», in *Revue* de *Métaphysique et de Morale*, Paris, 1937.

近藤洋逸『デカルトの自然像』(岩波書店, 1959年).

S. S. de Sacy avec G. Rodis-Lewis (éd), *Œuvres de Descartes,* Tome II, Paris, 1966.

Th. S. Hall (ed.), *Treatise of Man: René Descartes*, Cambridge, Massachusetts, 1972.

A. Bitbol-Hespériès, *Le Principe de vie chez Descartes,* Paris, 1990.

— (éd.), *René Descartes, Le Monde, L'homme*, Paris, 1996.

— "Cartesian Physiology," in Gaukroger (ed), *Descartes' Natural Philosophy*, London & New York, 2000.

V. Aucante (éd.), *Descartes, Ecrits physiologiques et médicaux*, Paris, 2000.

— *La philosophie médicale de Descartes*, Paris, 2006.

G. Caps, *Les «médecins cartésiens», Héritage et diffusion du la représentation mécaniste du corps humain (1646–1696)*, Hildesheim, 2010.

# IV

# 解剖用語の歴史から見たデカルト
襲用と独自性

澤井 直

## 1. はじめに——デカルトの観察の独自性への疑問

　デカルトの『解剖学摘要』は，デカルトが解剖を行って観察した記録を含んでいる。観察対象は四足獣の成体，胎児，ニワトリの卵などであり，観察した結果を文章で記し，簡素な模式図を一部に加えている。『解剖学摘要』本文中でも「私は見た」（vidi），「私は観察した」（observavi），「見られた」（videbatur）などの表現が多用され，観察した結果の記録として後から書き留めたことが窺える。

　『解剖学摘要』はどのような性質の観察記録だったのだろうか。哲学，数学，物理学，生理学などにおいて独創性の高い成果を残したデカルトは，解剖においても何か新たな発見を残したのだろうか。それとも独自のものを含まない，つまり他者が提出した知識を確認するための解剖・観察にすぎず，生理学について考察するための準備を行っただけなのだろうか。

　デカルトの解剖・観察が，まったく独自のものではないことを示す例を，『解剖学摘要』の中に見いだせる。

　デカルトは卵を割ってニワトリのヒナの形成過程を観察したと記しているが，ニワトリのヒナが卵のどこから生じ始めるのかという，発生の原基についての見解は，他者から引き写したものだった[1]。

---

1) 現在も入手可能な発生学の通史の代表として，J. Needham, *A history of embryology*, Cambridge, 2015（初版1934）を参照。

デカルトは卵黄の表面に付着しているカラザから四肢が作られていくと考えた。まず6個の卵を割って観察し,「6番目の卵においてはそのような区分はまったくなく, おそらく, 5つの卵においてはカラザが2つ, こちらの〔6番目の〕方は1つだけだったからだろう」(AT. XI, 614) と述べ, カラザの数を確認する。その後の卵黄と卵白の変化とヒナの形成過程を観察し,「このため, 私は卵白に動物精気が広がっていると判断した。そして, その卵白において, 四足動物の胚種におけるように, はじめに四肢が, 少なくとも最初はそのカラザで, それから残りの部分で少しずつ, その最後の部分として, すべてのうちの最後に臍の周囲の皮膚ができるまで, 形成されていく」(AT. XI, 616) と記述する。

デカルトはカラザから形成されていく過程を記述していない。またカラザを発生の原基と結論する推論の道筋も明示していない。

さらにこの記述に関してデカルトは他の解剖学者の名前や解剖学書の名を一切挙げない。『解剖学摘要』に限らず, 他者への言及が少ないことはデカルトの全般的な傾向であるが, カラザを発生原基とする理論を提唱した人物は特定できる。パドヴァ大学の解剖学者ヒエロニュムス・ファブリキウスである。

16世紀後半から17世紀初頭にかけてパドヴァ大学で教えたファブリキウスは当時最も有名な解剖学者の一人であり, 静脈弁の詳細な記載で知られ, ウィリアム・ハーヴィ(William Harvey, 1578–1657)の血液循環の先駆けとして言及されることが多い。またファブリキウスの下には最新の解剖学を学ぶために各国から生徒が集まった。血液循環の提唱者ハーヴィもその一人である。発生学においても重要な2冊の著作『形成中の胚について』(*De formato foetu*, 1600)と『卵とヒナの形成について』(*De formatione ovi et pulli*, 1621)を著している。両著は正確な観察記録と観察に基づく発生理論を提示し, 同時代の代表的な発生学書だった。前者はニワトリ, ヒト, ヒツジ, ウシ, ウマ, ブタ, イヌ, ネズミ, テンジクネズミ, サメ, ヘビなどの多くの種の動物の胚を中心に, 子宮内や卵内における胚と胚の外部の構造との関係などの問題を扱う。後者はニワトリを主な対象とし, 胚そのものの変

化を主に扱っている[2]。

ファブリキウスは『卵とヒナの形成について』において発生の原基についての考察を行う。

> しかし，卵の中の卵白と卵黄がヒナの栄養だとすると，何をヒナの質料因と考えるべきだろうか，とあなたは尋ねることだろう。なぜなら，卵の中には種子がないとすでに言われているのだから。卵の部分を余すことなく数え上げれば，推論からこの質料因を発見することだろう。卵の中で残っているものは，殻と2種類の膜とカラザである。膜と卵の殻は，いかなるヒナの質料因にもならない。それゆえ，カラザのみがヒナの質料因として適切なのである……これは，第一に以下のことから確かめられる。卵を構成する物体でヒナの発生に適したのは3つのみ，すなわち卵黄，卵白，カラザだけであるが，すでに明らかにされたように卵白と卵黄はヒナ全体の栄養であり，従ってカラザのみがヒナが生じてくる質料因となるのである……　　　(De formatione ovi et pulli, 1621, pp. 34–35)

この記述では，卵白と卵黄とカラザが原基の候補だが，卵白と卵黄は栄養なので，消去法によりカラザが原基だと結論している。さらに胚の形成過程の観察によってこの結論を補強する。

> さらに，生まれてきたヒナや完全に出来上がったヒナにはカラザはまったく見られないが，最後に現れる翼や脚などの形成されるべき部分が残っているときにはカラザも残っているので，それゆえ，ヒナはカラザから生じる。　　　　　　　　　　　　　　　　　　　(Ibid. p. 35)

デカルトの存命時に入手可能だった発生学関連の書籍のうち，ファブリキ

---

[2] ファブリキウスの発生学については，ラテン語原著の英訳と解説を行っている H. Adelmann, *The embryological treatises of Hieronymus Fabricius of Aquapendente: the formation of the egg and of the chick (De formatione ovi et pulli), the formed fetus (De formato foetu)*, New York, 1967 を参照。

ウスの著作は詳細な図と精緻な議論に関して群を抜いていた。メルセンヌ宛書簡でもファブリキウスの名が発生学の話題で登場する。したがってデカルトがファブリキウスの著作を読み，その説を取り入れた可能性が高い[3]。

ところでデカルトはファブリキウスのカラザ説を受け入れたが，ハーヴィは師の説を批判した。

> しかし，最も聡明なるファブリキウスが誤っていることを，われわれの記載のなかで示した。というのは，ニワトリがほぼ出来上がり，その頭部と眼がはっきりと見えるときに，ニワトリから離れたところにカラザがまだ見られたからであり，卵の両端を横に倒しても，卵白の中の正しい位置に卵黄を繋ぎ留める働き（これは彼も認めている）を果たしていたからである……また彼はカラザが卵の部分だと言っている点も誤っている。なぜなら，卵は実際には卵白と卵黄からなる液体のみから構成され，カラザは膜と同じく，卵白の付属物に過ぎず，液体をあるべき本来の場所にしっかりと止めておくべく，（繊維が巻かれて縄になるように）膜の端が撚り巻かれたものにほかならないからである。
>
> (*Exercitationes de generatione animalium*, 1651, pp. 117–118)

デカルトの死後に出版されたハーヴィの『動物の発生についての考察』(*Exercitationes de generatione animalium*, 1651) は，ニワトリとシカの発生の詳細な観察記録とそれに基づく発生学の諸問題の考察を記した著作であり，血液循環を論じた著作と同様に強い影響を与えた。特に，先立つ構造がない状態から徐々に胚が形成されていく「後成説」(epigenesis) の提唱は，17世紀後半の前成説・後成説論争のきっかけになった[4]。ハーヴィによるファブリキウス説への批判の論理は明解である。観察によってカラザが胚の形成途中にも存在し，カラザが卵黄の位置を固定する役割を持っていることを確

---

3) メルセンヌ宛書簡 1646 年 11 月 2 日（AT. IV, 555），『デカルト全書簡集』第七巻, p. 187.

4) P. J. Bowler, "Preformation and pre-existence in the seventeenth century: A brief analysis," *Journal of the History of Biology*, 4 (2), 1971, pp. 221–244.

かめ，ファブリキウスの観察自体の不備を指摘して，その結論を否定している。

ここでファブリキウス，デカルト，ハーヴィによる発生の原基についての記述を長々と比較したのは，デカルトを，誤った観察を行って他者の見解に盲従する二流の観察者だと貶めるためではない。そうではなく，デカルトの観察記録には他の発生学書や解剖学書から影響があることの実例を示し，デカルトの観察記録は誰の著作からの影響を強く受けたのか，という問い立ての妥当性を示すのが目的である。

本解説では，この問題に取り組むにあたり，上記のように逐一デカルトの記載と他者の記載の比較を行うのではなく，観察結果を記すために用いた用語の比較という切り口から解答を試みる。

以下では，まず，解剖用語の性質・機能を確認し，その歴史的変遷を辿ることでデカルトの時代の解剖用語の状況を明らかにする。その上でデカルトが強く影響を受けたと想定される解剖学書の用語との比較を行い，解答を試みたい。

## 2. 観察における解剖用語

解剖の観察に対する他者からの影響を測る方法として真っ先に思い浮かぶのは，身体の部分をどのように記しているかを分析し，同じ部分に関する他書の記述内容と比較するという方法である。

だが，同一の種の動物の観察は似通った構造を持つ対象に対する観察であり，必然的に記載内容も似通うことになる。類似した内容であったとしても，独自に行なった観察である可能性を排除できない。そのため，抽象度の高い哲学や物理学などの科学理論とは異なり，観察記録を比較しても影響関係の特定は難しいだろう。

もう一つは，観察結果を表現する際の道具立てを比較することである。デカルトの観察記録では模式図の数が少ないため，比較に適しているのは使用した用語となるだろう。

解剖用語は観察した対象が何なのかを他者に伝える道具である。それ以外

に，どのような構造を弁別して認識していたのかという情報も伝える。つまり，観察によってどのような構造を他とは異なる構造とみなし，異なる名称を与える必要があると判断していたのか，という解剖における認識の過程を読み取ることができる。さらに，弁別したものを表象するためにどのような名称を選びとったのか，ということも伝える。広く受け入れられた用語集に従ったのか，何も定まった用語がないので自分で用語を創りだしたのか，さまざまな用語の候補の中から自分の基準に応じて取捨選択したのか，などの情報を用語の分析から読み取ることができる。

　17世紀前半は，構造を記載するための道具としての解剖用語が未整備だった状態から，統一へと向かい始めた時期である[5]。解剖学者間で共有される用語群がない条件下では，使用する用語の比較によって，解剖学書・解剖学者間の影響関係を推定することができる。二人の間に用語の一致が多くある場合には，先行する方の用語を踏襲して用いた可能性が高いと想定されるからである。また用語が一致していない場合も，命名法や語源に共通点があれば，やはり先行者からの影響があったと考えられる。

　それでは，デカルトはどのような用語を用いたのだろうか。誰かの用語を踏襲していたのか，それとも他とは異なる独自のものだったのだろうか。

## 3. 17世紀前半の解剖用語の状況

　解剖用語は医療・医学の実践・学習に必須の道具であり，医療従事者は統一された用語を共有していることが求められている。この要求は用語の普遍性・不変性を前提しているが，最初からそのような用語があったわけではない。西洋の解剖用語は古くからの用語を残しながら，新たな用語を加え，変

---

5)　解剖用語の不統一な状況については，前腕の筋の名称の広範な調査に基づくT. Sakai, 'Historical Evolution of Anatomical Terminology from Ancient to Modern'. *Anatomical Science International*, 82 (2), 2007, pp. 65–81 を参照。解剖用語の歴史全般については J. H. Dirckx, 'Anatomical Nomenclature: History'. In *Encyclopedia of Language & Linguistics*, edited by Keith Brown, 2nd ed., pp. 244–252 を参照。

化を繰り返して現在のような形になった[6]。

2世紀ローマ時代のガレノス（Galenus, 129-216）のギリシア語解剖学書では，各々の骨や臓器には個別の名称を用いていたが，筋肉，神経，血管，動脈については個別の名称を用いず，その特徴の記載によって区別していた。『筋の解剖について初心者のために』という論考には次のような記述がある。

> 前方にある二本の筋肉はそれぞれが連結を正確に真っ直ぐに曲げるのではなく，一本は内がわに傾けさせ，もう一本は外がわに〔傾く〕。一本〔上腕二頭筋〕は橈骨の骨の中に，もう一本〔上腕筋〕は尺骨の骨に停止し，それぞれ分離連結を包む膜状の靭帯と癒合している。
>
> （Kühn, *Opera omnia*, vol. II, p. 975.
> 『ガレノス解剖学論集』所収, 坂井ほか訳, 京都大学学術出版会, p. 180）

このように，上腕腹側（＝前方）の肘の関節（＝連結）の屈曲を行う二本の筋肉を，尺骨に付着するもの（＝上腕筋）と橈骨に付着するもの（＝上腕二頭筋）として，名称を用いずに書き分けている。

中世の西欧世界の解剖学書では臓器や骨の記述が中心で，ガレノスほど多くの構造を扱わなかった。用語も，（多くは位置と形状に基づく）特徴から名付けられた骨名と古くから用いられていた臓器の名称を使用していた。16世紀以降，ギリシア語の医学書の原典とそれに基づくラテン語訳書の出版が契機となって，ガレノスの解剖学の水準の高さが認識され，解剖学への関心が高まった。

特にアンドレアス・ヴェサリウス（Andreas Vesalius, 1514-1564）は，解剖観察を重視するガレノスの方法論を再興させ，人体解剖を積極的に行い，動物に基づく観察を主体とするガレノスの記述の誤りを指摘した。さらに『人体の構造』（*De humani corporis fabrica*, 1543）では精緻な図版によって人体の全構造を視覚的に表し，以降の解剖学に大きな影響を与えた。

---

[6] 1895年のBNA（Basle Nomina Anatomica）が国際的に統一された最初の解剖学用語である。

ヴェサリウスは図示した各構造にアルファベットの記号を付した。その記号を本文内で言及することで視覚情報と文字情報を対応づけた[7]。ヴェサリウスの図版では各構造が輪郭線で囲まれていた。その輪郭線は構造の外延を示し，他の構造との境界となっている。ヴェサリウスは，このように輪郭線で外延を示した構造に名称を与えるようにした。このため，図と用語に一対一の対応づけが確立されている。

　しかし，図版で各構造を視覚的に確認できるためか，構造の特徴に基づく呼び名は使用せず，「第一の」「第二の」などの序数を名付けに用いた[8]。例えば，肩甲骨を動かす筋肉には4つの筋があるとし，そのうちの小胸筋を「第一の筋」（primus），僧帽筋を「第二の筋」（secundus）と呼んだ。この序数そのものは著作内で不変であり，個々の筋の呼び名として機能している。序数による命名法は容易に名付けることが可能なため，全身の構造を網羅した図示・記述を目指すヴェサリウスにとって有用だった。

　ヴェサリウスの命名法に反対したのが，パリ大学でヴェサリウスを指導したイァコブス・シルヴィウス（Jacobus Sylvius, 1478–1555）である[9]。

　シルヴィウスは，ガレノスの複数の著作に散りばめられた記述を集約し，ガレノス解剖学を簡潔に伝える著作を著した。しかし，ガレノスの解剖の知識の正確さを認めながらも，ガレノスが名称を与えずに記述することが多々あることに不便を感じていた。そこでシルヴィウスは筋肉，神経，血管に新たな名前を与え，記憶や会話での利便性を高めた[10]。例えば，「筋肉」（musculus）に「上腕の」（brachiaeus），「二頭の」（biceps）などの形容語を付加

---

7) S. Kusukawa, *Picturing the Book of Nature: Image, Text, and Argument in Sixteenth-Century Human Anatomy and Medical Botany*, Chicago, 2012.

8) 　ヴェサリウスの用語については，A. Ivanová & A. Holomáňová. "Anatomic Nomenclature by Vesalius."*Bratislavské Lekárske Listy / Bratislava Medical Journal*, 102（3），2001, pp. 169–173 を参照。

9) 　フランス語名はJacques du Bois。ラテン語の著作は「Sylvius」が著者名として用いられている。

10) 　シルヴィウスによる新たな用語の考案については，C. Elze, 'Jacobus Sylvius, der Lehrer Vesals, als Begründer der anatomischen Nomenklatur'. *Zeitschrift für Anatomie und Entwicklungsgeschichte*, 114, 1949, pp. 242–250 が詳しい。

して，上腕腹側の二本の筋肉を，上腕骨に密着しているもの（＝上腕筋）と2つの筋頭を持つもの（＝上腕二頭筋）とに区別している。シルヴィウスは各構造固有の特徴を含むものが呼び名としてふさわしいと考え，構造の位置，形状，作用，方向を用いて名付けた。しかし，名称を与えられなかった構造も多い。

ヴェサリウスとシルヴィウスの命名法のうち，16世紀後半の解剖学者が採用したのはヴェサリウスの序数による命名法だった。しかし，解剖学書によって同じ名称が指し示す構造が異なる，という事態が生じるようになった。例えば肩甲骨を動かす筋のうち，「第一の筋」はヴェサリウスとファロッピオ（Gabrielle Falloppio, 1523-62）では小胸筋を指したが，コロンボ（Realdo Colombo, ca. 1515-59）では僧帽筋を指し，「第二の筋」はヴェサリウスとファロッピオでは僧帽筋，コロンボでは小胸筋のことだった。このような名称の混乱は，序数の数字は名付ける側の数え上げ方に依拠し，構造自体とは無関係であることに原因がある[11]。

ガスパール・ボアンはこのような用語の混乱を解消しようとした[12]。すべての構造に名称を与えようとするヴェサリウスの網羅性を踏襲しながら，シルヴィウスの構造の特徴に基づく命名法を拡張し，すべての筋・神経・血管の名称の整備に挑んだ。さらに，各構造の名称が，過去の解剖学書のどの名称と対応するかを記すことにより，過去の種々の名称を一つの名称へと統一し，新たに用語の混乱が起こらないように配慮した。

『解剖劇場』（*Theatrum anatomicum*, 1605年初版，1621年第二版）は，それ以前の解剖学書の記述を踏まえながら，身体の各構造についてその当時の最新の知見を提示したボアンの主著である。加えて，ボアンの解剖用語整備

---

[11] 現在の解剖用語では，脳神経などに序数を用いた名称が使用される。脳神経では神経と脳の連絡する箇所により，前方から順に脳神経I（＝嗅神経），脳神経II（＝視神経）と番号が与えられる。番号をつける基準が明確かつ共有されているため，16世紀後半のような混乱は生じない。

[12] 澤井直・坂井建雄「ガスパール・ボアンにおける筋の名称について」『日本医史学雑誌』36 (2), 2006年, pp. 601-630 は，ボアンによる筋肉の命名および用語の混乱の収拾を扱っている。

の試みの最終成果である。詳細な内容と分かりやすさから，17世紀前半で最も影響力のある解剖学の教科書となった。ハーヴィは解剖講義を行う際にボアンの著作を参照し，その講義録に記されている用語はボアンと一致する[13]。デカルトの『解剖学摘要』でも2度ボアンの名前が出てくる[14]。また『人間論』において松果体を「腺H」と呼んでいるが，この呼び名はボアンの書籍の中の図で付された記号がHであることに由来することが指摘されている[15]。

## 4. デカルトとボアンの解剖用語の比較

前節で見たようにボアンの『解剖劇場』は強い影響力を持ち，デカルトへの影響も明らかである。したがって用語に関して他者からの影響力の有無を確かめるに際しては，ボアンとの比較を第一に行うべきであろう。以下では，ボアンとデカルトの用語の比較を行い，ボアンからの影響の有無を確認する。その上で，ロランスやファブリキウス，ハーヴィなどの他の解剖学者との比較を行うことにする。

比較する対象と範囲は以下のとおりとする。観察の記載のための道具立てに注目していることから，身体内部の特定の部位を示すために使用した用語を対象とする。つまり，観察において実際に目にした，各部位に分布する静脈や動脈，胎児を包む膜，臓器の部分などの個別の構造に対する名称および各臓器の名称である。範囲は『解剖学摘要』で使用される用語とする。

ボアンの用語は『解剖劇場』の初版（1605年）と第二版（1621年）のものとする。ボアンには他にも『人体の構造』（*De corporis humani fabrica*, 1590），『解剖学』（*Anatomes*, 1591-92），『男女の体の解剖学的記述』（*Anatomica corporis virilis et muliebris historia*, 1597）などの解剖学書がある。い

---

13) G. Whitteridge, *William Harvey and the Circulation of the Blood*, London, 1971, pp. 89-91.
14) AT. XI, 591, 592.
15) 「腺H」がボアンに由来することについては，A. Bitbol-Hespériès, *Le principe de vie chez Descartes*, Vrin, 1990, p. 195 を参照。

ずれも序数による用語を廃して人体の構造についての記述を行っているが，それらの集大成になるのが『解剖劇場』である。『解剖劇場』初版がボアンの主著として取り上げられることが多いが，デカルトが解剖に取り組んだ時期に近いのは第二版のため，両方の用語を比較した。

　ボアンの『解剖劇場』の概要を記す。初版は本文 1320 ページで途中に図版を挿入している。多くの図版はヴェサリウスからの借用である。全体は4巻構成で，第1巻は腹部，第2巻は胸部，第3巻は頭部，第4巻は四肢を扱い，それぞれ 49 章，32 章，99 章，45 章からなる。本文の付録として，図版中の各構造に付した記号と用語との対応表が 200 ページ弱ある。本文と付録の対応表に解剖用語が現れる。1621 年の第二版は版組みが見やすくなり，1 ページあたりの文字数も増し，本文テキスト部分と図版・用語対応表を分けている。約 700 ページのテキスト部分が前半に置かれ，その後ろに約 300 ページの図版と対応表からなる付録がある。この後半部分は『人体の各部分の生彩図』(*Vivae imagines partium corporis humani*, 1620) というタイトルで出版した独立した書籍を合冊した形になっている。初版と第二版で巻と章の構成は同じであるが，章の中でパラグラフの移動や若干の追加記述がある。

　用語の比較に際し，同一の部位の記載であることを文脈から判断し，その構造に用いられる用語の一致・不一致を調査した。次ページの**表1**がその結果であり，『解剖学摘要』におけるラテン語用語及び対応する日本語訳語（一部では現代の用語），ボアン『解剖劇場』の初版・第二版での対応する用語を示した。

　各用語はラテン語の文の中で使用されていたため，テキスト内の他の語との関係により数・格が変化した形で現れるが，表では単数・主格に統一した。デカルトの『解剖学摘要』のページは AT 版 XI 巻のページ番号で，初出のページを表す。ボアンの用語については，その構造の記載が主に行われている箇所を，巻をローマ数字で，章を算用数字で記した。頭頸部，胸部，腹部，血管・神経，生殖器・発生への分類は澤井が便宜的に行った。

　まず，**表1**を用いて，デカルト自身が使用した解剖用語の特徴を見ることにする。

表1 デカルト『解剖学摘要』とボアン『解剖劇場』(初版,第二版)の用語表

| デカルト | | | ボアン (1605) | | ボアン (1621) | |
|---|---|---|---|---|---|---|
| 場所 | ラテン語名 | 日本語名 | 名称 | 場所 | 名称 | 場所 |
| 頭頸部 | | | | | | |
| 576 | cerebrum | 脳 | cerebrum | III-11 | cerebrum | III-11 |
| 579 | pons cerebelli | 脳の橋〔=脳橋〕 | pons cerebelli | III-28 | pons cerebelli | III-28 |
| 580 | fornix | 脳弓 | fornix | III-13 | fornix | III-13 |
| 579 | pia mater | 軟膜 | tenuis meninx/ pia mater | III-9 | tenuis meninx/ pia mater | III-9 |
| 582 | ventriculus | 脳室 | ventriculus/ cavitas/sinus | III-13 | ventriculus/ cavitas/sinus | III-13 |
| 580 | pelvis | 鉢〔=第三脳室終脳部・後上部〕 | pelvis cerebri | III-15 | pelvis cerebri | III-15 |
| 580/582 | penis/glandula pinealis | 陰茎〔=松果体〕 | cerebri penis/ glandula pinealis | III-14 | cerebri penis/ glandula pinealis | III-14 |
| 580 | nates | 殿部〔=下丘〕 | nates | III-14 | nates | III-14 |
| 579 | processus mammilaris | 乳様の突起〔=嗅球〕 | processus mammilaris | III-15 | processus mammilaris | III-15 |
| 579 | vulva | 陰門〔=下垂体漏斗の断端・中脳水道の口〕 | vulva/mulieris pubus | III-13 | vulva/mulieris pubus | III-13 |
| 582 | infundibulum | 脳の漏斗〔=下垂体漏斗〕 | infundibulum | III-15 | infundibulum | III-15 |
| 582 | glandula pituitaria | 鼻汁槽と呼ばれる腺 | glandula pituitaria | III-15 | glandula pituitaria | III-15 |
| 581 | podex | 肛門〔=第四脳室正中口〕 | anus | III-14 | anus | III-14 |
| 582 | plexus choroidis | 絨毛の織物〔=脈絡叢〕 | plexus choroidis | III-13 | plexus choroidis | III-13 |
| 579 | cerebellum | 小脳 | cerebellum | III-16 | cerebellum | III-16 |
| 580 | processus vermiformis | 虫様の突起〔=小脳虫部〕 | vermiformis processus | III-16 | vermiformis processus | III-16 |

| 580 | torcular | 圧搾機〔＝静脈洞交会〕 | torcular | III-8 | torcular | III-8 |
|---|---|---|---|---|---|---|
| 575 | oculus | 眼 | oculus | III-32 | oculus | III-32 |
| 586 | cornea | 角のような膜〔＝角膜〕 | cornea dicta | III-38 | cornea dicta | III-38 |
| 586 | uvea | ブドウ膜 | uvea | III-39 | uvea | III-39 |
| 586 | pupilla | 瞳孔 | pupilla | III-39 | pupilla | III-39 |
| 587 | processus ciliaris | 睫毛のような突起〔＝毛様体〕 | ligamentum ciliare/ interstitium ciliare | III-39 | ligamentum ciliare/ interstitium ciliare | III-39 |
| 575 | auris | 耳 | auris | III-43 | auris | III-43 |
| 581 | membranula claudens | 閉ざしている膜〔＝鼓膜〕 | membranula conchae/ membranula tympani | III-50 | membranula conchae/ membranula tympani | III-50 |
| 581 | fenestella ovalis | 卵円の小窓〔＝卵円窓〕 | fenestella ovalis | III-58 | fenestella ovalis | III-58 |
| 581 | cochlea | 蝸牛 | cochlea | III-59 | cochlea | III-59 |
| 581 | malleus | ツチ骨 | malleus | III-51 | malleus | III-51 |
| 581 | stapes | アブミ骨 | stapes | III-51 | stapes | III-51 |
| 585 | tonsilla | 扁桃 | tonsilla | III-85 | tonsilla | III-85 |
| 576 | epiglottis | 喉頭蓋 | epiglottis | III-96 | epiglottis | III-96 |
| 胸部 | | | | | | |
| 549 | cor | 心臓 | cor | II-20 | cor | II-20 |
| 558 | pericardium | 心膜 | pericardium | II-16 | pericardium | II-16 |
| 552 | auricula | 心耳 | auricula | II-21 | auricula | II-21 |
| 568 | mucro | 心尖・先端 | mucro | II-20 | mucro | II-20 |
| 549 | ventriculus | 心室 | ventriculus/ cavitas/sinus | II-21 | ventriculus/ cavitas/sinus | II-21 |
| 549 | paries medius | 中央の壁〔＝心室中隔〕 | ventriculi septum/paries | II-21 | ventriculi septum/paries | II-21 |
| 579 | valvula | 弁 | valvula | II-21 | valvula | II-21 |

| | | | | | | | |
|---|---|---|---|---|---|---|---|
| 550 | cuspis | 弁尖 | valvula | II–21 | valvula | II–21 |
| 557 | pulmo | 肺 | pulmo | II–26 | pulmo | II–26 |
| 553 | aspera arteria | 粗面動脈〔＝気管〕 | aspera arteria | II–27 | aspera arteria | II–27 |
| 565 | annulus | 気管の輪〔＝気管軟骨〕 | cartilagines... quae annuli figuram exprimunt | II–27 | cartilagines... quae annuli figuram exprimunt | II–27 |
| 553/557 | gula/ oesophagus | 食道 | gula/ oesophagus | II–28 | gula/ oesophagus | II–28 |
| 腹部 | | | | | | |
| 555 | ventriculus | 胃 | ventriculus | I–46 | ventriculus | I–46 |
| 576 | jejunum intestinum | 空腸 | jejunum | I–17 | jejunum | I–16 |
| 556 | intestinum rectum | 直腸 | rectum | I–17 | rectum | I–16 |
| 554 | hepar | 肝臓 | hepar | I–44 | hepar | I–44 |
| 558 | lien | 脾臓 | lien | I–43 | lien | I–43 |
| 555/ 555/ 593/ 595 | fel/ fellis vesica/ vesica bilaria/ cystis fellis | 胆嚢 | vesica bilaria | I–45 | vesica bilaria | I–45 |
| 555 | vasa fellis | 胆汁の管 | vasa bilem ab hepate deferentia | I–44 | vasa bilem ab hepate deferentia | I–44 |
| 590 | pancreas | 膵臓 | pancreas | I–19 | pancreas | I–19 |
| 577 | ren | 腎臓 | ren | I–22 | ren | I–22 |
| 592 | infundibulum | 漏斗〔＝腎杯〕 | | | pelvis/ infundibulum | I–22 |
| 556 | vesica | 膀胱 | vesica urinaria | I–31 | vesica urinaria | I–31 |
| 585 | ureter | 尿管 | ureter | I–23 | ureter | I–23 |
| 589 | omentum | 大網 | omentum | I–12 | omentum | I–12 |
| 555 | [ligamentum] suspensorium | 支えるもの〔＝肝鎌状間膜〕 | suspensorium | I–44 | suspensorium | I–44 |

| 血管・神経 | | | | | | | |
|---|---|---|---|---|---|---|---|
| 566 | [vena] coronaria | 冠状のもの〔＝冠状静脈洞〕 | vena coronaria | II-20 | vena coronaria | II-20 |
| 608 | vena adiposa | 脂肪の静脈〔＝副腎静脈〕 | [vena] adiposa | I-20 | [vena] adiposa | I-20 |
| 590 | vas breve venale | 短い静脈の血管〔＝短胃静脈〕 | vas breve venosum | I-15 | vas breve venosum | I-15 |
| 591 | vas emulgens | 吸尽管〔＝腎動静脈〕 | [vena] emulgens | I-20 | [vena] emulgens | I-20 |
| 590 | vena portae | 門脈 | vena portae | I-15 | vena portae | I-15 |
| 549 | vena cava | 空静脈 | vena cava | I-20, II-22 | vena cava | I-20, II-22 |
| 551 | vena arteriosa | 動脈性静脈 | vena arteriosa | II-22 | vena arteriosa | II-22 |
| 568 | prima [vena] | 第1のもの〔＝中心臓静脈〕 | | | | |
| 568 | secunda [vena] | 第2のもの〔＝大心臓静脈〕 | | | | |
| 568 | tertia [vena] | 第3のもの〔＝左心室後静脈？〕 | | | | |
| 568 | quarta [vena] | 第4のもの〔＝左心房斜静脈？〕 | | | | |
| 551 | aorta | 大動脈 | arteria magna/aorta | II-23 | arteria magna/aorta | II-23 |
| 559 | truncus aortae ascendentis | 上行大動脈の幹 | truncus ascendens | II-25 | truncus ascendens | II-25 |
| 557 | truncus aortae descendentis | 下行大動脈の幹 | arteria magnae truncus | I-21 | arteria magnae truncus | I-21 |
| 590 | vas breve arteriale | 短い動脈の血管〔＝短胃動脈〕 | vas breve arteriosum | I-16 | vas breve arteriosum | I-16 |
| 590 | mesenterica | 上下の腸間膜のもの〔＝上腸間膜動脈，下腸間膜動脈〕 | arteria mesenterica [superior/inferior] | I-21 | arteria mesenterica [superior/inferior] | I-21 |
| 591 | [vena/arteria] lumbaris | 腰の静脈または動脈〔＝腰静脈，腰動脈〕 | [vena/arteria] lumbaris | I-20 | [vena/arteria] lumbaris | I-20 |

| | | | | | | | |
|---|---|---|---|---|---|---|---|
| 589 | [arteria] iliaca | 腸骨のもの〔＝腸骨動脈〕 | arteria iliaca | I-21 | truncus iliacus | I-21 |
| 549 | arteria venosa | 静脈性動脈 | arteria venosa | II-22 | arteria venosa | II-22 |
| 583 | arteria carotis | 頸動脈 | carotis/soporalis | II-25 | carotis/soporalis | II-25 |
| 590 | [arteria] coeliaca | 腹腔のもの〔＝腹腔動脈〕 | [arteria] coeliaca | I-21 | [arteria] coeliaca | I-21 |
| 579 | concursus nervorum opticorum | 視覚の神経の合流〔＝視神経交叉〕 | opticorum concursus | App. 108 | nervorum opticorum concursus | App. 160 |
| 581 | nervus auditorius | 聴覚の神経 | nervus auditorius | III-22 | nervus auditorius | III-22 |
| 559 | nervus oesophagus sexti paris | 食道の神経・第六対〔＝迷走神経〕 | sextum par | II-19, III-23 | sextum par | I-19 |
| 612 | nervus recurrens | 反回する神経〔＝反回神経〕 | nervus recurrens | II-19, III-23 | nervus recurrens | II-19, III-23 |
| 579 | spinalis medulla | 脊髄 | spinalis medulla | III-17 | spinalis medulla | III-17 |
| **生殖器・発生** | | | | | | |
| 588 | vasa spermatica | 種子の管 | vasa spermatica | I-25 | vasa spermatica | I-25 |
| 588 | vasa praeparantia | 準備のための管〔＝精巣動静脈〕 | [vasa] praeparantia | I-25 | [vasa] praeparantia | I-25 |
| 588 | deferentia | 運び手の管〔＝精管〕 | vasa spermatica deferentia | I-28 | vasa spermatica deferentia | I-28 |
| 574 | matrix | 母胎・子宮 | uterus/matrix | I-37 | uterus/matrix | I-37 |
| 576 | cornu | 子宮の角〔＝子宮角〕 | processus/cornua uteri | I-38 | processus/cornua uteri | I-38 |
| 583 | umbilicus | 臍帯 | vas umbilicalis | I-11 | vas umbilicalis | I-11 |
| 583 | umbilici intestinum | 臍帯の腸〔＝卵黄嚢〕 | | | | |

| 575 | cotyledon | 杯状のもの〔＝胎盤〕 | cotyledon/ acetabulum | I-37 | cotyledon/ acetabulum | I-37 |
| --- | --- | --- | --- | --- | --- | --- |
| 577 | urachus | 尿膜管 | urachus | I-11 | urachus | I-11 |
| 589 | tunica allantoidis | 尿嚢の被膜 | alantoidis tunica | I-11 | alantoidis tunica | I-11 |
| 574 | amnion | 羊膜 | amnios membra | App. 35 | amnios membra | App. 68 |

　第一に注目すべきこととして，デカルトが用いた用語の多くに1語＝1部位の対応がある。しかし胆嚢には4つの名称を使用し，この4つは単なる異名であり，何らかの基準に応じての使い分けは見られなかった。第二に，デカルトはシルヴィウス＝ボアン流の構造の特徴を表す命名法による用語を使用している。例外は序数を用いる冠状静脈洞に流入する4本の静脈である。

　ボアンの用語は初版と第二版の両方で共通しているものがほとんどだが，腎杯に用いられる infundibulum（漏斗）は大きく異なっている[16]。初版では名称を与えていなかった部位を，第二版で新たに名指しして記述するようになり，その語をデカルトも用いている。また多くの語は『解剖劇場』の本文と図の対応表で共通しているが，視神経交叉の concursus（合流）の語は『解剖劇場』の本文テキストにはなく，付録の図の説明部分にのみ現れる。

　ボアンとデカルトの用語を比較すると，ほとんどの用語が一致していた。一致していない場合も，多くが類似し，全く異なるものは少数だった。

　以下に示すのは類似していた用語と一致していなかった用語のうちの特徴的なものである。

［類似用語］

・脳を包む軟膜：デカルトは pia mater を使用し，ボアンは主に tenuis meninx を使用するが，異名として pia mater を挙げている。同様に頸動脈や子宮角などもデカルトが用いた語は，ボアンも異名として使用・紹介して

---

[16]　他の用語でも同じような現象が起こっている可能性があるが，今回は調査していない。

いる。
 ・小脳虫部：名詞 processus と形容詞 vermiformis の位置が二人の間で異なるが，ラテン語としてはどちらの語順もありうるので，同一の用語とみなせる。
 ・第四脳室正中口：デカルトは podex，ボアンは anus と呼ぶが，どちらも肛門を指す。松果体や下丘などの脳幹の後方の部分を，体幹最下部の諸構造に見立てて名付けたのと関連している。語は異なるが，その使用に込められた意図は同一である。
 ・毛様体：ciliaris（毛のような）という形容詞が共通しているが，デカルトは，突出していることに注目して「突起」を用いる。ボアンは ligamentum（紐，帯）と interstitium（空所）を用い，一つながりのもの帯状の構造とみなす，あるいは水晶体との間隙であるとみなしている。
 ・心室中隔：デカルトは位置を示す形容詞 medius（中央の）を paries（壁）に加えている。これが一組の用語の一部なのか，単に位置がどこかを示すための形容語なのかは，デカルトの記載からは判断できなかった。
 ・気管軟骨：デカルトは annulus（輪）を名称として用いているが，ボアンは「輪の形をした軟骨」と記し，annulus を形状の比喩として使用するにとどまっている。
 ・短胃静脈：二人は「静脈」（vena）とはせず，「静脈（状）の血管」としている。「静脈（状）」を表す形容詞がデカルトでは venale，ボアンでは venosum と異なるが，意味するところは同じである。短胃動脈も同様。
 ・大動脈：デカルトは aorta を用いるが，ボアンは「大きな動脈」という意味の arteria magna を主に用いる。しかしボアンは aorta を異名として紹介し，テキスト内でも特に断りなく aorta を用いる場合もある。したがって二人で異なる語を用いているのではない。
 ・下行大動脈の幹：デカルトは descendentis（下行する）を付加しているが，ボアンは用いない。もっとも，上行大動脈について，ボアンは ascendens truncus（上行する幹）を用いている。ボアンにも大動脈を方向によって区別する意図があったことが窺える。

[一致しない用語]

・鼓膜：membranula（薄い膜）を使用するのは二人で共通している。ボアンは形容語として「耳介の」（conchae）あるいは「鼓の」（tympani）を使用するのに対し，デカルトはclaudens（閉ざす，閉鎖する）を用いる。claudensが用語の一部なのか，membranulaの様態を表すための語なのかはデカルトのテキスト内では判断できない。

・弁尖：デカルトは弁valvulaとそれを構成する一つ一つの弁尖cuspisを区別し，異なる語を用いている。ボアンではそのような区別が明確ではなく，テキスト内でvalvulaが弁と弁尖の両方の意味で使用されている。『解剖劇場』の弁尖を描いた図でも，対応する用語はvalvulaとなっている。また現在の用語では三尖弁をvalva tricuspidalisというが，このtricuspidalisや類似する語もボアンは用いていない。

・胆嚢：デカルトでは不統一だったが，ボアンは胆汁にbilisを用い，それに関係する胆嚢と胆管にもbilisと関連する語を用いている。他方デカルトは胆汁をfelとし，それの派生語を胆嚢と胆管に主に用いる。

・冠状静脈洞に流入する静脈：上述のようにデカルトは4本の静脈を序数によって区別する。ボアンではそもそも4本の静脈を区別していない。テキストの記述から，位置によって中心臓静脈と大心臓静脈の2本をボアンは区別していることが読み取れる。しかし，特定の名称を与えていない。ヴェサリウスの『人体の構造』をそのまま利用した図を掲載しているが，その図で示しているのも2本の静脈だけである。

・「臍帯の腸」：この構造はボアンのテキスト内で記載がなかった。生殖・発生についての記載もあるが，成人した人体の構造に主眼を置くボアンの著作では，発生の途中段階の構造である卵黄嚢の記載がないことは不思議ではない。

## 5. ボアン以外の解剖学者の用語

デカルトの用語と他の解剖学書の用語の関係を完全に把握するためには，すべての用語についてボアン以外の解剖学者が使用した用語と比較する必要

がある。しかし，前節で見たようにボアンとの一致率が高いので，一部の一致が見られなかった用語のみを取り上げることにした。また比較する解剖学書も17世紀前半で影響力の強かった以下の3人の著作に限定した。ボアンと同じく全身の構造を網羅した解剖学書であるアンドレ・デュ・ロランス（André du Laurens, 1558–1609）の『解剖記述』（*Historia anatomica*, 1600），心臓・血管を詳細に論じたハーヴィ『動物の心臓ならびに血液の運動に関する解剖学的研究』（*Exercitatio anatomica de motu cordis et sanguinis in animalibus*, 1628），ファブリキウスの2冊の発生学書である。

ロランスの『解剖記述』は，全身の構造をバランス良く記述した教科書であり，17世紀前半に広く用いられた。そこで取り上げた解剖・生理の諸問題はデカルトにも影響を与えたと言われている。

ロランスは，ボアンに現れなかった「cuspis」を，デカルトと同じ弁尖の意味で用いている。他には，ハーヴィが「三尖弁」に対して用いる「tricuspidis」の中に「cuspis」が現れるが，「cuspis」単独での用例はなかった。したがって「cuspis」を借用したとすれば，それはボアンやハーヴィではなく，ロランスからだった可能性が高い。

しかしながらロランスには短胃動脈，脳橋，肝鎌状間膜，中脳水道の口，第三脳室終脳部，視神経交叉などは構造自体が記載されていない。ボアンの用語との一致率を超えることはない。

「臍帯の腸」についてはデカルトと一致する用例は見つからなかった。ファブリキウス『形成中の胚について』において「intestinulum」（小さな腸）という語が臍帯の中の構造に使用され，デカルトが記載した構造と対応している。

## 6. デカルトによる用語の襲用と独自の用語

以上の結果から，『解剖学摘要』で使用される身体部位を表す用語の大部分はボアンの用語を参照し，それを襲用したと考えられる。大半の用語が共通し，また一致しない場合も語順の相違や同義語の使用などで類似の度合いが高かった。他方，ボアン以外でデカルトが参照した可能性が高いと想定し

たロランスとは記載する構造自体に相違があり，ボアンのような一致・不一致という比較ではなく，記載・未記載という観点の比較が必要なほどだった。心臓・血管系と発生関連の用語では，それぞれ当時代表的な研究書だったハーヴィとファブリキウスからの影響を考えたが，はっきりとした影響を見いだせなかった。もちろん比較した用語の数が少ないがゆえの結果の可能性はある。

　さらにデカルトが使用した腎杯の「infundibulum」はボアンの『解剖劇場』第二版にのみ現れることから，初版ではなく，第二版を参照したと考えられる。入手可能な最新の見やすくなった版をデカルトが使用したと考えるのが自然であり，「infundibulum」がその裏付けになっている。

　このような用語の共通性が意味するのは，デカルトが主に観察して記述した構造は，未知の新たなものではなく，すでにボアンやボアンが参照した他の解剖学者によって観察され，記載され，命名されていた構造である，ということである。したがってデカルトの観察も既知の構造を自分の眼で確かめたという意味合いが強かったと想像される。しかし，本解説で行った調査だけでは，新たな構造を観察していた可能性を排除できない。今回の用語の比較を踏まえ，さらなる調査が必要である。

　最後にデカルトの観察の新規性について考える。ここで思い出すべきは，冠状静脈洞に流入する静脈に用いた序数による名称である。このような序数による名付けは，ボアンが拒絶した命名法である。なぜヴェサリウスとそれ以降の解剖学者が採用した一昔前の命名法をデカルトは再び持ちだしたのだろうか。

　その答えは，デカルトが新たな構造を観察したからではないだろうか。

　つまり，観察した静脈を他から弁別されるべき構造であると認識し，まだ名称が与えられていないことを確認し，記載すべきだと判断したのである。実際，ヴェサリウスやボアンは冠状血管について図・記述を残していたが，2本の静脈の記載に留まり，デカルトの方が記載する静脈が多い。

　まだ弁別されていなかった構造に対して名称を与えようとした際に，デカルトは網羅的な記載を目指したヴェサリウスらの序数による命名法を思い出したのではないだろうか。もしかすると，観察を重ねて各静脈の特徴を明ら

かにし，いずれは序数による呼称を廃してシルヴィウス＝ボアン流の構造の特徴に基づく名を与えることを期待していたのかもしれない。

　古い命名法の使用は一見すると時代錯誤を起こしているように見えるが，未記載の構造を網羅するという解剖学の営為にデカルトも参加していたことを物語っているのである。

# V

# 現代医学から見たデカルトの解剖学とその周辺

竹田 扇

## 1. はじめに

　私は次のことを確信している。すなわち，だれしも，医学を生業とする人でさえも，これまで医学で知られているすべてのことは，これから知るべく残されていることに比べればほとんど無に等しいと認めない人はいないこと。そして，身体および精神の無数の病気やおそらく老衰でさえも，その原因を十分に知り，自然がわれわれに用意してくれているあらゆる療法を十分に知るならば，それらを免れることができるであろうこと，を私は確信している。[1]

　このように，デカルトは医学の価値を十分に認めながらも，学問領域としては未開拓であることを指摘している。その一方で，医学の確かな将来性をも予測し期待しているのである。デカルトの医学への興味がどのようにして喚起され育まれていったか，そしてそれがどのように著作として結実していったか，については山田の「解説Ⅲ」に譲る。著者は医学部で基礎医学（解剖学，細胞生物学）を専攻する者として後衛の位置からこの訳業に参加した。したがって，ここではデカルトの解剖学を現代の解剖学，発生学や生理学の視点から解題，整理することを試みたい。

---

1) *Discours de la Méthode*（1637），『方法序説』第 6 部，山田弘明訳，ちくま学芸文庫，2010 年，p. 94（AT. Ⅵ, 62）.

現代の生命科学はデカルトが提唱している[2]要素還元主義に基づいて急速に発展してきたといっても過言ではない。1950年代に始まる遺伝子，機能分子（蛋白質），細胞，組織，器官という階層的な研究の流れは医学を含む現代生命科学研究の王道であり，分節的な「わかりやすさ」を基盤にして生物をまさに機械として取り扱うことで理解を進めてきた。その意味で「粒子」(particule)や「精気」(esprit)といった構成概念や動作機構を考案して生命を説明しようと試みたデカルト流の医学思想は手を変え品を変えて現代に至るまで生き続けているということができるかもしれない。

　医学の中でも人体の構造を理解する解剖学はまさに要素還元主義の本流である。人体解剖学はヒトの体を構成要素に分解して枚挙し，それぞれに固有の名称を与え，さまざまなかたちの人体地図を作成することで発展してきた。デカルトが生きた時代にはすでにヴェサリウスによって記述された『人体の構造』(De humani corporis fabrica, 1543)やボアンの『解剖劇場』(Theatrum anatomicum, 1605)などいくつかの名だたる解剖学書が存在し[3]，デカルト自身もこれを参照していたとされる[4]。これに加え，自らの手を下して行なった動物の解剖を通じて，人体の構造を理解しようと試みていたことが『人体の記述』や『書簡集』[5]の中で述べられている。

　ところで『人体の記述』には，現代では発生学に該当する記述にも応分のページが割かれているが，その内容は先行する『動物発生論』とは必ずしも整合性のとれたものではない。『動物発生論』を著した後に動物の解剖を通じて現実に即した知識を獲得し，これをもとに想像を膨らませ書き改めた可能性も否定できない[6]。現代の医学からみると荒唐無稽と思わせるものも数

---

[2] *Op. cit.*, 第2部, p. 38（AT. VI. 53）.
[3] デカルト時代の医学史に関しては坂井による「解説VI」に詳しい記載がある。
[4] デカルトが他の解剖学書や発生学論考からどのような影響を受けたかに関しては「解説IV」を参照されたい。
[5] メルセンヌ宛書簡1639年2月20日, AT. II, 525.『デカルト全書簡集』第三巻，武田裕紀ほか訳，知泉書館，2015年, pp. 198–199.
[6] 『動物発生論』の大部分は1629から1632年に書かれたものと考えられている。「解説II」を参照のこと。

多くみられるが、興味深いことにこの中には後述するように現代発生学の概念を先取したかのような記述もある。生物学や実験発生学の基本概念がない時代に、デカルトがこのような思想に至った経緯に関しては今後の研究を待ちたいところであるが、その根底には思弁的な要素還元主義が流れていることに間違いはないであろう。

例えば、デカルトの解剖学における専門用語である「粒子」(particule) について考えてみたい。これを細胞に対応させてからだの構成単位に見立てるならば、のちのシュワン (T. Schwann, 1810-81) やシュライデン (M. J. Schleiden, 1804-81) による細胞理論の嚮導概念であるかのようにも映ってくる。いうまでもなく、シュワンの細胞説、ルー (W. Roux, 1850-1924) による実験発生学の創始がようやく19世紀であることを考えると、デカルトの思想に現れた発生学の概念をそのまま現代に連続するものとして捉えるのにはかなりの無理がある。そもそもこのような実体として非連続的なものを、現代医学と対応させようとすること自体に意味はないかもしれない。

他方、このような「粒子」と細胞を対応させることは科学思想における疑似アナロジーにすぎないかもしれないが、直感的に時代を先取りしたと思わせる思想であることに間違いはなく、医学史的な意味を持つと考える。また、動物ではあるが何度も自らの手で解剖を行なっていること、現代解剖学の基盤となっているヴェサリウスを読んでいたことを併せて考えると、デカルトが構築した解剖学の成果を現代の視点で解析することは、生命科学における要素還元主義の萌芽を追体験するという別の科学史的な意味を持つのではないか。

以上の背景をもとに、本解説では、デカルトにおける解剖学的構造や生理機能とその解釈、つづいて、多義性を持った用語の解釈とその背景、という2つの論点に分けて概説し、デカルトにおける解剖学、発生学に関して考察したい。

## 2. デカルトの解剖学における構造の同定とその解釈

『動物発生論』、『人体の記述』を通じて、血液循環や心臓の発生、構造、

機能に関係する記述は多い。これは1628年のハーヴィ論文[7]に触発され、『方法序説』で提唱した方法論を適用するモデルとしてこのシステムが好適であると判断したためと思われるが、現代医学の視点からみても興味深い点が数多く含まれている。本論ではこの中から頭蓋内血管の解剖学的同定に関するものと、心臓や血管の発生と心機能に関係するもの、というトピックスを抽出して考察する。

### A.「三角形の血管」とは何か？

訳者間でまず議論となったのは vaisseau triangularire（三角形の血管[8]）である。デカルトの記述では「脳を包む被膜のヒダ（repli）の間にあり、同時に動脈と静脈の役目をなしている」とある。同じ構造の記述はこれよりも前に第二部でも見られ、ここでは grand vaisseau（大血管）と命名されている[9]。これらの記述から得られる情報を最大限活用して現代の構造に対応させるならば、おそらく硬膜静脈洞（Sinus durae matris）、特に上矢状静脈洞（Sinus sagittalis superior）を指しているものと考えられる。硬膜静脈洞は脳を包む硬膜の中に存在し、脳から内頸静脈を介して心臓への血液還流を担う大きな静脈である。現代の解剖図（図1）から判るように、硬膜静脈洞は脳全体を硬膜内から上下左右に取り囲んでおり、『人間論』に見られる図2（これは脳神経を表した図であるが髄膜のイメージも良く表現している）はこれをシンボル化したものに見えなくもない。

この構造を硬膜静脈洞であると判断した理由をデカルトの記述に求めると以下の3つが挙げられよう。第一に、上矢状静脈洞を冠状断（前頭断）でみると三角形であり、まさに「三角形の血管」という表現と実像が合致する（図3）。第二に、この血管は後頭部で左右からの静脈洞（横静脈洞、Sinus transversus）とつながり、静脈洞交（Confluens sinuum）と連絡しており、

---

7) ハーヴィ『動物の心臓ならびに血液の運動に関する解剖学的研究』*Excercitatio anatomica de mortu cordis et sanguinis in animalibus*. 1628.
8) 『人体の記述』52節、AT. XI, 269.
9) 同17節、AT. XI, 239.

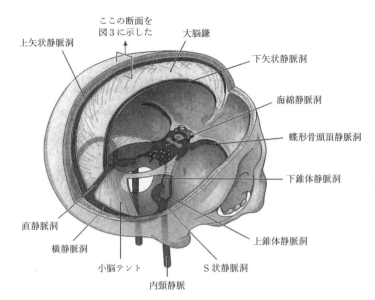

図1 ヒトの頭蓋骨を右後方より見た模式図。右半分の頭蓋冠（頭蓋骨の天蓋）を外し、脳硬膜を露出させたもの。濃灰色で示されている構造が脳からの血液還流を担う硬膜静脈洞で、このうち図版中央の四角形の枠で冠状断面を作ると三角形の血管が出現する。断面図に関しては図3を参照のこと。（出典：Schünke, M. et al., *Prometheus: LernAtlas der Anatomie: Kopf, Hals und Neuroanatomie*, Georg Thieme, 2006, S. 254.）

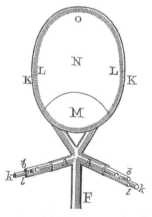

図2 脳神経鞘（神経を包む膜、A）が髄膜（KMKOの4点を結んだ楕円）と連続している様子を描いた図。デカルトの人間論に図2として掲載されている。デカルトが理解した髄膜の概念を表しているものとして貴重である。（出典：*René Descartes, Opere postume 1650–2009*, Milano, 2009, p. 380.）

V　現代医学から見たデカルトの解剖学とその周辺（竹田）　277

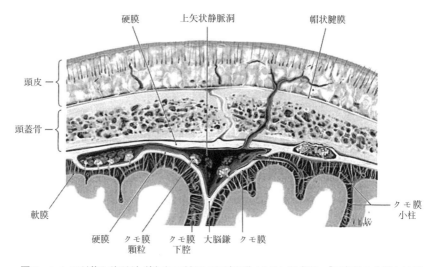

**図3** ヒトの頭蓋を前頭断（顔面に平行な面で切断）で見た模式図。「三角形の血管」は図の中央にある中央にある上矢状静脈洞と書かれた空間であり，これは硬膜静脈洞の一つである。図1の中央にあった四角形の枠で断面を作るとこの三角形の血管が出現する。（出典：Schünke, M. et al., *Prometheus: LernAtlas der Anatomie: Kopf, Hals und Neuroanatomie*, Georg Thieme, 2006, S. 254 を部分的に変更。）

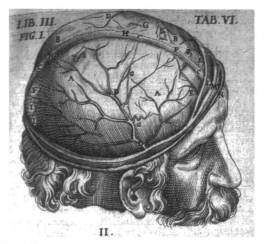

**図4** ヒトの頭蓋冠を外し，脳硬膜を露出させたもの。硬膜上を樹枝状に走っているのが中硬膜動脈（D）で，硬膜上を左右に円弧上に走っている構造（HC）が上矢状静脈洞である。Dの枝の一部がHCに合流するかのように見える部分も存在する。（出典：Bauhin, C., *Theatrum anatomicum*. Lib. III. Fig. I. TAB. VI. 1605.）

デカルトの記述ともよく一致するのである[10]。第三には，精気が「脊柱の両側を通って心臓へと道をたどる」ことで「三角形の血管」の3本の枝ができるという記述は，硬膜静脈洞から内頸静脈（Vena jugularis interna）への連続性を表現していると考えられる。これら全体を統合すれば，デカルトが見ていた構造と現代の解剖学の間での整合性が取れる。

ところで『人体の記述』ではこの血管が「同時に動脈と静脈の役目をなしている」と書かれている[11]。一般に医学的には動脈が静脈に直接注ぐ状態は動静脈瘻と呼ばれる異常な構造であり，硬膜静脈洞では見られない。こう考えた背景を知るには，デカルトが参照したといわれるボアンの解剖図に当たってみるとよい（図4）。この図は頭蓋を外し，硬膜を露出した状態を描いたものであるが，そこには中硬膜動脈（Arteria meningea media）と呼ばれる硬膜それ自体を養う動脈が樹枝状に走る様子が認められる。図をよく見ると，これが硬膜静脈洞とつながるという発想が出てきてもおかしくないことが判るであろう。デカルトが解剖していたのが動物であったことを勘案すると，この記述内容の成り立ちが理解できる。

以上の『人体の記述』を精読して得られた「三角形の血管」の解釈は，『動物発生論』（1632年）での記述とは必ずしも整合が取れたものにはなっていない。なぜなら，同書第［11］段落では，「他の血管のうちには，ヘロフィルスの圧搾機〔静脈洞交〕で脳と結びつく血管もある」となっているからである[12]。この「他の血管」の実体は，大動脈と大静脈という「2つの血管が結合するわけではない」とするデカルトの文脈に加え，『人間論』（1634年）の第1図を参照すれば容易に理解できる（図5）。すなわちこれは総頸動脈（Arteria cartotis communis）あるいは内頸動脈（Arteria carotis interna）を指すものと考えられる。ところがその後，十数年を経てまとめられた『人体の記述』では，静脈洞交と頸動脈の連絡に関する明示的記述が見当たらない。この間にボアンの『解剖劇場』を繙き，『方法序説』を著し，解剖を行なったデカル

---

10) 同17節，le préssoir d'Hérophile に関する記述，AT. XI, 239.
11) 『人体の記述』AT. XVII, 52. 本書 p. 187.
12) 『動物発生論』第［11］段落，AT. XI, 510-511.

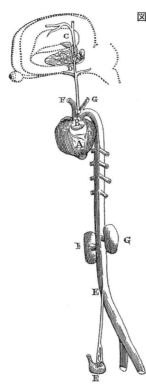

図 5　心臓（A）から真っすぐ脳に向かう血管が描かれており，これは脳室（les concavités du cerveau, D）に到達している。この血管が内頸動脈であると考えられる。（出典：*René Descartes, Opere postume 1650–2009*, Milano, 2009, p. 374.）

トが，自らの思索を改めた可能性がある。この辺りの経緯はデカルトの解剖学の発展的変遷という観点から今後の検討課題の一つとなろう。

　ところで，B 版では"grand vaisseau"（前出）に注釈が付いており，イタリア語で"terzo seno cerebrale"，つまり第三脳室であると書かれている[13]。この背景はボアンにあるとのことなので[14]，『解剖劇場』を繙いてみると，その記述は現代医学でいうところの第三脳室に関して記述したものであり[15]，上矢状静脈洞との関係についてはまったく記載がない。さらに，ボアンが参照したと考えられるヴェサリウスの『人体の構造』でも第三脳室の記述は上矢状静脈洞の記述とは異なっている[16]。B 版でのこの注釈が，どのような経緯を経て第三脳室を指すことになったのかについては，現在のとこ

---

13) *Op. cit.* AT. XI, 240 ; B. 17, cf. 26.
14) Annie Bitbol-Hespériès, 2014 年 12 月 4 日付山田弘明宛私信：「大きな三角形の血管，もしくは「第三脳室」はその断面が三角形である上矢状静脈洞または矢状洞にあたる。ボアンはこの構造に関して言及しており，特にヴェサリウスを参照するよう指示している」（竹田訳）。"Le « grand vaisseau triangulaire », ou « troisième sinus », correspond au sinus longitudinal supérieur ou sinus sagittal, dont la coupe a une forme triangulaire. Bauhin fait mention de cette forme et une note renvoie notamment à Vésale, cf. *Theatrum anatomicum,* III, cap. VIII, p. 553–554 en 1605, p. 291–293 en 1621".
15) *Op cit*, Lib. III, p. 591.
16) Andreas Vesalius. *The fabric of the human body. (De Humani Corporis Fabrica)*. Book 7. Chapter 6. On the cerebral ventricles. 1284. Description of the common cavity of the right and left ventricles or third ventricle. (English translation). p. 1284. Basel, 2014.

ろ不明であるが，今後この時代の文献調査を詳細に行なう必要があろう．

## B. 心臓弁の記述とデカルトの観察眼

心臓の運動に関してハーヴィを批判していたデカルトは，あくまでも人間機械論的に心臓の運動原理を説明しようと試みた．その論考には当然現代の心臓生理学とは相容れないところも多々あるが，房室弁や動脈弁の開閉など，今日の理解に近いものも見られる．また，心臓の発生に関しても現代の知識を先取りしていたのではないかと推測できる部分が見受けられる．

その一例を，心房（Atrium）と大静脈（Vena cava）の関係を記述した部分に見いだすことができる．デカルトは「大静脈の入口」に3枚の小さな被膜〔弁膜〕が見られる」と記述している[17]．したがって心房を大静脈の一部として捉えているのである．さらに，断章（1630-32）の［43］には，それを伺わせる記述が見られる[18]．「被膜は明らかに繊細であった」（竹田訳，"Les tuniques étaient visiblement assez fines"）．今日，心房の大部分を占める平滑な内腔を有した部分は大静脈洞が発生の過程で取り込まれたもので，本来の心房は心耳であるというのが定説である[19]．

一方，心耳（les oreilles du cœur）に関するデカルトの記述[20]は心耳を大血管とは異なる構造として認識していることを伺わせるものである．すなわち，「心耳がこのように腫れたり腫れが引いたりする運動は心耳に特有のものであり（中略）二本の静脈の残りのものよりも広く，さまざまな仕方で折りたたまれ，より厚く肉付きがよい被膜からできている」という一節がこれに該当する．この記述は心耳を独立した構造として認め，そこに機能を割り当てている証左ではないかと解釈される[21]．同様の記述は『動物発生論』にも見られる．そこでは「……そのしわこそ心耳と呼ばれているものである」

---

17) 『人体の記述』9節，AT. XI. 228.
18) Aucante, V., *Ecrits physiologiques et médicaux*, Paris, 2000, p. 77.
19) 伊藤隆・高野廣子「5. 胸部　E. 心臓」，『解剖学講義』改訂3版，南山堂，東京，2012年，p. 288.
20) 『人体の記述』9節，AT. XI. 228.
21) 『人体の記述』11節，AT. XI. 233.

とある[22]。以上に加え，心臓（＝心室）と心耳の運動が相反するものであると考えていること[23]からも，発生学的な根拠が当時はなかったにもかかわらず，デカルトが心房と心耳を分けて考えていたと解釈される。

ところで『動物発生論』の記述を見るかぎり，心耳の発生に関してはこれが血管の変奏されたものにすぎないという捉え方をしており，房室弁を静脈弁[24]の一種として解釈した様子が窺える[25]。前項でも述べたようにここにもデカルトの解剖学の発展的変遷の足跡を見ることができる。この房室弁と動脈弁（半月弁）の違いを明示的に示した記述である「静脈性動脈の入口には，大静脈の入口とはまったく別の仕方で配置されている三つの弁膜もまた見出されるであろう」という『人体の記述』の一節[26]の記述内容を正確に理解するならば，房室弁と動脈弁の形態に差異を見出したデカルトの観察眼の鋭さに感嘆させられる。脳解剖学ではデカルトの記述における誤りが早くも1665年にステノ（Niels Steno, 1638-86）によって指摘されているようであるが[27]，少なくとも心臓の解剖に関しては現代から見てもきわめて正確な記述を行っている。脳組織と心組織の死後変化はかなり異なった時間経過をとる。死後早期に自己融解が始まる脆弱な脳組織に比して，心臓は弁を含め比較的長い時間原型を保つので，デカルトにとっては幸いだったといえよう[28]。

## C. 心周期と筋収縮をめぐる用語の特殊性

心周期の捉え方とそこで使用されている用語に着目すると，弁の開閉やその種類と機能，さらには当時は概念が確立されていなかった心筋線維に関しても今日的な理解に連なる部分が散見される。その一方で，心臓の拡張・収

---

22) 『動物発生論』第 [9] 段落，AT. XI. 514-515.
23) 『動物発生論』第 [15] 段落，AT. XI. 525.
24) 一般に静脈には逆流を防ぐための弁が備わっており，これを静脈弁という。
25) 『動物発生論』第 [8] - [9] 段落，AT. XI, 514.
26) 『人体の記述』9 節，AT. XI, 229.
27) エドウィン・クラーク／ケネス・デューハースト「17世紀の脳機能説：デカルトとウィリス」『図説脳の歴史——絵で見る大脳局在論の歴史』松下正明訳，木村書店，東京，1984年，p. 70.
28) 『人体の記述』本文の注 45 を参照のこと。

縮に関して，当時は明確な心周期の概念がなかったこと，その動作基盤を「血液の滴」(gouttes) の性状変化に帰していること，など現代医学における心機能の説明とは断絶しているところも多い。したがって，訳者間ではそこで使用されている術語の訳語確定をめぐって議論になったところでもある。その中でも特に『人体の記述』で見られる enfler/désenfler という動詞の対語に関して言及しておきたい[29]。

この動詞は随所で自動詞，他動詞，代名動詞として使用されているが，血液膨張説で心臓の機能を説明しようとしたデカルトの意志を汲むと，いずれも意味するところは「腫れる／萎む」とするのが適当であると考え，本書ではこの訳語を採用することとした。ただしその文脈との関係から以下の2通りの訳が考えられる。まず器官としての心臓そのものに使用されている場合は，概ね心臓の拡張期（diastole），収縮期（systole）に対応させることができる。したがって，「腫れが引く」は，心室から血液が駆出されて心臓の外形が萎んだこと，すなわち収縮期であると読み替えるとよい。他方，「腫れる」は血液が満たされて膨満した状態で，血液が心室に流入する拡張期にあたる[30]。これはハーヴィに連なる現代的な心周期の解釈にほぼ一致したものである。

その一方でこれらの用語が心臓という器官ではなく，心筋を含む筋の状態に関して使用されていると推測される部分もあり[31]，ここでは désenfler は組織塊としての筋肉が弛緩して「腫れが引いた」状態となったこと，enfler は同様に筋肉が収縮状態になって「腫れて」いることを示したものと解釈される。同様の用語運用が四肢の運動に与する骨格筋の記述でも他動詞として使用されており[32]，心臓（心筋）も四肢の筋肉も「動物精気」で動かされる「機械」としての共通基盤で説明しようとしたデカルトの人間機械論的一貫性が現れている一節である。同時に，晩年に著されたこの著作における用語選択という意味での一貫性を示す好例でもある。

---

29) 『人体の記述』11 節，AT. XI, 233–234.
30) 『人体の記述』18 節，AT. XI, 241.
31) 『人体の記述』9 節，AT. XI, 229.
32) 『人体の記述』7 節，AT. XI, 226–227.

ところで,『動物発生論』ではsystoleという用語が採用されているのに対して[33],『人体の記述』では, この用語を積極的に避けた理由が, デカルトの医学思想の変遷を物語るもう一つの証拠となるのかもしれない。ハーヴィの『動物の心臓ならびに血液の運動に関する解剖学的研究』の公刊が1628年であり, デカルトの『動物発生論』と『人体の記述』はそれぞれ1630年, 1647年にまとめられた。デカルトがハーヴィに関して言及を開始したのは1632年のメルセンヌ宛書簡であるから, ハーヴィの思想を十分に検討したあと, これを批判するかたちで展開した『人体の記述』を準備した。この中でハーヴィの思想を追認するかたちになる systole/diastole という用語の採用はあえて避けた, という解釈が成り立つのではないか。

### 3. 用語と概念の多義性──Semenceを例に

　「種子」「種」。現代フランス語の辞書にあたるならば semence の訳語として, 第一義にはこれらが挙げられている。これに続いてヒトの「精子」や「原因」が並ぶ。英語の semen やドイツ語の Samen と同様,「精液」がこの単語の規範的な記号内容であることは論を俟たない。
　しかしながら『人体の記述』を翻訳する上で, 前述の「三角形の血管」と並んで訳者間で最も議論になった用語がこの semence である。血管は具象的な解剖学的構造を指すものなので比較的訳語を確定しやすい。これに対して, semence にはデカルトの粒子説や, ヒポクラテスの時代からすでに存在していた2種類の精液[34]という概念に加えて, 植物の種子という意味も内包されている。したがってその多義性のゆえに「精液」と翻訳してしまうと狭義の現代的概念との間に乖離が生じ, 違和感が残ることが懸念され, 議論となった。
　『人体の記述』第四部は発生を扱った章であり, その冒頭で semence が定

---

33) 『動物発生論』第[53]段落, AT. XI, 525.
34) ヒポクラテス, アリストテレスによる2種類の精液に関しては,「解説Ⅱ」の3節に詳しい記述があるので参照されたい。

義される。ここでは，植物から始まって，動物に至る semence の機能が説明される。ここで訳語を確定させる上で2つの考え方がある。一つは文脈に応じて現代の概念を呼応させて訳語を選択する方法で，もう一つはデカルトが想定する semence を生物共通の「種」として取り扱ってそれを意味内容として含む訳語を新造する方法である。前者を取るならば，生物ごとに種子，精子，精液などと訳語を変えて対応する方法と，「配偶子」のようにどれにも適応可能な訳語を充てる方法があろう。前者の場合，雌性の場合にsemence を「卵子」と翻訳するには，その原義から考えても相当の難題である。しかしながら，ヒポクラテスに始まる雌雄両性の「精液」を知っていれば，雌性の semance を「精液」という言葉で置き換えることはまったく問題にはならない。これは，『人体の記述』よりも十数年早く書かれた『動物発生論』でも同様である。ここでは semence（羅：semen）が雌雄両性に対して用いられている。デカルトの記述内容から semence が液体であり，それが血液と同様に微粒子（partes）から構成されることが一貫しているので[35]，「精液」という訳語がここでも適切であるように思われる。

　他方，「配偶子」は雄性でも雌性でも使用可能な現代生物学の標準的な用語であり，ここには精子も卵子も含まれる。デカルトは伝統に従って雌雄両性に対して semence を使用しており，その意味でも「配偶子」は semence の外延を含んだ好適な訳語であるかのように見える。しかしながら，あまりに現代的であるがためにかえってデカルトの思想が矮小化される懸念があり，議論の末，不採用となった。

　このような状況で，『人体の記述』では，植物の「種子」にも semence を使用しており，これに「精液」という訳語を充てると，現代的な含意である動物の雄の「精液」が前面に出過ぎてしまう恐れがあった。これに対応して，そのような懸念がなく，かつ本書に収められたデカルトの医学論考の semence の外延をすべて含みうる訳語として，「胚種」という新語を造った。そしてこの言葉の使用は，デカルトが動物と植物からなる生物すべてを対象としてsemence を使用していると考えられる場合に限定した。この訳語は，動植物，

---

[35]　『動物発生論』第[4]-[5]段落，AT. XI, 507.

雌雄はもちろんのこと，デカルトの記述に含まれるいわば「幹細胞」的なニュアンス[36]や，そこからの細胞分化，組織分化[37]についても表現することができて便利であると考えている。

## 4. おわりに

デカルトの医学関係の論考のテキスト間に見られる一貫性のなさに対する批判は昔からあったようであるが[38]，自ら確認するまでは疑い続け，解剖によって確認した知識に基づいて理論を確定していったと考えられるところもある。例えば，『動物発生論』にある臍帯静脈（V. umbilicalis）の話題や，動脈と静脈の数に関する考察[39]などはその代表例であろう。その意味でこの医学論集は『方法序説』の４つの方法[40]に忠実に従って展開された学問の「本論」を目指していたのかもしれない。デカルトはその決意を記している。

> かくも必要な学問の探究に私の全生涯を使おうともくろみ，また人生の短さやあるいは実験の不足によって妨げられさえしなければ，それをたどることによってその学問が間違いなく発見されるはずだと思われるひとつの道に出会った。[41]

---

36) 『動物発生論』第［5］段落，AT. XI, 507 ; 1637 年の断片集，AT. XI, 516 ［45］.
37) 『人体の記述』AT. XI. 176-178, B. 584 ; 66.
38) 「解説Ⅱ」，「1. テキストの問題」を参照のこと。
39) 『動物発生論』第［42］段落，AT. XI, 533 ;『人体の記述』49 節，AT. XI. 267.
40) 『方法序説』第二部，山田弘明訳，ちくま学芸文庫，2010 年，p. 37-38（AT. VI. 18-20）．
41) 『方法序説』第六部，p. 94（AT. VI. 63）．

# VI

# 西洋医学におけるデカルトと解剖学

坂井建雄

　デカルト（1596-1650）がヨーロッパの思想と科学に与えた影響は，きわめて大きなものであった。その影響は医学にも及んでおり，17世紀後半には機械論的な生理学がネーデルラントを中心に展開された。またデカルトは医学に少なからぬ関心を持っており，『方法序説』（1637年）の第五部で扱われた血液循環，『情念論』（1649年）で取り上げられた身体と精神（霊魂）の関係は，当時の医学における重要な問題であった。早い時期に執筆され（1633年頃）没後に出版された『人間論』（1664年）は，人体の生理学一般を扱っている。本書に収録されているデカルトの医学関係の5編の文書は，今回新たに邦訳されたものである。

　ヨーロッパの医学の内容とあり方が，19世紀に大きく変貌したことはよく知られている。18世紀以前のヨーロッパでは，病気は体液の異常によって起こると考えられ，瀉血などの治療を行っていた。その医学理論は古代ギリシア・ローマ以来の医学を踏襲しており，医療水準は中国医学やインド医学など他の伝統医学と大差がなかった。19世紀に入ってヨーロッパの医学は大きく変貌し，人体と病気についての研究を深化させ，さまざまな医療技術を開発して，現代の医学へと発展してきた。デカルトの時代の医学は，現代の医学とは大きく異なるものであった。

　本解説ではデカルトが生きた17世紀の医学とその後の発展を素描し，またデカルトがとくに取り組んだ解剖学の西洋医学における意義についても考察する。

## 1. 17世紀の西洋医学

　中世以後のヨーロッパの大学医学部においては，理論（theoretica）と実地（practica）が重要な授業科目であった。医学理論では自然と人間に関する普遍的な原理を明らかにするために議論し，医学実地では健康を保持し回復するための手段を教えた。医学理論と医学実地の原型は，サレルノ医学校で作られた。サレルノ医学校は10世紀後半から13世紀初頭にかけて優れた臨床家を育てて医学校としての名声を高めたが，明確な組織体を作らない緩やかな教師の共同体であった[1]。北イタリアの大学では早い時期から医学理論と医学実地が分離しており，ボローニャ大学では1320年代に，パドヴァ大学では14世紀末に2つの教授職が分かれていた。医学教授はもともと実地と理論の両方を担当したが，実地を担当する教授に「実地」という呼称がまず用いられ，「理論」の呼称が遅れて用いられるようになった[2]。北イタリア以外，とくにドイツとネーデルラントの大学では医学理論と医学実地を兼務する例が少なからず見られた。

　18世紀以前の医学理論の教育に用いられた教材には，3種類のものが知られている。その第1はサレルノ医学校で編まれた『アルティセラ』（Articella）という教材集である。その中核となる文書は，アラビアのヨハニティウスの『入門』，ビザンチンのフィラルトゥスの『脈について』とテオフィロス・プロトスパタリオスの『尿について』，ヒポクラテスの『箴言』，『予後』，『急性病の治療』，ガレノスの『医術』の7編で，サレルノの医師たちやパリなどの医師たちによって注釈が加えられ，さらにヒポクラテスの他の著作やアヴィケンナの『医学典範』の一部が加えられて内容が豊富になっていった[3]。『アルティセラ』はヨーロッパ各地に広まり，12世紀末から13世

---

1)　坂井建雄「サレルノ医学校──その歴史とヨーロッパの医学教育における意義」『日本医史学雑誌』61, 2015年, pp. 393–407.
2)　Siraisi, N. G., *Avicenna in Renaissance Italy. The Canon and medical teaching in Italian universities after 1500*, Princeton: Princeton University Press, 1987, pp. 203–225.
3)　Arrizabalaga, J., *The Articella in the early press, c.1476–1534*. Cambridge: Cambridge

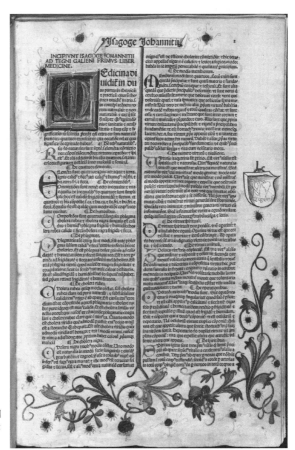

図1 『アルティセラ』
1487年，ヴェネツィア刊
（ドイツ，ミュンヘン，バイエルン州立図書館蔵）

紀にかけてパリ，モンペリエを始めヨーロッパ各地の大学で用いられ，後にはウィーン，エアフルト，チュービンゲンなどドイツ語圏の大学でも用いられた。『アルティセラ』は15世紀まで手写本として広まったが，1476年以後1534年までの間にパドヴァ，ヴェネチア，リヨンなどで18版が出版されたことが確認される（図1）。

医学理論の教材の第2は，アラビアのアヴィケンナ（イブン・スィーナー，Avicenna/Ibn Sina, 980-1037）の『医学典範』（*Canon*）である。この著作

---

Wellcome Unit for the History of Medicine, 1998.

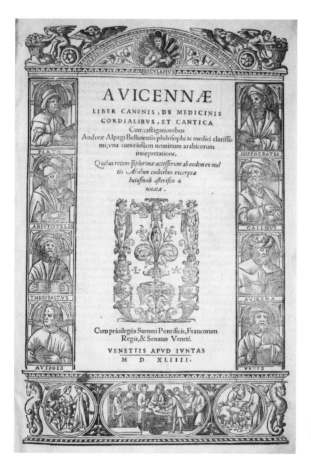

図2 アヴィケンナ『医学典範』1544年, ヴェネツィア刊（坂井建雄蔵）

はおもにガレノスのさまざまな医学書の内容を再編成して，全5巻の構成で体系的に編纂されたものである。5巻の内容は，①医学概論，②単純治療薬，③病気の各論，④全身の病気，⑤複合治療薬の処方，である。第1巻が医学理論の教材として用いられ，4教説からなる。第1教説は生理学に相当し，元素，混合，体液などガレノス生理学を扱う。第2教説は病理学，第3教説は健康学，第4教説は治療学に相当する[4]。ガレノスのさまざまな著作に

---

[4] Avicenna, *Liber Canonis, De medicinis cordialibus, et Cantica cum castigationibus Andreae Alpagi Bellunensis … una cum ejusdem nominum Arabicorum interpretatione*,

分散していた記述が，体系的に整理されているために使いやすく，広く用いられた。12～13世紀にクレモナのジェラルドによりラテン語に訳されて手写本として流布し，16世紀末まで北イタリアの大学でとくによく用いられ，アルプス以北の大学にも広まった。1473年以後1658年までの間にパドヴァ，ヴェネチア，リヨンなどで26版が出版されたことが確認される（図2）。

医学理論の教材の第3の種類は，16世紀以降に新たに書かれた医学理論書であり，その最初のものはフランスのフェルネル（Jean Fernel, 1497–1558）による『医学』（Medicina, 1554）である。この書物は3部からなり，第1

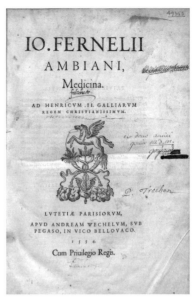

図3　フェルネル『医学』1554年，パリ刊（イギリス，ロンドン，ウェルカム図書館蔵）

部は生理学，第2部は病理学，第3部は治療論である。その内容は『医学典範』の第1巻ときわめて類似しているが，アラビア医学に拠らずに，ガレノスなど古代の原典を参照して書かれている。その後，同様の医学理論書が次々と出版され，徴候論と健康論が加わって5部構成になり，その多くは『医学教程』（Institutiones medicae）という表題を有していた。医学理論書は16世紀中葉から18世紀前半まで，ヨーロッパ各国の多くの著者によって書かれた[5]。フランスでは2大学，ドイツでは11大学，さらにオランダ，イタリア，チェコ，オーストリア，スイスの大学の医師による医学理論書が確認できる。ヨーロッパ全域では少なくとも18大学の23人の医師が医学理論書を出版している（図3）。

---

　　Venetiis, Apud Juntas, 1544.
5)　坂井建雄，前掲「サレルノ医学校——その歴史とヨーロッパの医学教育における意義」, p. 393–407.

医学実地の教材としては,「医学実地」(practica medicinae) という書物のジャンルがある。これらは多数の個別の疾患を取り上げ,それぞれの疾患ごとに診断や治療方法を説明する。医学実地書はサレルノ医学校で生み出され,最初の医学実地書はガリオポントゥス(Gariopontus, fl. c.1035-1050)の『受難録』(*Passionarius*) である。局所性の疾患(頭から足まで部位別)と全身性の熱病を扱い,この組み合わせがその後の医学実地書の基本型となった。サレルノ医学校では何人もの医師が医学実地書を書き,その後もヨーロッパ各国の大学の医師によってしばしば著された。その大学はヨーロッパ全体に広がっており,イタリアでは4大学,フランスでは3大学,ドイツでは10大学,オランダでは3大学,スペイン・ポルトガルでは2大学,さらにスイスとオーストリアの大学の医師による医学実地書が確認できる。ヨーロッパ全域で少なくとも24の大学の39人の医師が医学実地書を出版している[6]。

デカルトの生きた17世紀では,ドイツのヴィッテンベルク大学のゼンネルト(Daniel Sennert, 1572-1637)が,最も充実した代表的な医学理論書と医学実地書を著している。ゼンネルトの学術活動は3期に分かれ,第1期(1602-11年)には『医学教程5書』(1611年),第2期(1611-19年)には『自然科学要略』(1618年),『化学についてアリストテレスとガレノスの一致と不一致』(1619年),『熱病について4書』(1619年),第3期(1620-37年)には『医学実地』全6書(1628-35年)を著した[7]。『医学教程5書』(*Institutionum medicinae libri V*, 1611) は①生理学,②病理学,③徴候学,④健康学,⑤治療学の5書からなり,その生理学はガレノスの生理学説を踏襲し,混合,精気,霊魂などを扱っている[8](図4)。

---

6) 坂井建雄「18世紀以前ヨーロッパにおける医学実地書の系譜——起源から終焉まで」『日本医史学雑誌』61, 2015年, pp. 235-253.

7) 坂井建雄・澤井直「ゼンネルト(1572-1637)の生涯と業績」『日本医史学雑誌』59, 2013年, pp. 487-502.

8) Sennert, D., *Institutionum medicinae libri V*. Witebergae: Apud Zachariam Schurerum, typis Wolfgangi Meisneri, 1611.

ゼンネルト『医学教程5書』（1611年）第1書「生理学」の内容

| | |
|---|---|
| 第1章 医学の本性 | 第8章 霊魂の能力と作用一般 |
| 第2章 医学の区分 | 第9章 栄養と成長 |
| 第3章 健康 | 第10章 発生 |
| 第4章 混合 | 第11章 生命能力 |
| 第5章 内在熱と湿気 | 第12章 外的感覚 |
| 第6章 精気 | 第13章 内的感覚 |
| 第7章 器官的諸部分の自然的構成，異質部分と等質部分が共有する統合について | 第14章 知的能力 |
| | 第15章 欲求と運動能力 |

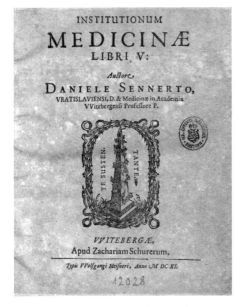

図4 ゼンネルト『医学教程5書』1611年，ヴィッテンベルク刊（ドイツ，ドレスデン大学図書館蔵）

ゼンネルトはまた『自然科学要略』（Epitome naturalis scientiae, 1618）という自然学の教科書を著している。自然学は医学理論と密接な関係があり，その内容は古代のアリストテレスに遡り，学問の基礎として多くの大学で教えられていた。8書からなり，①哲学の本性，②宇宙，③元素，④気象，⑤大地，⑥霊魂，⑦感覚的霊魂，⑧理性的霊魂を扱っている。ラテン語で9版が出ている。

ゼンネルトは大部な医学実地書を，2群に分けて著している。一つは『熱病について4書』（De febribus libri IV, 1619）で全身性の熱病を扱い，①熱病一

般，②腐敗熱，③消耗熱，④疫病・疫病熱・悪性熱からなる[9]。ラテン語で7版が出ている。もう一つは局所性の疾患を扱う『医学実地』(*Practicae medicinae*, 全6書，1628–35) で，第1書（1628）は頭部の疾患，第2書は胸部の疾患，第3書は腹部の疾患，第4書は女性の疾患と小児の疾患，第5書は表在性の疾患，第6書は隠れた疾患を扱う[10]。5版が出ている。医学実地書は11世紀から18世紀末まで繰り返し書かれ，多くは局所性（頭から足へ）と全身性（熱病）を組み合わせた基本型を有していたが，ゼンネルトの医学実地書はその最大かつその頂点と見なされる（**図5，図6**）。

---

ゼンネルトの医学実地書の内容

| 『熱病について4書』（1619年） | 『医学実地』全6書（1629–35年） |
|---|---|
| ①熱病一般，一過性熱 | 第1書　頭部の疾患 |
| ②腐敗熱 | 第2書　胸部の疾患 |
| ③消耗熱 | 第3書　腹部の疾患 |
| ④疫病，疫病熱，悪性熱 | 第4書　女性と小児の疾患 |
|  | 第5書　表在性の疾患（外科的疾患） |
|  | 第6書　隠れた疾患（内部の疾患） |

---

　デカルトの時代の医学の内容は，以上のようなものであった。医学理論においては古代以来の体液説が継承され，病気は体液の不均衡により生じると考えられていた。疾患の原因について理論的な考察は行われたが，特定の病因は見いだされていなかった。医学実地においては部位別の疾患と全身性の熱病が区別され，その症状や病態に合わせておもに植物性の薬剤，食餌，瀉血などによる経験的に有効と思われる治療が選択された。

---

9) Sennert, D., *De febribus libri IV*. Wittebergae, Apud Zachariam Schurerum〔impressum typis haeredum Johannis Richteri〕1619.
10) Sennert, D., *Practicae medicinae*. In 6 vols., Wittebergae: Sumtibus viduae et haered. Zachariae Schureri senioris, 1628–1635.

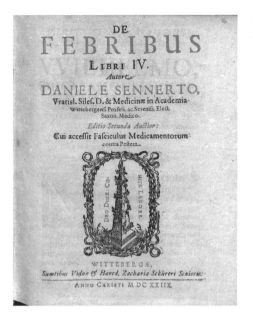

図5 ゼンネルト『熱病について4書』1628年,ヴィッテンベルク刊(ドイツ,ミュンヘン,バイエルン州立図書館蔵)

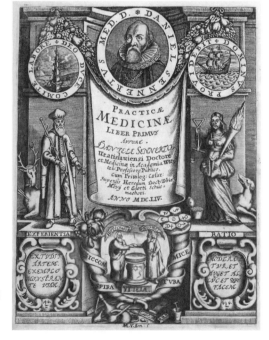

図6 ゼンネルト『医学実地』第3版第1巻,1654年,ヴィッテンベルク刊(ハーヴァード大学蔵)

## 2. デカルト以後の医学

デカルト以後の時代に,医学の内容は少しずつ変わり始める。まずハーヴィ (1578-1657) による血液循環論 (1628 年) は,古代のガレノスの生理学説のうちで三大内臓と脈管の理論を否定するものであったが,1650 年頃までに受け入れられるようになった。胸管とリンパ管系の発見により,栄養付与について新しい説明が模索された。さらに人体についてのデカルトの機械論に影響を受けて,ネーデルラントのクラーネ (Theodorus Craanen, 1620-89) の『オエコノミア・アニマリス (動物的秩序)』(Oeconomia animalis, 1685 年) など新しい機械論的な生理学が提唱されるようになった[11]。ニュートン (Isaac Newton, 1642-1727) の『プリンキピア』(1687) で提唱された力学は,機械論な生理学にさらに弾みをつけた。

ライデン大学のブールハーフェ (Herman Boerhaave, 1668-1738) は,医学理論と医学実地を再構築して新しい方向を提示し,ヨーロッパ各国から数多くの学生を集めて育て,「ヨーロッパ全体の教師」と呼ばれた[12]。医学理論書の『医学教程』(Institutiones medicae, 1708) では,生理学の部分を大幅に拡張し,元素や体液などガレノス生理学説の要素を一切廃し,さまざまな臓器の機能を列挙して機械論的な説明を与えた。医学実地書の『箴言』(Aphorismi, 1709) では局所性+全身性の伝統的な枠組みを廃し,疾患を症状・病態別に列挙する新しい方向を示した。

ブールハーフェの弟子のハラー (Albrecht von Haller, 1708-77) は,ブールハーフェの機械論的な生理学を継承して『生理学初歩』(Primae lineae physiologiae, 1747) および『人体生理学原論』(Elementa physiologiae corporis humani, 全 8 巻, 1757-66) という生理学書を著し,生理学を医学理論という枠組みから切り離して独立した学問領域に仕立てた。生理学は 19 世紀

---

11) 本間栄男「17 世紀ネーデルラントにおける機械論的生理学の展開」,2001 年度東京大学大学院総合文化系大学院博士論文.
12) 坂井建雄・澤井直「ブールハーフェ (1668 〜 1738) の『医学教程』」『日本医史学雑誌』58, 2012 年, pp. 357-372.

初頭のマジャンディー（François Magendie, 1783-1855）による実験的な生理学研究を経て，1830年代以降にドイツの諸大学に生理学の実験室，研究所が整備されて大きな研究成果を挙げ，基礎医学の中核として発展する。

ブールハーフェ以後の医学実地書は，症状・病態別の構成をとるものが多くなる。18世紀後半にモンペリエのソヴァージュ（François Boissier de Sauvages de Lacroix, 1706-67）は症状・病態による区分を徹底し，疾患を植物の種のように分類して『方式的疾病分類学』(*Nosologia methodica*, 1763) を著した。この著作では疾患は症状の類似性に従って10綱，43目，295属に分類され，計2308種の疾患を認めていた[13]。この分類方法は一世を風靡し，19世紀初頭まで同様の疾病分類学書が多数出版された。19世紀に入る頃から病理解剖学が盛んに行われるようになり，病気が体液の不均衡により生じるのではなく，臓器の病変により生じると考えられるようになり，個別の疾患を扱う医学書も消化器，呼吸器といった器官系統別の構成をもつものに変わっていった[14]。

デカルト以後，19世紀の医学の変革までの医学の歩みは以上のようなものであった。デカルトの機械論はすぐに大きな変革を医学にもたらしたわけではないが，ブールハーフェによる医学の変革に道を開いた。ブールハーフェにより医学理論と医学実地は再構築されて，古代のガレノスによる体液を中心とした生理学が払拭され，疾患の分類にも新しい方向が模索されるようになった。19世紀における医学の変革は，その道程の先にもたらされたものである。

## 3. 西洋医学における解剖学の役割

17世紀の医学教育において主要な教科は医学理論や医学実地であるが，解剖学／外科学と植物学／薬剤学も16世紀から大学医学部において次第に

---

13) 坂井建雄「ソヴァージュ（一七〇六〜一七六七）の疾病分類学」『医譚』108, 2010年，pp. 109-123.
14) 坂井建雄「19世紀における臨床医学書の進化」『日本医史学雑誌』57, 2011年，pp. 19-37.

教えられるようになっていた。デカルトは世紀の医学教育を受けたことはないが，医学に関心を持っていた。17世紀の医学のさまざまな教科の中で，デカルトがとくに解剖学に関心を向けたのはなぜだろうか。

人体解剖は西洋医学の大きな特徴となっている。人体を初めて解剖したのは，ヘレニズム期のアレキサンドリアのヘロフィルス（Herophilus, c. BC330-c.BC260）とエラシストラトス（Erasistratus, c.BC315-c.BC240）であるが，その著作は伝存していない。現存する最古の解剖学書は，古代ローマのガレノス（Galen, 129-216）によるものである。『身体諸部分の用途について17書』（*De usu partium corporis humani libri XVII*）は，人体のさまざまな器官にそれぞれ役割があり，それにふさわしい構造を有していることを述べている。『解剖手技』（*De anatomicis administrationibus libri XV*）は，前著で述べられた器官の解剖の方法を詳述したもので，第11書の途中までがギリシア語原典で伝存し，それ以後はアラビア語訳として残されている。その他，骨格，筋，神経，血管の解剖について述べた小論などがある[15]。ガレノスは社会的な制約のために人体の解剖はできなかったが，多種の動物を解剖し，とくに人体に近い動物としてサルを解剖した。ガレノスの解剖学著作を読むと，その解剖学的な記述がきわめて詳細かつ正確なものであることが分かる。解剖学の記述は人体の構造と照らし合わせることにより，1800年の歳月を経ても検証することができる。これに対して古代の医学の他の種類の著作では，その記述内容を事実と照らし合わせて検証することが困難であり，とくに疾患については古代の疾患の名称がたとえ現代のものと類似していたとしても，その意味内容はしばしば歴史的に変遷をしており，古代において何を意味していたかは必ずしも明らかではない。

16世紀のヴェサリウス（1514-64）は自ら人体を解剖し，ガレノスの解剖学書を研究して，『人体の構造』（*Fabrica*, 1543）という解剖学書を著した。そこに含まれる多数の精緻で芸術的な解剖図は，人体という研究対象を視覚

---

15) 『ガレノス解剖学論集』坂井建雄・池田黎太郎・澤井直訳，京都大学学術出版会，2011年。

的に提示して解剖学の新しい時代を開いた[16]。ヴェサリウス以前には，ガレノスを始めとする古代の文献がおもな研究対象であったが，ヴェサリウス以後には人体がおもな研究対象となり，自然を探求する近代医学がここから始まったとされる。16世紀後半から17世紀にかけて人体解剖は時代の最先端の科学となり，人体の構造や機能に新たな発見が相次いだ。ハーヴィによる血液循環論（1628年）は，人体解剖による新発見の最大のものであった。

また解剖学は大学での医学教育の中に取り込まれ，ヴェサリウス以後に新たな解剖学書が次々と著されるようになった。16世紀末から17世紀初頭にかけての解剖学書では，バーゼル大学のボアン（1560-1624）による『解剖劇場』（*Theatrum anatomicum*, 1605）が解剖学用語を整備して広く読まれた[17]。デカルトもこれをよく参照している。血液循環論以後では，コペンハーゲンのバルトリン（Thomas Bartholin, 1616-80）による『改新解剖学』（*Anatomica reformata*, 1641）が，血液循環論を積極的に取り込み，最もよく読まれた。

デカルトがボアンの『解剖劇場』などを読み，ウシなどの動物を使って心臓や脳や胎児の解剖をしたのは，このような時代であった。

人体や動物を解剖して，すぐに何か新しいことが発見できるものでないことは，今も昔も変わらない。しかし既存の理論や概念に疑念があるときに，何が真実かを見極めるためには実際に人体を解剖し観察することが不可欠である。さらに人体解剖には，人体についての具体的なイメージ（描像）をつかむという役割もある。

デカルトが動物の解剖を行ったのは，人体や自然界について古代から伝えられてきた検証のできない理論を扱うにあたって，確実に検証のできる手がかりを求めていたからではないだろうか。今回新たに訳出された『解剖学摘要』には，デカルトが動物を解剖した時のメモが含まれている。デカルトが動物を解剖することから実際に何を得ることができたのか，それを読み解く手がかりはまさしくこの中に見いだされるのである。

---

16) 坂井建雄『人体観の歴史』岩波書店，2008年を参照。
17) 澤井直・坂井建雄「ガスパール・ボアンにおける筋の名称について」『日本医史学雑誌』52，2006年，pp. 601-630.

# あとがき

　本書の企画の意図，研究組織そして訳出の過程についてはすでに「はじめに」に述べられている。ここでは，今回の企画にかかわった研究組織のことを中心に若干の補足をしておきたい。

　日本におけるデカルト哲学研究の環境は，現在，大きく変わりつつある。『デカルト全書簡集』全8巻（知泉書館，2012～16年）が完結し，本書に続いて『デカルト　数学・自然学論集』（法政大学出版局），さらには『ユトレヒト紛争書簡集』（知泉書館）もほどなく出版される。これでデカルト研究の典拠とされるいわゆるアダン・タヌリ版全集（本書では AT と略記したもの）全11巻のほとんどすべてが日本語で読めることになる。

　実際のところ，異国の哲学を学ぼうとする場合，その哲学者の原典の翻訳があるかどうかは，決定的といってもよいほどの重要性をもつ。そのことは，ちょうど白水社から『デカルト著作集』全4巻（1973年）が刊行された頃にデカルトの研究のまねごとを始めたこともあって，実感としてよく分かる。白水社版の著作集には『省察』の「反論と答弁」の大部分や，『方法序説』「三試論」や『人間論』など，それまで未邦訳の多くの著作が含まれていた。それらの翻訳には，その後も現在に至るまで多大の益を受けてきた。

　しかし，デカルト（とその応接者）が書き残した文書全体から見れば，従来翻訳されていたのは半分にも満たないものだった。たとえば，書簡については，創元社から戦時中に刊行された『デカルト選集』の第5巻（1940年），第6巻（1942年）をはじめ部分的には翻訳されてきたものの，アダン・タヌリ版全集の第1巻から第5巻までと第10巻の一部を占める往復書簡全体の約7割ほどは手つかずのままになっていた。また第10巻・第11巻の数学・自然学関係や生理学関係の部分についても，その多くは翻訳されてこな

かった。それが，今やアダン・タヌリ版全集のほとんどすべてが日本語で読める時代になろうとしているのである。

　日本でこれからも従来のような西洋哲学史研究といったものが存続していけるのかどうか，それはかなり怪しいかもしれない。だが，デカルトの哲学に関心をもつ人が出てくるとき（どのような形にせよ，そうした人が皆無になるとは考えにくい），その出発点の風景は従来とはかなり違ったものになることは間違いない。

　こうしたデカルト研究の環境を大きく変える作業を先頭に立って牽引してきたのは山田弘明氏であり，本書の企画も氏の発案になる。そこに，香川も翻訳者として参加させていただくことになった。しかし，翻訳することになった医学・生理学関係の文書は少なくとも従来の普通の（？）デカルト研究者の手には余るものであることは明らかだった。医学の研究者に参加してもらうことが不可欠である。そこで，同僚の山梨大学医学部解剖学教室の竹田扇教授に相談することにした。竹田教授は医学部では解剖学の講義実習を担当しておられるが，人文学についても関心と素養をお持ちで，これまでにもすでに人文系の研究に参加してもらっていたからである。教授からは今回の企画に参加することを快諾していただくとともに，順天堂大学医学部解剖学教室の坂井建雄教授にも参加を呼びかけていただいた。坂井教授はいうまでもなく日本の医学史研究を代表する研究者のおひとりで，医学史関係の多数の著作でよく知られている。坂井教授は現在ガレノスの翻訳を精力的に進めておられるが，その仕事に参加している若き医学史研究者の澤井直，安西なつめの両氏にも，今回の翻訳・解説に参加していただくことになった。

　こうして陣容が整い，参加が決まった6名全員と法政大学出版局の郷間雅俊編集部長は2013年5月に同局で第一回の会合をもつことになった。その後，清里での合宿や順天堂大学での研究会も含め，2016年12月に校正刷りを持ち寄って行われた会合まで，何度か7名全員が参加する研究会を行った。その間，参加者は相互に頻繁にメールでやりとりするだけではなく，個別に会合ももってきた。翻訳・解説の分担は「目次」に示した通りだが，相互の検討はその分担を超えて，文字通り全体にわたっている。最終的な責任はそれぞれの担当者に帰すとはいえ，相互検討はかなり徹底していたことは述べ

ておきたい。今回，こうした異なる分野の専門家が参加する研究グループを組織し，比較的短時日のうちに集中的に行われた作業を経て，本書は出来上がった。デカルトの哲学を読み解くには，近世初頭という時代背景もあって，そうした多分野にまたがる組織が不可欠であった。今回の仕事を通じて，デカルトが知の巨人であったことをあらためて確認することになった。

　さらに，「序」を寄せていただいたアニー・ビトボル-エスペリエス女史のことに触れないわけにはいかない。今回の企画は，いま述べた研究グループを組織できたことだけではなく，女史（われわれは，いつの間にか，アニーさんと呼ぶようになっていた）の参加がなければ，現在のような形では実現されえなかったはずである。

　アニーさんは，デカルト哲学研究で一時代を画したジュヌヴィエーヴ・ロディス-レヴィス元ソルボンヌ大学教授のもとで学ばれ，『デカルトにおける生命の原理』(*Le principe de vie chez Descartes*, Paris, 1990) で学位を取得された。その後も『人間論』(René Descartes, *Le monde, l'homme*, Paris, 1996) の校訂版や多数の論文を発表されており，そのなかには多くの美しい図版を掲載した若い人向けの『ルネ・デカルトと医学』(*René Descartes et la Médecine*, Paris, 1999) といった本も含まれている。アニーさんはこのようにデカルトの医学・生理学の分野の研究ではまさに第一人者であるが，最近ではデカルトだけではなく，幅を広げてルネサンスから近代に至る医学史研究も精力的に進められている。そこでは特に「モンスター（怪物・奇形）」の概念が焦点となっている。本書の「序」でも触れられているように，デカルトの医学思想の特徴のひとつを「賛嘆の追放」に求めるアニーさんのデカルト解釈を考えると，不思議ではない。賛嘆とモンスターはセットで語られてきたからである。アニーさんのそうした研究としては，たとえば，『モンスターと哲学』(Charles T. Wolfe (ed.), *Monsters and Philosophy*, London, 2005) に収められた「結合双生児とわれわれの理性の限界」("Conjoined Twins and the Limits of our Reason") がある。この論文はミシェル・フーコーがルネサンスで特に問題となる形象として指摘した結合双生児の問題を取り上げ，ルネサンスから18世紀に至るまでのフランスの議論を丹念に跡づけたもの

である。それは，近年のモンスター研究の先鞭をつけたともいえるダストンとパークの大著（Lorraine Daston & Katharine Park, *Wonders and the Order of Nature 1150–1750*, New York, 2001）と比べるとはるかに小さな論文ではあるが，そこに盛られた議論と分析は内容的には彼女たちの大著に比肩できるものだと思う。さらに，モンスター研究に関しては，数年前からアニーさんはフランス文部省の後援でネット上に「ルネサンスから古典時代までのモンスター」（Les Monstres de la Renaissance à l'Age Classique）と題するバーチャル展覧会を公開されるなど，興味深い研究活動を展開されている。

　アニーさんは現在パリのガリマールから刊行中の新版デカルト全集の解剖学・生理学関係の巻（*René Descartes, Œuvres complètes II, Le Monde. L'Homme. Ecrits anatomiques et biologiques*）の編集をほぼ完了し，その刊行を待っておられる。今回，同じロディス-レヴィスの下で学ばれたこともあって旧知の間柄である山田氏の仲介で本書の企画に参加されることになり，新しい全集版に向けて蓄積された研究成果をわれわれに惜しみなく提供されたのである。

　アニーさんには 2015 年の 9 月に来日していただき，その際開催した研究会でかなり細かな点についてまで検討することができた。その後もアニーさんとは，次々に出てくる疑問をメールで問い合わせると，そのつど直ちに，明快な回答がかなりの量の典拠を伴って返ってくるといったことを繰り返すことになった。その最後に初校のゲラの PDF をお送りしたところ，ゲラの欧文部分について誤りを指摘したメールがあっという間に戻ってきたことには，皆驚かされた。このように，今回の企画についてアニーさんには細部の検討に至るまで協力していただいた。

　本書に収めたラテン語原文の諸論文については，フランス語に限っても，ヴィクトール・クーザン，フーシェ・ド・カレイユ，ヴァンサン・オカントなどによって，これまでもおおよそは現代語に訳されてきてはいた。しかし，原文の解釈で不安になるような部分については，それらの翻訳では雰囲気はわかるものの不明確であるような場合が少なくなかった。それが，アニーさんに問い合せると，明快な解釈がその根拠とともにすぐに示されるのである。幾度となく繰り返されたこの明晰さの経験はある種の感動さえ伴うものであ

った。今回の翻訳はそうしたアニーさんとの応接なしにはありえなかった。上に述べた新版のデカルト全集が刊行されれば，デカルトの医学・生理学関係の著作の読みに明確な見通しが与えられ，近年関心が高まっている近世哲学と医学・生理学との関係をめぐる研究に大きな影響を及ぼすはずである。

　アニーさんとは来日された翌年の2016年7月にパリでお会いし，本書の企画の進行具合を報告することができた。パリには，他の研究者との打ち合わせもあって，ドイツのハノーファーで開催された国際ライプニッツ学会で一つのセッションを司会された山田弘明氏とともに行くことになっていた。お会いした日の夕刻にはご家族ともお会いし，パリのもっとも古いキャフェでご馳走になった。そして，翌日は，デカルトの名前のついたパリ第五パリ・ルネ・デカルト大学，パリでは単に「医学部」（Faculté de médecine）と呼ばれている大学の図書館を案内してくださることになった。「医学部」の博物館は2013年に上に触れたバーチャル展覧会関連の小さな展示を竹田教授とともに見学した際に一度訪れたことがあったものの，図書館のなかに入ることはなかったので，軽い気持ちで案内をお願いした。

　翌日の午前，滞在していたホテル（これは前年にパリでお会いした際に，あまりの安宿でひどかったことをお話ししたら，心配されたアニーさんから紹介されたホテルだった）から坂を数分下るとすぐ「医学部」で，その入り口にはすでにアニーさんと山田氏が到着されていた。大学内に入り，図書館へ着くと，アニーさんは司書の女性二人をともなって迷路のような道をずんずん進み，われわれ二人を特別閲覧室らしきところへ案内された。そうして司書のお二人がヴェサリウス，ファブリキウス，ボアン，そしてデカルトなどの原著を次々と大きな机の上に並べると，アニーさんが簡明な解説を付けてくださった。その閲覧室はアニーさんがそれらの原著を縦横に読み解きながら，研究をされてきた場所でもあったのである。

　現在，フランス国立図書館のGallicaなどのプロジェクトによって貴重な原典のPDF化が進行しており，今までは触れることができそうもなかった膨大な文献が無料のPDFとしてダウンロードでき，簡単に見られるようになっている。この研究環境の変化は，たとえば従来の日本の普通の（?）デカルト研究者には想像もつかないような事態，研究のあり方そのものの見直し

を迫るような事態であるだろう。本書の訳注などに見られるように，今回の企画でもこうした PDF 化の恩恵を蒙っている。しかし，PDF を見るのと原著を読むのとでは，大きな違いがあるはずである。それは研究自体の質にも影響を及ぼすような違いであるのかもしれない（ちなみに，今回参加いただいた坂井教授は原典の素晴らしいコレクションをお持ちである）。少なくとも PDF は情報を知るには便利だが，読むという作業にはなじみにくい。そうした点でも，PDF 化の進行は研究のあり方に変化をもたらす可能性がある。いずれにせよ，「医学部」の特別閲覧室での経験はアニーさん，ひいてはフランスにおける哲学史研究がどのような形で行われているのかを垣間見させてくれるとともに，呆然とせざるをえないような歴史の厚みを感じさせてくれるものだった。アニーさんの典拠を伴う明快で素早い回答はそうした厚みから生まれてきたのである。その厚みの一端に触れることができたことは幸運だった。

　ともかく，こうして本書は刊行を迎えることができた。この小著のために努力を惜しまれなかったアニーさんをはじめとする研究者の皆さま，それに最初から最後までご配慮いただいた法政大学出版局の郷間さんにあらためて感謝の言葉を記しておきたい。

　2017 年 2 月 20 日

香川知晶

# 人名索引

項目語がデカルト自身の本文に登場する場合は太字にした。
「はじめに」「序」「解説」や訳注にのみ登場する場合は斜体にした。

## ア 行

アヴィケンナ　Avicenna　*288-90*
アウグスティヌス　Aurelius Augustinus　*96*
アセリ　Gasparus Asellius　*15*, **185**
アダン　Charles Adam　*108, 207*
アナクサゴラス　Anaxagoras　*52*
アランティウス　Arantius　*117*
アリストテレス　Aristoteles　*11, 16, 52, 79-80, 95-96, 99, 101, 107-08, 114, 118, 159, 164-65, 179*, 212, 215, 226-29, 247, *284, 292-93*
アルキエ　Ferdinand Alquié　*247*
アンドレアエ　Tobias Andreae　*247*
ヴァッセ　Louis Vassé　122
ウアルテ　Juan Huarte de San Juan　*122*
ウィリス　Thomas Willis　*215*
ヴェサリウス　Andreas Vesalius　*3, 11-12, 101, 125, 152*, 215-17, 223, 247, 257-59, 261, 269, 271, 274-75, 280, *298-99*
エピクロス　Epikouros　120
エラシストラトス　Erasistratus　*298*
エリザベト　Elisabeth　*9, 172, 194*, 224, 242, *246*
オカント　Vincent Aucante　*3, 89-90, 92, 99, 208, 222, 230-31, 234-36, 245*

## カ 行

カップ　Géraldine Caps　*3*
ガリオポントゥス　Gariopontus　*292*
ガレノス　Galen　*10-11, 14-15, 17, 22, 93, 96, 98*, 100-01, 105, 109-11, 114, 116-21, 123, 125-26, **130**, 131-32, 152, 186-88, 216-18, 223, 226-29, 232-33, 236, 238, 247, 257-58, *288, 290-93, 296-99*
クーザン　Victor Cousin　*108, 114, 141, 143, 221-22, 230*
クラーネ　Theodorus Craanen　*296*
クレルスリエ　Claude Clerselier　*8-9, 145, 172, 205*, 222, 241, 244
ゲーテ　Johann Wolfgang von Goethe　*183*
ケプラー　Johannes Kepler　229
コペルニクス　Nicolaus Copernicus　*15*
コロンボ　Realdo Colombo　*46, 132*, 216, *259*

## サ 行

ジェラルド　Gerardus Cremonensis　*291*
シェンク　Johannes Schenck　*67, 92*
シャニュ　Pierre Chanut　*8, 82*, 220
シュライデン　Matthias Jacob Schleiden　*275*
シュワン　Theodor Schwann　*275*
シルヴィウス　Jacobus Sylvius　*258-59, 267, 272*
ゼンネルト　Daniel Sennert　*292-95*
ソヴァージュ　François Boissier de Sauvages de Lacroix　*297*
ソリヌス　Gaius Julius Solinus　*108*

## タ 行

タヌリ　Paul Tannery　*207*
チャールズ一世　Charles I　*13, 15*
チルンハウス　Ehrenfried Walther von Tschirnhaus　*8, 137, 222*

ディオスコリデス　Dioscorides　*67*, *90–93*
ディオニス　Pierre Dionis　*17–18*
テオフィロス・プロトスパタリオス
　　Theophilus Protospatharius　*288*
テオフラストス　Theophrastos　*67*
ド・ボーヌ　Florimond de Beaune　*13*
トマス・アクィナス　Thomas Aquinas　*229*

## ナ 行

ニューカッスル侯　Marquis de Newcastle
　　*114–15*, *142*, *157*, *224*, *246*
ニュートン　Isaac Newton　*296*
野田又夫　*229*

## ハ 行

ハーヴィ　William Harvey　*3*, *9–16*, *104*, *110*,
　　*117*, *123*, *132*, *152*, *158*, **159**, **161–64**, *189*,
　　*223*, *227*, *229–31*, *238*, *240*, *244*, *246–48*,
　　*252*, *254–55*, *260*, *270–71*, *276*, *281*, *283–84*,
　　*296*, *299*
バイエ　Adrien Baillet　*220*, *289*, *295*
ハラー　Albrecht von Haller　*296*
バルトリン　Thomas Bartholin　*299*
パレ　Ambroise Paré　*104*, *107*, *112*, *119*,
　　*121*, *237*
ビトボル－エスペリエス　Annie Bitbol-
　　Hespériès　*25*, *32*, *67*, *92*, *95*, *100*, *103*,
　　*110–11*, *117*, *126*, *129*, *138*, *142*, *145*, *208*,
　　*213*, *229*, *231*, *240*
ヒポクラテス　Hippocrates　*15*, *22*, *67*, *95*,
　　*98–99*, *102*, *109*, *116*, *118–19*, *123*, **130**,
　　*131–33*, *135*, *138*, *223*, *225–27*, *229*, *232*,
　　*234*, *236*, *284–85*, *288*
ビュルマン　Frans Burman　*9*, *224*, *239*, *246*
ファブリキウス　Hieronymus Fabricius ab
　　Aquapendente　*3*, *12*, *100*, *105*, *111*, *117*,
　　*126*, *130–31*, *133*, *209–10*, *212*, *223*, *226*,
　　*247*, *252–55*, *260*, *270–71*
ファロッピオ　Gabriele Falloppio Fallope
　　*132*, *259*
フィラルトゥス　Philartus　*288*
フーシェ・ド・カレイユ　Louis-Alexandre
　　Foucher de Careil　*2*, *8*, *139*, *207*, *221–22*
ブールハーフェ　Herman Boerhaave　*296*,
　　*297*
フェルネル　Jean Fernel　*11*, *100*, *102*, *119*,
　　*131*, *138*, *229*, *237*, *291*
フォルスティウス　Conradus Vorstius　*229*
フラカストロ　Girolamo Fracastoro　*13*
プラトン　Platon　*227*
ブランカールト　Stephan Blankaart　*219*
プリニウス　Gaius Plinius Secundus　*67*,
　　*90–93*
プレンピウス　Vopiscus Fortunatus
　　Plempius　*1*, *138*, *142*, *153*, *162*, *164–65*,
　　*198*, *209*, *229*, *246*
フロワモン　Libert Froidmont　*1*
ベルジョイオーゾ　Giulia Belgioioso　*3*
ヘロフィルス　Herophilus　*47*, *104*, *279*, *298*
ボアン　Gaspard (Caspar) Bauhin　*3*, *12–13*,
　　*46*, **54–55**, *111*, *124*, *129*, *152*, *160*, *215–18*,
　　*247*, *259–62*, *267–72*, *274*, *279–80*, *299*
ホイヘンス　Constantin Huygens　*146*, *224*
ホーヘランデ　Cornelis van Hogelande　*1*

## マ 行

マグヌス　Albertus Magnus　*108–09*
マジャンディー　François Magendie　*297*
マルブランシュ　Nicolas de Malebranche
　　*112*
メイソニエ　Lazare Meyssonnier　*1*
メルセンヌ　Marin Mersenne　*1*, *3*, *12*, *15*,
　　*42*, *102*, *104*, *112*, *114–15*, *117*, *131*, *137*,
　　*139*, *142*, *163*, *171*, *179*, *185*, *188*, *209*,
　　*223–24*, *226*, *230*, *237*, *246*, *254*, *274*, *284*
モンテーニュ　Michel de Montaigne　*114*

## ヤ 行

ヨハニティウス　Johannitius　*288*

## ラ 行

ライシュ　Gregor Reisch　*215*
ライプニッツ　Gottfried Wilhelm Leibniz
　　*2*, *4*, *8*, *22*, *89*, *137*, *205–08*, *212*, *222*

リオラン（二世）　Jean Riolan　*3, 13, 15, 104, 108, 117, 121, 126, 131*
ルイ十四世　Louis XIV　*17*
ルー　Wilhelm Roux　*275*

レギウス　Henricus Regius　*17, 128, 163, 179, 185, 196, 246*
ロジェ　Jacques Roger　*4, 231, 234, 238*
ロランス　André du Laurens　*13, 260, 270-71*

# 事項索引

項目語がデカルト自身の本文に登場する場合は太字にした。
「はじめに」「序」「解説」や訳注にのみ登場する場合は斜体にした。

## ア 行

愛 amor **58**
アキノキリンソウ virga aurea **91**
汗 sudor **43**, **58**, **78**, **87–88**, *119*, *131*, **137**, *212*
後産 arrière-faix **199**
アヒル canard **14**, **158**
アブミ骨 stapes **48**, *263*
脂 pingue **43**, **88**
──っぽい pinguis **61**, **141**
甘い dulcis **61**, **63**, **66–67**, **78**, **90**, **92**, **141–44**
雨 pluvia **79**, **82**
アンチモン **90**
胃 stomachus, ventriculus, estomac **26–28**, *29*, **44–45**, **51**, **53–56**, **59**, **62–64**, **72**, **74–77**, **86**, **89**, *90*, **91–93**, **105–06**, **109**, **111**, **125**, **127–28**, **131**, **138–39**, **147–49**, **159**, *179*, **184**, *213*, *227*, *233*, *236*, *264*
硫黄 sulphur **67**
医学 médicine **145–46**, **166**
勢い impetus **35**, **65–66**, **81**, **85–86**, **102**, *103*, **108**, *115*, **158**, *232* →衝動
意志 volonté **146–48**
石 lapis **59**, **86**, *113*, **115**, **140–41**, **143**
胃腸 alvus **92**, *213*
イヌ chien **163–64**, *209*, *252*
陰核 clitoris **126**
陰茎 penis **43**, *46*, **48**, **104–06**, **109**, *110*, **112**, **119–21**, **125–26**, **214–17**, *233*, *262*
インゲンマメ faseolus **75**
陰嚢 scrotum **43**, **50**, **112**, **120–23**, **126**
陰門 vulva **46**, **50**, **63**, **214–16** →子宮
ウサギ lapin **164**
ウシ bos **8**, *25*, *27*, *28*, *33*, **39–42**, **52**, **75**, **92**, *132*, *208–10*, *252*, *299*
薄い（味）mollis **141**
雨氷 verglas **82**
栄養 alimentum, nourriture, nutrition *8*, *12*, **59–60**, *79*, **96**, **102–04**, **110**, *118*, **119–20**, **123**, **125**, *130*, *155*, **157–58**, **165–67**, *168*, **169–70**, **177**, **191**, **194**, *227–28*, *232*, **234–35**, *237*, *242–45*, *253*, *296* →養う（養分を供給する）
えぐい（味）austerus **141**, **144**
エチオピア人 Aethiops **86–87**
エニシダ genista **91**
鰓 branchiae **75–76**
エンドウマメ pisum **45**, **75**
尾 cauda **43**, *48*, **50–51**, **76–77**, **83**, **112**
横隔膜 diaphragma *29*, **44**, **53**, **74**, **108**, **129**, *233–34*
重さ gravitas, pesanteur **85**, *113*, **156**, **196**, *212–13*
オリーブ olea **79**
オリーブオイル oleum **58**, **93**, **138**

## カ 行

怪物 monstrum **112**, **121**, *238*
解剖学 anatomie **146**, **148**, **150**
解剖学者 anatomicus **22**, *133*, *209*, *211*, *252*, *256*, *259–60*, *269*, *271*

カイメン　spongia　*96*, 115
海綿質の　cavernosus, fungosus　22, 41, 84
怪網　rets admirable　187
カエル　grenouille　162
カキ　ostrea　60, *96*, 115, *235*
蝸牛　cochlea　48, *263*
角膜　cornea　30, 52, *263*
下垂体　glandula pituitaria　*46*, *49*, 187, 211, *262*
風　flatus, ventus, vent　45, *79–83*, 149, *212*
カタツムリ　cochlea　75
ガチョウ　oie　*14*, 158
カッシア　casia　90
括約筋　sphincter　44, *106*, 126, 131, *233*
悲しみ　tristitia　58
辛い　acer　61, 141, 144
カラザ　chalaza　73–74, *252–54*
感覚　sensus, sens　58, 66, 72, *79*, *89*, *102*, 114–15, *143*, 147, 149, 175, 196, 215, 218, 228, 237, 293
　　――器官　organe des sens　*1*, *137*, *139*, 142–43, 180, 245
宦官　castratus　123
冠状
　　――静脈洞　coronarius, veine coronaire　26, 35, 40, 70–72, 75, *186*, *265*, *267*, *269*, *271*
　　――動脈　artère coronaire　23, 35, 37, 40–41, 194
肝臓　hepar, jecur, foie　*14*, 26–32, 40, 44–45, 51, 53–57, 62, 64, 68–69, 72, 74–77, 97, 100–01, 103–04, 106, 108, 110–11, 115–19, 124–29, 136, 139, 148, *152*, *155*, 166, 189, 199, *209*, 211, 220–21, 227–29, 231–34, *236*, 264
観念　idea　66
記憶　mémoire, memini　*12*, 80, 115, 149, 215, *235*, *258*
機械　machine　*11*, *16*, *18*, 148–50, 244, 247–48, 274, 283
機械学　mécanique　*11*, 146, *193*, *195*, 245, 247

幾何級数的に　in proportione geometrica　84–85
器官の配置　disposition des organs　145–48
『気象学』　*Météores*　8, *78*, *82*, *89*, *140*, *142–43*, *175*, *213*, *237*
奇静脈　vena azygos　26, 40
気息　flatus, ventus　62, 65–66, 105–06, 108, 120–21, 124, 127, 134, *211*, *233*, *235*
北　septentrio　81
奇胎　mola　99–100, *232*
北風　boreas　78
きつい（味）　acerbus　141, 144
希薄（な）　tenuis, raréfié　60, 62, 65, 84–85, 98, 110, 122, 127, 149, 153–54, 157–58, 164–65, 167, *174*, 176, 178–79, *191*, *227*, *235*, *238*, *244–45*
嗅覚　odorat　*133*, 181–82
共感　sympathia　109, 112, *234*
共通感覚　sens commun　149, *215*, *218*
恐怖　metus　58
凝乳　caillé　88
筋肉　musculus, muscle　29, 66–67, 106, 111, 113, *118*, 119, 148–49, *151*, 158, *162*, 168–69, 184, *190*, *191*, 196, 199, 201, 244, 257–59, 283
空気　aer, air　28, 44, 56, 62–65, 69, 72–73, 79, 83–84, 86–87, *97*, 102–03, 107–08, 115, 118, 122, 130, 132, *138*, 139, *143*, 149, 157, *167*, 168, *175*, 177–79, *180*, 181–82, 189, 201, 227–28, 232–33, 245
空静脈　vena cava, veine cave　21–41, 44, 51, 53–57, 62, 68–72, 75, 97, 100–01, 103, 105, 107, 111–12, 116–18, 122–24, 127, 129, 136, 139, 151–56, 158–59, 161, 176, 182, 189, 195, 229, 232–33, 235, 265
空腸　jejunum intestinum　44, 51, 74, *264*
くしゃみ　sternutatio　67
『屈折光学』　*Dioptrique*　*1*, *9*, *13*, 175, *188*
クロックス（サフラン）　crocum　93
黒ヘレボルス　helleborus niger　92
痙攣　convulsio, convulsion　65, 147
外科医　chirurgien　*17*, 107, 161

血液　sanguis, sang　35–37, 40–41, 44–45, 49–56, 58, 61–73, 75–76, 87–88, 92, 96, 99–104, 116–19, 122–24, 127–28, 137–39, 149–67, 170–71, 174–80, 182, 184–291

血管　vas, vaisseau　21–22, 24, 26, 30–35, 38, 42, 47, 50, 54–55, 59, 73–74, 79, 103–04, 107, 109, 111, 116, 118, 124, 127–28, 138, 152, 155–57, 159–60, 166–67, 186–88, 276–79

結腸　colon, cholico　51, 53, 66

解毒剤　antidotum　67

濃い（味）　pinguis　141, 143

口蓋　palatum, palais　44, 62, 66–67, 75, 89, 103, 105, 182

仔ウシ　vitulus　8, 12, 21, 24–26, 28–29, 34, 40–42, 45, 48–52, 69–70, 93, 209–11

酵母　levain　150, 153, 173, 198, 244

肛門　podex, anus　44–45, 46, 47–50, 56, 73–75, 92, 93, 106, 119–21, 125, 130–31, 210, 215–17, 233, 235, 262, 268

『呼吸について』 De Respiratione　165

子供　puer, enfant　56, 102, 123, 130, 132, 135, 146, 158, 169

コロシントウリ　colocynthis　92–93

## サ　行

臍(さい)　umbilcus, nombril　→臍(へそ)

　　——動脈　arteria umbilicalis　50, 53, 105, 112, 117, 210

　　——静脈　vena umbilicalis　25–27, 45, 50, 53, 55, 125

臍帯　umbilcus, nombril　26, 50, 53–55, 68, 72, 100, 103–04, 110, 116–18, 120, 124–25, 130–31, 138–39, 234, 236, 266, 269–70, 286

魚（類）　piscis, poisson　75–76, 78, 96, 157, 177, 179, 206, 208, 212

算術　arithmetica　85

塩　sal　58, 67, 78, 80, 88, 91, 137, 142–43, 212

　　——辛い　salsus　61, 63, 78, 87–88, 141, 143–44

視覚　opticus, vue　1, 46–47, 49, 181–82, 257–58, 266, 298

子宮　uterus, matrix, matrice　16, 42–43, 45, 49–51, 53, 66, 68, 87, 93, 95, 97–98, 104, 107, 112, 115–16, 119, 126, 130–31, 134, 139, 186, 200, 210, 225–26, 231–33, 235, 252, 266–67　→陰門

子宮口　os uteri　50, 97–99, 125, 225

四肢　membrum, membre　57–58, 64, 66, 68, 74, 104, 106, 110, 112, 114, 133, 136–38, 145, 149, 159, 169, 173, 192–94, 232, 234, 236, 242, 244–45, 252, 261, 283

止瀉（薬）　astringentia　90–91, 213

実質　substantia　21–23, 27, 34, 36, 47, 49, 52, 67, 97, 101, 105, 108–10, 124, 156, 160, 191, 200, 215, 232–33, 278

実体　substance　97, 147, 275, 279

死ぬ　mourir　148, 169

渋い（味）　acris　142, 144

脂肪　adeps, graisse　24, 29, 32, 34, 41–42, 54, 61, 68, 139, 169, 189, 236, 265

　　——質　adipose　189

瀉下（薬）　purgantia　90–93, 213

瀉血（する）　saigner　161, 287, 294

雌雄　deux sexes　172, 173, 285, 286

絨毛の織物　49, 262　→脈絡叢

十二指腸　duodenum intestinum　27, 53, 106, 127, 233

酒精　spiritusu vini　58, 64, 137, 139, 143, 178　→蒸留酒

酒石英　92

出血　haemorrhagia　67, 161, 162

循環運動　mouvement circulaire　14, 159

漿液　serum, sérosité　55, 61, 73, 117–18, 120, 191–92

　　——性の　serosus　53, 89, 91, 117, 213

松果腺　glandula pinealis, conarium　48–49, 188, 211, 214–18, 245

蒸気　vapor, vapeur, fumus　55, 63, 65–67, 78–79, 83–84, 92, 128, 191–92, 198, 201

硝酸液　eau forte　178

衝動　impetus　85, *102-03*, 114-15　→勢い
小脳　cerebellum　46-47, 77, 106, *210, 217, 233, 262, 268, 277*
静脈　veine　*12, 14*, 22, 24, 29, 32, 34-35, 37-40, 49-50, 54-55, 58-59, 62, 64-68, 70, 75, 92, 111, 116, 118, 123, 128, 132-34, 136-38, 148-49, 152, 160-61, 166, 168, 171, 184-94, 196, 200
——性動脈　arteria venosa, artère veineuse　21-24, 26, 28, 33, 35-42, 70-71, 97, 100-01, 105, 107-09, 122-23, 126-27, 151-54, 156-59, 161, 178, 195, *228, 230, 232, 235*
蒸留酒　eau de vie　*137*, 178　→酒精
植虫類　zoophytis　*96*, 115, *235*
食道　gula, oesophagus　25, 28-30, 34, 44-45, 52, 56-57, 62, 69, 71-72, 75-76, 91, 105, 108, 127, 129, 136, *209-10, 233, 264, 266*
植物　planta, plante　*8*, 56-57, 60-61, *67*, 74, 78, 83-84, *90-91, 93, 95, 132, 135, 142, 144, 172*, 211-13, *224, 226, 236-37, 242, 284-86, 294, 297*
触覚　attouchement　182
徴　signum　66
（心）拡張期　diastole　66, 122-23, *151, 162*, 185, 197, *283*
（心）収縮期　systole　66, *103*, 123, *162*, 185, 197, 199, *283*
神経　nervus, nerf　29-30, 32-33, 37, 40, 43, 46-49, 55-56, 63, 65-66, 72, 76, 91-92, 104-05, 110, 128-29, 132, 141, 143, 149, 167, 182-84, 196
心耳　auricula cordis, oreille du cœur　22, 24-26, 30-32, 34-38, 40-41, 62, 69-70, 74-76, *101, 107*, 109, 123, *151*, 152, 154-55, *235, 263, 281, 282*
心室　ventriculus, concavité
　　右——　ventriculus dexter, cavité droite, *14, 21-25*, 26, 32, 37-39, 41, 44, 51, 62, 69-72, 74-75, 150-53, 157-59, 161, 176-79, 186, 198, *245*

左——　ventriculus sinister, cavité gauche　*14, 21-23*, 24, *26*, 32, 36-42, 44, 70-71, 73-74, 151-53, 157-59, 161, 177-79, 186, 198, *245, 265*
心臓　cor, cœur　21-26, 28, 30-38, 40-42, 44, 51-53, 55, 57-59, 62, 64, 67-77, 96-97, 101-02, 105, 107, 110, 112, 115-16, 119, 122-24, 126-27, 129-30, 134, 136-39, 147-68, 170-71, 173-74, 176-80, 182, 184-92, 194-201
——の運動　mouvement du cœur　*1, 3, 9, 11, 13-16*, 22, 104, 112, 122-23, 127, 152-53, 158, 161-62, 164-66, 197, *234-35, 247, 281*
腎臓　ren, émulgente　44-45, 51, 53-55, 87, 91, 105, 111, 117-18, 189, 199, *211, 233, 264*
振動　agitatio, commotio, agitation　62, 79, 86, 113, 157　→動揺
心膜　pericardium, péricarde　28-30, 33, 35-36, 40, 42, 44, 51, 76, *165*, 199-201, *245, 263*
酢　acetum　58, 116, 137
酸っぱい　acidus　54, 61-63, 116, 124, 141, 143
随意的　volontaire　147
水銀　90-92, *213*
膵臓　pancreas　54, *264*
髄膜　meninges　67, 112, *276-77*
スカモニア　diagrydium　93, 142
精液　sperma, semence　53, 68, 76, 95, *96*, 97-100, 102, 110, 116, 119, *122-23*, 124, *132-33*, 138, *168, 172*, 173-80, 182-88, 190-91, 193-95, 197, 200-01, *225-27, 231-32, 234, 236, 238, 243-47, 284-85*　→胚種
精気　spiritus, esprit　35-36, 49, 57, 61-63, 65-67, 76, 96-97, 100-05, 108, 113, 116-18, 120, *121*, 122-23, 127-28, 130, 136, 141-42, 144, 149, 167-69, 179-89, 191, 196, *210-11*, 217, 227-29, 232-35, 244-45, 274, 279, 293　→動物精気，生命

精気
政治家　politici　130
生殖　procreatio　53, *95*, *98-99*, *102*, 121, 133, 225, 238-39, *269*
生殖器　genitalia　110, 112, 126, *134*, 235, 261, 266
精神　mens, âme　84, 115, 121, 146-49, 170
精巣　testis　43-44, 51, 123, 216-17, 266
　　　——動脈　artère spermatique　189, *245*
生命　vita　60, 96, 101, 103, 115, 159, 167, 170
　　　——精気　spiritus vitales　63, 96, 136, 211, 227-29, 232　→動物精気
セイヨウカリン　mespilium　90, *213*
脊髄　medulla spinalis, spinae medulla　44, 46-47, 55, 77, 98, 106, 133, 180, 183, 210, 215, 232, 266
脊椎, 脊柱, 背骨　spina dorsi, épine du dos　25-26, 29, 32, 36, 51, 55, 62, 69-72, 76-77, 100, 109-10, 124, 127, 129, 176-77, 180-84, 187, 191, 201, 234, *279*, 235
石灰　calx　86, *140*
ゼニアオイ（属）　malva　91
ゼラニウム　geranium　75
腺　glandula, glande　29, 34, 42, 45, 49, 55, 87, 120, 134, *139*, *171*, 187-88, 199
ゼンマイ　ressort　*146*, 149-50
想起する　se ressouvenir　147
想像　phantasia　66, 89, 91, 112, *122*, 147, 215, 236
想像力　imagination　12, 149
粗面動脈（気管）　aspera arteria　25, 28, 30-31, 33-34, 52, 56-57, 62, 69, 103, 105, 107-08, 126-29, 136, *264*

### タ 行

第一元素　premier élément　174-76, 197-98
体液, 液体　humor, humeur, liqueur　22, 58-59, 61-64, 69, 79, 89, 91, 96, 102, 106-07, 117-18, 121, *123*, 124-25, 134, *136*, 137-38, 150, *159*, 165, *167*, 168-70, 173, 199, 212-13, *215*, 217, 227, 232, 244-45, 287, 290, 294, 296-97
胎児　embryo, foetus　8-9, *12*, *14*, 22, 41-45, 50, 52-55, 57, 66, 68, 71-72, 75, 97, *98*, 99, 102-03, 105, *108*, 109-12, 117, 119-21, 124-26, 130-33, 135, 138-39, 155, 158, *179*, 199, 210, 220, 225, 232, 234-36, 238, 241-42, 244, 251, 260, 299
体質　temperamentum, tempérament　123, 158
大動脈　aorta, arteria magna, grande artère　22-26, 28-33, 35-41, 44, 51-56, 62, 69-72, 75, 101-03, 105, 107-09, 111, 116-18, 127-29, 133, 151-53, 158-61, 171, 176, 178-80, 182-83, 187, 189, 196, 199, 210, 229, 232-34, 244-45, 265, 268, 279
胎内（母胎内）　matrix, ventre　97, *99*, 103, 108-09, 158, 234
第二元素　second élément　175, *177*, 197
胎盤　placenta　43, 53, 77, *199*, 267
大網　omentum　53-54, 127, *264*
食（べ）物　cibus　12, 45, 58, 64, 66, 67, 86, 89-91, *118*, 136-37, 139, *140*, 147, 149, 159, 165, 170, 229
卵　ovum　*12*, 73-74, 76-77, 211-12, 226, 239, *246*, 251-54
タラ　cabeliau　75
胆汁　bilis, fiel　27, 55-56, 59, 61, 63, 72, 74, *92*, 93, 116, *118*, 124, 138, 144, 196, *269*
　　　——の管　vasa fellis　27, 55-56, *264*
胆嚢　fel, fellis vesica, vesica bilaria, cystis fellis, cystim, folliculus　27-28, 39, 54, 56, 59, 61, 72, 74-77, 104, 110-11, 116, 124, 127, 138, 233-34, *264*, 267, 269
聴覚　auris, ouïe　48, 76, 181-82, 210, 266
腸間膜　mesenterium, mésentère　27, 54, 62, 72, 109, 116, 185, *265*
直腸　intestinum rectum　28, 44-45, 51, 55, 125, *264*
治療（する）　remedium, sano, guérir　67,

146, 149-50, 161, 248, 287-88, 290-92, 294
ツチ骨　malleus　48, 263
爪　unguis　60, 63
鉄（器）　ferrum　62, 65, 176
『哲学原理』　Principia Philosophiae　1, 89, 97, 113-14, 138, 140, 145, 148, 168, 172, 174-75, 178, 192, 197, 199, 224, 242, 246
殿部　nates　46, 47, 49, 100, 109-10, 214-17, 262
瞳孔　pupilla　52, 263
動物　animal, brutum　53, 56-57, 60-63, 65, 73-76, 86, 96-97, 99-102, 112-16, 135-36, 148, 150-51, 153-54, 157-64, 166, 172, 175, 177, 179, 182, 185, 191, 193-94, 198-99
——精気　spiritus animales, esprits animaux　29, 63, 65, 74, 96, 100, 112-14, 136, 149, 171, 174, 201, 214, 229, 232, 234, 244, 252, 283　→生命精気
動脈　arteria, artère　25, 34, 39-40, 44, 50-51, 55, 62, 64-65, 68-70, 75, 105, 110-11, 116, 118, 120, 123-24, 132-34, 138, 147-49, 152-54, 159-60, 166-68, 170-71, 176, 178, 183-94, 196, 200-01
——性静脈　vena arteriosa, veine artérieuse　22-26, 28, 30-31, 33, 35-36, 38-42, 57, 69-71, 107, 122, 127, 136, 151-53, 156-59, 161, 178-79, 196, 210, 228, 230, 232-35, 244, 265
動揺　agitatio, commotio, agitation　89, 168, 174, 181, 186, 189-90, 193, 197-98, 245　→振動
毒　venenum　67, 89, 91, 141
時計　horloge　146, 148
鳥　avis, oiseau　52, 53, 73, 96, 114, 143, 186

ナ 行

ナナカマド　sorbum　90
涙　lacryma　87, 212
軟骨　cartilago　34, 41-43, 52, 87, 108,
156-57, 226, 264, 268
軟膜　pia mater　47, 49, 210, 262, 267, 278
苦い　amarus　55, 61, 63, 79, 83, 141-44
肉（質）　caro, chair　25, 27-30, 33-41, 50-51, 55-56, 61, 63, 67, 75, 78-79, 88, 100-01, 106, 109-11, 115-16, 118, 125, 127, 130, 167, 195, 198
憎しみ　odium　58
乳汁　lac　28, 88-89, 212
乳清　serum　88
乳糜　chylus, lacté　64, 75, 124, 185
乳房　mamma, mammilla, mammaria, mamelle　50, 116, 130, 133, 190, 245
尿　urina　63, 76, 87-88, 92, 102, 105, 110, 117, 119, 120-21, 124, 126, 130-31, 134, 212, 233, 235
——管　ureter　44-45, 51, 55, 76, 105, 118, 134, 211, 233, 264
熱（さ）　calor, chaleur　51, 56, 58-59, 62, 64-66, 68, 78-79, 84-86, 91, 96, 98, 99, 102-03, 123-24, 127, 130, 135, 137-38, 140, 149-50, 153, 164-65, 171, 173-74, 179, 194, 197-98, 211-12, 228-29, 231-32, 234, 238, 244-45
粘液　pituita, pituite　66
脳　cerebrum, cerveau　30, 44, 46-49, 52, 55-56, 57, 61-62, 64, 66-67, 72, 77, 87, 96, 98-99, 100, 103-06, 108-13, 115, 123, 132, 134, 136, 139, 148-49, 160, 171, 176-77, 180-83, 187-89, 191, 201
能力　faculté　10, 18, 106, 114, 146, 164-65, 170, 233, 244, 247, 293

ハ 行

歯　dens　44, 63
肺　pulmo, poumon　25-28, 30, 33, 36-37, 40, 44, 51, 62, 69-70, 72, 74, 97, 100-03, 105, 108, 110-11, 115, 126-29, 148, 155-58, 178-79, 199, 201
胚種　semen, semence　60-62, 74-75, 172, 243-47, 252, 285　→精液
排出物　excrementum　43, 47-48, 56, 62,

事項索引　315

排尿　mictio　53, *91*, 126, *131–32*
バター　butyrum　88, 91–93
蜂蜜　mel　59, 143　→蜜
発汗　transpiratio　61, 87, *119*
発生　generatio, génération　56–57, 60, 95, 98–99, 101, 106–07, 109–10, 116–17, 124–26, 129, 133–36, 172, 176–77, 182
鼻　naris　43–44, 51, 56, 62, 66–67, 69, 76, 103, 106, *133, 232–33, 239*
火　ignis, feu　58–59, 62–66, 93, 101–03, 115, 118, 127, 137, *140, 149, 153*, 157–58, 165, *168*, 173, *174–75, 192*, 193, 197–98, *229, 232, 234, 236*
ビール　cerevisia, bierre　86, 173
皮下静脈　venae subcutaneae　111
ひげ　barba　123–24, *235*
微細な　tenuis, subtil　35, 57, 61, 63, 72, 78, 83, 96–97, 99–100, 103, 106, 113, 127, 133, 136, 167, 174, 179–81, 191–92, 194, *210*, 229, *232–33, 245*
微細物質　matière subtile　169
脾臓　lien, rate　28–29, 45, 51, 53–55, 57, 59, 62, 72, 74–77, 104, 110–11, 116, 119, 124–25, 128, 136, 138, 155, 199, *209*, 211, *233–34, 264*
ヒツジ　ovis　8, 46, 48, 52, *208, 210, 214, 252*
人（間）　homo, homme　53, 61, 63–64, 116, 121–22, 139, 150, 169–70, 186, 188
被膜　tunica, peau　52–53, 57, 75, 117, 134–35, 151, 155–57, 160, 165–68, 184–85, 187–88, *190*, 191–93, 195–96, 199–201, *244–45, 267, 276, 281*
雹　grando　8, 79–80, *82*, 83, *212*
病気　morbus, maladie　63, 66, 87, *91–92, 109, 118, 122*, 146, 149–50, *206–07, 211, 213, 248, 273, 287, 290, 294, 297*
微粒子　particule　3, *166*, 167, 170, 172–75, 177–83, 191–94, 197–98, *244–45, 247–48, 285*
ヒルガオ　convolvulus　75, *93, 142*
腹腔動脈　arteria coelica　54, 62, 127–28,

*266*
腹部　abdomen, inferior venter　8, 45, 53, 55, 72, 76–77, *91*, 99, 109–10, 116, 124, 126, 129, 133–34, 201, *209*, 211, *215, 235, 261, 264, 294*
腹膜　peritonaeum　26, 53–54, 129, 199
ブドウ酒　racemus, vin　67, 86, 89, *90*, 92, 173
ブドウ膜　uvea　52, *263*
腐敗　corruptio, putrefactio　43, 59, 65, 86, 89–90, 96, *122*, 138, 141, *212, 294*
部分　pars, partie　8, *11*, 22, 53, 62, 65, 79, 84, *118*, 128, *137*, 148, 150, 167, 172, 176, 180, 191, *211, 217, 227, 298*　→粒子
不眠　insomnia　55
プルーン　prunum　90
分泌物　excrementum　*91*, 104–06, *110*, 111, *119*, 121, 127, 131, 139, *233, 236*　→排出物
糞便（便）　stercus, faex　45, 51, 90–93, 119–21, 130–31, 196, *235*
臍(へそ)　umbilcus, nombril　27–28, 39, 43–45, 53, 55, 71–72, 74, 77, 93, *100*, 109, 117, 125, 184, 190–91　→臍(さい)
ヘロフィロスの圧搾機　torcular Herophili　47, 104, *279*
弁　valvula　21, 23–25, 36–40, 42, 55, 70–71, 107–08, 122–23, 134
ヘンルーダ　ruta　67
膀胱　vesica　28, 38, 44–45, 51, 53–55, 71, 91–92, 104–06, 117–18, 121, 124–26, *233, 235, 264*
包皮　praeputium　43, 120, 126
干し草　foenum, foin　45, 64, 89, 139, *140*, 173
細糸　filet, petit filet　*133*, 167–69, 171, 192–95, 200–01, *245*

**マ 行**

毎日熱　febris quotidiana　59, 138
睫毛　cilia　52, *263*
まぶた　palpebra　43, 50, 87, 106–07, 233

豆　faba　67
マルメロ　cydonia　91, 213
味覚　goût　141-44, 182, 219, 236-37
水　eau　28, 43-44, 47, 52-53, 58, 62-63, 67, 70, 73, 76, 78-81, 84-87, 91-92, 104, 115, 117-18, 123, 137, 142-43, 159, 181-82, 201
　――っぽい　aqueus　61
蜜　mel　92-93　→蜂蜜
三日熱　febris tertiana　59, 138
耳　auris, oreille　48, 51, 62-63, 67, 101, 103, 109, 133, 180, 181, 232-33
脈　pouls　67, 77, 153
脈絡叢　plexus choroideus, choroïde　49, 188, 215-16, 262
ムーア人　Maurus　86-87
目（眼）　oculus, yeux　1, 43, 52, 63, 77, 81, 87, 106, 156, 160, 164, 175, 180-81, 184, 254, 263, 271
メンドリ　gallina　72-73, 76, 211
盲腸　caecum　51, 131
毛髪　capillus, crinis, pilus　63, 86-87, 212
門脈　vena portae, veine porte　27, 54-56, 104, 110, 116, 127, 155, 211, 233-34, 265

## ヤ 行

養う（養分を供給する）　nourrir　66, 72-73, 125, 166, 194　→栄養
雪　nix　8, 79-80, 82-83, 212
ユリ　lilium　82
羊膜　amnion　42, 52, 131, 199, 236, 267
四日熱　febris quartana　59, 138

予防する　prévenir　146, 149, 248
喜び　laetitia　58, 239

## ラ 行

ラムダの圧搾機　torcular Lambda　47, 104
卵黄　vitellus　50, 67, 73-75, 77-78, 252-54, 266, 269
卵白　albumen　73-75, 77, 131, 252-54
梨果　poma　90
陸生動物　animal terrestre　150, 179
粒子　particula, partie, particule　56-61, 65, 68, 73, 83, 86-87, 96, 97, 98-100, 102, 108, 110, 113, 127, 133, 135-39, 141-44, 149, 153, 166-72, 174-80, 183-84, 186, 190-93, 195, 197, 199-201, 211, 229, 231-34, 236-38, 244-45, 274-75, 284
　→部分
両性具有（者）　hermaphroditus　50, 121, 235
霊魂　anima, âme　85, 146, 218, 233, 292
蠟　cera　88
老化　vieillesse　146, 170, 224
漏斗　infundibulum　44, 46, 49, 55, 188, 262, 264, 267
ローマエンドウマメ　pisum romani　42
緑青　viride aeris　90, 213
6番目の神経対（迷走神経）　nervi sexti paris　29, 128-29

## ワ 行

惑星　planeta　81, 84

[訳者]　　　　　　　　　　　　　　　　　　　　　　　（担当章順）

山田弘明（やまだ・ひろあき）

1945年生。京都大学文学研究科博士課程修了。博士（文学）。名古屋大学名誉教授。専門は哲学。著書：『デカルトと西洋近世の哲学者たち』（知泉書館），『デカルト『方法序説』』（晃洋書房），『デカルト哲学の根本問題』（知泉書館），訳書：『デカルト全書簡集』（共訳，全8巻，知泉書館，2012-16年），デカルト『省察』『方法序説』（ちくま学芸文庫）ほか。

安西なつめ（あんざい・なつめ）

1986年生。順天堂大学大学院医学研究科博士課程修了。博士（医学）。順天堂大学医学部解剖学・生体構造科学講座非常勤助教を経て，日本大学短期大学部食物栄養学科助教。専門は医史学（解剖学史）。論文：「ニコラウス・ステノによる筋の幾何学的記述──17世紀における筋運動の探究」（共著）ほか。

澤井 直（さわい・ただし）

1975年生。京都大学大学院文学研究科博士課程学修退学。日本女子大学非常勤講師を経て，順天堂大学医学部医史学研究室助教。専門は医史学，解剖学史。共著：『日本医学教育史』（東北大学出版会），共訳書：ガレノス『解剖学論集』（京都大学学術出版会），『プロメテウス 解剖学コアアトラス』（医学書院）ほか。

坂井建雄（さかい・たつお）

1953年生。東京大学医学部卒。同学部助教授を経て，順天堂大学医学部教授（解剖学・生体構造科学）。専門は解剖学，医史学。著書：『人体観の歴史』（岩波書店），『からだの自然誌』（東京大学出版会），『日本医学教育史』（編著，東北大学出版会），『標準解剖学』（医学書院），『カラー図解 人体の正常構造と機能』（総監修，日本医事新報社），監訳書：『プロメテウス 解剖学アトラス』（医学書院）ほか。

香川知晶（かがわ・ちあき）

1951年生。筑波大学大学院哲学・思想研究科博士課程修了。山梨大学大学院総合研究部教授。専門はフランス哲学，応用倫理学。著書：『死ぬ権利』（勁草書房），共編著：『生命倫理の源流』（岩波書店），『メタバイオエシックスの構築へ』（NTT出版），共著：『エピステモロジーの現在』（慶應義塾大学出版会），『「いのちの思想」を掘りおこす』（岩波書店）ほか。

竹田 扇（たけだ・せん）

1968年生。旭川医科大学医学部卒。博士（医学）。東京大学助教授を経て山梨大学医学部教授（解剖学講座細胞生物学教室）。専門は解剖学・細胞生物学。共編著：Cilia in Development and Disease, *Differentiation*（Elsevier），共著：『バイオエシックスの展望』（東信堂），共訳書：『ムーア臨床解剖学』（メディカルサイエンスインターナショナル）ほか。

デカルト　医学論集

2017 年 3 月 24 日　初版第 1 刷発行

著　者　ルネ・デカルト
訳　者　山田弘明・安西なつめ・澤井直
　　　　坂井建雄・香川知晶・竹田扇
発行所　一般財団法人　法政大学出版局
　　　〒102-0071 東京都千代田区富士見 2-17-1
　　　電話 03 (5214) 5540　振替 00160-6-95814
　　組版：HUP　印刷：三和印刷　製本：誠製本
© 2017 Hiroaki Yamada *et al.*
Printed in Japan

ISBN978-4-588-15082-1

### デカルト読本
湯川佳一郎・小林道夫 編 …………………………… 3300 円

### ライプニッツ読本
酒井潔・佐々木能章・長綱啓典 編 ………………… 3400 円

### 続・ハイデガー読本
秋富克哉・安部浩・古荘真敬・森一郎 編 ………… 3300 円

### リクール読本
鹿島徹・越門勝彦・川口茂雄 編 …………………… 3400 円

### ライプニッツのデカルト批判 上・下
Y. ベラヴァル／岡部英男・伊豆藏好美 訳 ……… 6000 円／4000 円

### 科学史・科学哲学研究
G. カンギレム／金森修 監訳 ………………………… 6800 円

### 正常と病理
G. カンギレム／滝沢武久 訳 ………………………… 3600 円

### 生命科学の歴史　イデオロギーと合理性
G. カンギレム／杉山吉弘 訳 ………………………… 2800 円

### ディドロの唯物論　群れと変容の哲学
大橋完太郎 著 ………………………………………… 6500 円

### 生命の哲学　有機体と自由
H. ヨーナス／細見和之・吉本陵 訳 ………………… 5800 円

### 無神論の歴史 上・下
G. ミノワ／石川光一 訳 ……………………………… 13000 円

### 皮膚　文学史・身体イメージ・境界のディスクール
C. ベンティーン／田邊玲子 訳 ……………………… 4800 円

### 魔女・産婆・看護婦　女性医療家の歴史
B. エーレンライク, D. イングリッシュ／長瀬久子 訳 ……… 2600 円

### 生そのものの政治学　二十一世紀の生物医学, 権力, 主体性
N. ローズ／檜垣立哉 監訳, 小倉拓也・佐古仁志・山崎吾郎 訳 …… 5200 円

表示価格は税別です